# 中医传承与中医人才培养研究

王瑞雯 著

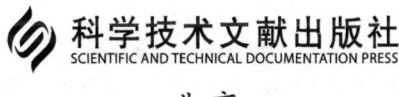

·北京·

图书在版编目（CIP）数据

中医传承与中医人才培养研究 / 王瑞雯著. -- 北京：科学技术文献出版社，2025.7. -- ISBN 978-7-5235-2496-1

Ⅰ.R2-4

中国国家版本馆 CIP 数据核字第 2025EE4918 号

# 中医传承与中医人才培养研究

| 策划编辑：张雪峰 | 责任编辑：张雪峰　张 睿 | 责任校对：彭 玉 | 责任出版：张志平 |

| 出 版 者 | 科学技术文献出版社 |
|---|---|
| 地　　址 | 北京市复兴路15号　　邮编 100038 |
| 出 版 部 | （010）58882952，58882087（传真） |
| 发 行 部 | （010）58882868，58882870（传真） |
| 官方网址 | www.stdp.com.cn |
| 发 行 者 | 科学技术文献出版社发行　全国各地新华书店经销 |
| 印 刷 者 | 北京九州迅驰传媒文化有限公司 |
| 版　　次 | 2025 年 7 月第 1 版　2025 年 7 月第 1 次印刷 |
| 开　　本 | 787×1092　1/16 |
| 字　　数 | 426千 |
| 印　　张 | 18.5 |
| 书　　号 | ISBN 978-7-5235-2496-1 |
| 定　　价 | 68.00元 |

版权所有　违法必究

购买本社图书，凡字迹不清、缺页、倒页、脱页者，本社发行部负责调换

# 前　　言

随着时代的发展和社会的进步，中医作为中华民族的瑰宝，不仅在国内得到了广泛的传承和发展，在国际上也日益受到重视。中医的发展离不开传承和创新，而中医药人才培养的重要方式体现在传承中医药教育，中医传承对中医教育及中医药发展事业都具有非凡意义。中医学双重属性、中医治疗特色优势、中医实践能力提高的需要决定着中医传承教育的必要性。本书旨在深入探讨中医传承的历史背景、现状及人才培养的理论与实践，以期为中医的现代化发展和国际化进程提供理论支撑和实践指导。

本书是一部全面探讨中医学科发展、传承模式、人才培养及与现代科技融合的专著。本书从中医的历史背景出发，深入分析了中医学的发展现状与未来展望，系统阐述了中医传承的内涵、模式及典籍的保护，进一步探讨了中医教育的理论基础、目标方向及传统与现代教育的融合，构建了完善的中医教育体系。本书着重讨论了中医的国际化进程、全球化背景下的中医药文化传播及中医人才的国际化培养。同时，书中还涉及中医与现代医学科技的结合、中医药的现代化发展，以及中医基础理论的深化。创新是本书的另一大主题，包括中医理论、临床教学实践及中医药产业的创新。此外，本书还强调了中医思维能力与个性化培养的重要性，以及数字化教学在中医课程中的应用，最后探讨了"互联网＋中医"的健康管理和技术应用，为中医的传承与发展提供了新的思路与方法。

在本书的写作过程中，我力求做到严谨、客观和全面，但由于时间和能力有限，书中难免会有疏漏之处。真诚地希望读者能够提出宝贵的意见和建议，以便我在今后的研究中不断改进和完善。同时，也希望能够为中医的传承与发展贡献自己的一份力量，为人类的健康事业做出应有的贡献。

# 目　录

## 第一章　中医传承的历史背景与现状 ... 1
### 第一节　中医学的发展与展望 ... 1
### 第二节　中医传承内涵 ... 6
### 第三节　中医传承模式 ... 21
### 第四节　中医典籍的传承与保护 ... 29

## 第二章　中医人才培养的理论与实践 ... 36
### 第一节　中医教育的理论基础 ... 36
### 第二节　中医人才培养的目标与方向 ... 45
### 第三节　中医教育的传统与现代融合 ... 51
### 第四节　中医人才培养的实践 ... 56

## 第三章　中医教育体系 ... 68
### 第一节　中医本科教育 ... 68
### 第二节　中医研究生教育 ... 75
### 第三节　中医专科教育 ... 80
### 第四节　中医教育体系的完善 ... 86

## 第四章　中医人才培养的国际视野 ... 93
### 第一节　中医国际化 ... 93
### 第二节　全球化与中医药文化 ... 98
### 第三节　中医人才国际化培养 ... 107

## 第五章　中医与现代融合的新篇章 ... 112
### 第一节　中医与现代医学的结合 ... 112
### 第二节　中医与现代科技的应用 ... 118
### 第三节　中医药的现代化道路 ... 124

## 第六章　中医基础理论 ... 129
### 第一节　中医学的宗旨和价值观 ... 129

第二节 中医学疾病观 ......131
第三节 中医学防治观 ......147

## 第七章 中医传承与创新 ......160

第一节 中医理论的创新与发展 ......160
第二节 中医临床教学实践创新 ......166
第三节 中医药产业的创新发展 ......170

## 第八章 中医思维能力培养 ......175

第一节 中医思维能力训练概述 ......175
第二节 思维的一般知识 ......180
第三节 中医思维能力训练 ......192

## 第九章 中医个性化培养 ......202

第一节 个性化培养的内涵与路径 ......202
第二节 高尚人格培养与教育教学模式变革 ......208
第三节 多元化感悟与多元化发展 ......215
第四节 个性化引导与批判意识培养 ......219

## 第十章 中医课程数字化教学 ......224

第一节 教学环境的改变 ......224
第二节 教学资源的改变 ......238
第三节 教学模式的改变 ......250

## 第十一章 互联网+中医 ......257

第一节 基本概念 ......257
第二节 "互联网+中医"健康管理 ......263
第三节 "互联网+中医"技术应用 ......275

## 参考文献 ......287

# 第一章 中医传承的历史背景与现状

## 第一节 中医学的发展与展望

**一、中医学发展简史**

中医学源远流长，植根于中华文化的土壤，充分吸收了同时代的科技文化成果，有着鲜明的人文特色，其发展与时代发展紧密相连。

（一）中医学起源

早期人类为了生存、躲避寒冷、觅食充饥，有了最简单的劳动。在逃避敌害、与野兽搏斗或部落战争中，常有外伤发生。对受伤部位本能的抚摸、按压就是最早的按摩止痛术和止血术；以泥土、树叶、草茎涂裹伤口，久而久之发现了外用药，产生了外治法；打磨劳动工具，使用锋利的砭石切开脓疮即是外科的雏形；用石针、骨针刺激某一疼痛部位，这就是针术的萌芽。总之，人类的自助救护行为是中医学形成的重要起始点之一。火的发现与使用，使人类由茹毛饮血的野蛮时代进入食用熟食的文明阶段，促进了人类的大脑发育。人类用火烤石片温熨疼痛之处，点燃树枝、草根进行局部灸，逐渐形成了"熨法"和"灸法"。人类采食植物根茎、果实、花叶充饥，有时无意中解除了某些痛苦，有时则出现呕吐、腹泻乃至昏迷或死亡，经过无数次反复实践，发现了许多草药。《淮南子·修务训》记载："神农氏……尝百草……当此之时，一日而遇七十毒。"中药以植物居多，故称"草药""本草"。陶器的发明及应用，为多种药物组成复方并煎熬成汤液创造了条件，因此古书记载的"伊尹始创汤液"，是汤液剂型的鼻祖。

中国医药学起源的历史，就是劳动人民长期为生存和生活与疾病做斗争反复实践的创造史，中国医药学是在劳动实践中产生并发展起来的。

（二）中医学的形成与发展

人类自身智能的发展、生产力水平的不断提高，带动了社会经济的发展和社会文明的进步。医疗行为逐渐由生存救护发展到有意识、有目的，乃至有组织的主动性活动；由单一的经验积累逐步升华到理论构建，在古代唯物论和辩证法思想指导下，跨越了一个又一个发展阶段，形成了中医学独特的理论体系。

1. 中医学理论体系的形成

中医学理论体系的初步形成以《黄帝内经》（简称《内经》）的成书为标志。《内经》

是我国现存最早的一部医学经典著作，大约成书于春秋战国至秦汉时期，包括《素问》《灵枢》两部分，它以古代朴素的唯物论和自发的辩证法思想为理论指导，系统阐述了人体生理病理，对疾病的诊断、治疗、预防、养生等，奠定了中医理论的基础。它的内容十分丰富，包括了藏象、经络、病因、病机、诊法、辨证、治则、针灸及汤液治疗等，在阐述医学理论的同时，还对当时哲学领域中的一系列重大问题，诸如阴阳、五行、气、天人相应、形神关系等进行了深入探讨。一方面，《内经》以当时先进的哲学思想为指导推动医学科学的发展；另一方面，《内经》凭借医药发展的成果，丰富和发展了哲学理论，把先秦以来的哲学思想向前推进了一大步。《内经》中的许多记载在当时都处于世界领先地位。例如，在人体结构研究方面，对人体筋骨、血脉长度、内脏器官大小及容量的描述，基本上符合实际，如《内经》认为食管和肠的比例是1∶35，现代解剖学的比例是1∶37，两者非常接近；在血液循环方面，认为"心主身之血脉"，血液是在脉中"流行不止，环周不休"的，和实验医学的观点惊人地相似；在疾病发生方面，强调"正气"的主导作用，认为"正气存内，邪不可干"；在疾病的防治上，倡导"防重于治"，提出"治未病"的观点；在养生保健方面首倡"保精、养气、御神"，这些理论有很高的学术价值，《内经》至今仍被奉为中医学经典。

《难经》是继《内经》之后中医学的又一经典著作，它采集《内经》精要质疑问难，全书共设81个问答，所以又称为《八十一难经》。内容涉及脏腑、疾病、经络、针灸等方面，尤其是对脉诊和奇经的论述，具有创见性，同时对命门、三焦提出了新观点，从而补充了《内经》的不足。

《伤寒杂病论》为东汉末年医学家张仲景所著，为中医临床医学的发展奠定了坚实的基础。该书后被分成《伤寒论》和《金匮要略》两部分，分别讨论外感热病和内伤杂病。书中分为若干条目，每条先介绍临床表现，然后根据病机分析认定为某种证候，最后根据其证候确定治法及处方用药。以六经辨证为纲治外感，用脏腑分证治杂病，开创了中医辨证论治的先河，确定了临床诊治的基本原则和大法，被后世历代医家尊为经典。

《神农本草经》是我国现存最早的药学专著，一般认为成书于东汉时期，全书收载药物365种，根据功效把药物分为"养命以应天"的上品、"养性以应人"的中品和"治病以应地"的下品，提出药物寒热温凉四性、酸苦甘辛咸五味的性味学说，确立了中药的理论基础。

总之，历经先秦、秦、汉时期，中医学无论在人体结构、生理、病理、诊法、辨证及治则、治法等基础理论方面，还是在运用中药于临床等各个方面都有了丰富的经验和知识积累，逐步构建和形成了完整的理论体系，为后世中医学的发展奠定了坚实的基础。

2. 中医学科体系的发展

伴随着时代前进，中医药理论不断丰富，治疗技术日益提高，学科分化势在必行，这是中医药理论体系发展的标志。远在周代，就有了食医（营养医）、疾医（内科）、疡医（外科）和兽医的医学分科。《金匮要略》以脏腑分证治疗杂病，理法方药立论严谨，形成了一整套独具特色的辨证论治原则，这是后世内科学发展的基石。隋代巢元方所著《诸病源候论》，是我国第一部证候学专著，对多种疾病病因、病机、病候做了细致的分析与论述。

唐代王焘的《外台秘要》首次记录了消渴病的证候和治法，给后世医学家提供了很多启发。宋代陈无择在其所著的《三因极一病证方论》中提出了著名的三因学说，该学说成为中医病因学的圭臬。到宋、金、元时期，社会变革剧烈，学术争鸣，流派蜂起，中医学的发展出现了一个崭新的局面。医学家创立新理论，寻找新疗法，使用新方药，做了许多开创性工作，中医内科学得以长足进步。出现了以刘完素、张子和、李东垣和朱丹溪为代表的四大学派，世称"金元四大家"。刘完素倡导"火热论"，认为"六气皆从火化""五志过极皆能生火"，用药以寒凉为主，后世称其为"寒凉派"；张子和认为疾病的形成都在于邪气所致，主张"邪去则正安"，提出汗、吐、下攻邪三法，后世称其为"攻下派"；李东垣崇《内经》"人以脾胃为本"，力主"内伤脾胃，百病由生"的理论，治病以补脾胃为主，故被后世称为"补土派"；朱丹溪举"相火论"，认为相火最易妄动而耗阴，提出"阳常有余，阴常不足"的论点，主张滋阴降火，后世称其为"滋阴派"。刘、张、李、朱四大家，虽立论不同，但都是在《内经》与《难经》基础上，从不同方面发展了中医理论，丰富了辨证治疗方法，繁荣了中医学术。明、清两代是温病学说蓬勃发展的时期。明代吴又可提出"疠气"这一特异病因，专论瘟疫传染途径、证候、治法，极大地启发了后学。清代以叶天士、吴鞠通为代表的温病学派，对外感温病进行了深入探讨，经过大量临床实践，创立卫、气、营、血和三焦辨证，与伤寒六经辨证相辅相成，成为外感病辨证论治的两大体系。时代继续发展，医学名家辈出，赵献可、张景岳、王清任、唐容川等在《内经》《难经》理论基础上，对命门学说、瘀血理论、血证辨证等方面都有所发展，为中医内科学增添了新内容。

中华人民共和国成立后，中医内科学更是蓬勃发展，大量的临床研究、实验探索、古医籍整理、教材建设、临床专著编写，使中医内科学学术达到了新水平。对许多疾病病因病机的认识已日益明确和深化，在诊断、辨证分型，防病治病方法上有了许多创新，内科疾病治疗效果也显著提高。近年来，以《中医病证诊断疗效标准》（ZY/T 001.1—94）、《中医病证分类与代码》（GB/T 15657—2021）为代表的一系列国家标准的颁布，标志着中医学加快了科学化和标准化的进程。

中医外科学起源于商周时期，伤科学起源于夏、商、周时期。当时，外伤科属"疡科"，元代称"正骨科"，直到清末才形成专科。早在汉代，我国著名外科学家华佗就已用"麻沸散"施行全身麻醉，进行剖腹、扩创、死骨剔除等手术，这是世界上最早的外科麻醉术。晋代的《刘涓子鬼遗方》是我国现存第一部外科专著，载方140余首，总结了许多治疗金疮、痈疽、疔疖及其他各种皮肤病的经验。隋代的《诸病源候论》、唐代的《备急千金要方》中都载有不少外科学内容，如对瘿瘤、疔疮、痈疽、痔瘘、虫蛇兽咬伤及多种皮肤病的记载。宋、元两代外科发展较快，著作颇丰，如《圣济总录》《太平圣惠方》《外科精要》《世医得效方》等，对外科病的辨证及创伤外科的内外结合治法有了独到的见解。明代外科学有了更快发展，尤以陈实功的《外科正宗》成就最大。《外科正宗》详载病名，各附治法，条理清楚，内容丰富，收录了当时大部分的外科治法。到了清代，《医宗金鉴》总结了前人经验，对外科和伤科疾病的诊断、用药、治疗手法都有系统的说明，该书有很高的价值，是外伤科的重要文献。

中华人民共和国成立后，中医药在外伤科领域有了迅速发展，特别是在治疗痈、疮、疗、毒，结扎和注射治疗内痔，切开或挂线治疗肛瘘，辨证治疗脱疽，中西医结合治疗红斑狼疮、烧伤，手法整复及小夹板局部外固定治疗骨折方面，都取得了令人瞩目的成就。

关于妇产科学，早在《内经》中就有许多记载，如不孕、不月、血枯、石瘕。汉代《金匮要略》中，专论妇科妊娠、产后、杂病三篇，理法方药严谨，对妇科临床指导意义深远。随着社会发展，妇科治疗经验的不断积累，到唐代出现了我国最早的妇产科专著《经效产宝》。宋代陈自明所著《妇人大全良方》、明代王肯堂所著《女科证治准绳》及武之望的《济阴纲目》，这些宝贵的著作对妇产科的发展起到了很大的促进作用。到清代，《傅青主女科》问世，主张治疗妇女病以培补气血、调理脾胃为主，使妇产科发展到了一个较高层次。中华人民共和国成立后，妇产科取得了很大成就，许多妇科常见病如月经不调、不孕、子宫肌瘤等经中医治疗后疗效得到提高。中西医结合非手术治疗异位妊娠、针灸纠正胎位防止难产、中药治疗宫颈癌、中药引产等也都取得了骄人的成就。

儿科古称"哑科"。据文献记载，在战国时期已有了儿科医师，西汉初期的《颅囟经》是我国第一部儿科专著。北宋儿科名医钱乙著《小儿药证直诀》，提出以五脏为纲辨小儿疾病，对水痘、麻疹等几种发疹性传染病已有了较深刻的认识，具备了丰富的鉴别经验。元代儿科名家曹世荣撰《活幼心书》，对惊风、抽搐辨证治疗有独创之处，所录治方效果显著。明清两代儿科有了较大发展，各种儿科著作相继问世，代表的有《幼幼集成》《医宗金鉴·幼科心法要诀》，内容十分丰富，对惊风、发热、呕吐都有许多独特见解，其中收集了不少验方和外治法。中华人民共和国成立后，儿科学迅速发展，儿童计划免疫的实施使儿童健康领域出现了崭新面貌。过去的儿科四大证——痘、疹、惊、疳，其中痘（天花）已被消灭，疹（麻疹）已被控制，惊（破伤风）发病率大大下降，疳（疳积）也很少见。中医药在治疗小儿急、慢性传染病和常见病方面取得了满意效果，如在对流行性脑脊髓膜炎、痢疾、百日咳、猩红热、肝炎、肾炎、腹泻等疾病的治疗中，都展示出了中医药的优势。

针灸学历史悠久，也最具特色，在《内经》《难经》中已有记载。晋代皇甫谧著《针灸甲乙经》，总结了秦、汉、三国时期的针灸学成就。宋代王惟一著《铜人腧穴针灸图经》，并铸造铜人模型，上刻经络循行路线及穴位，作为教学考试之用。明代杨继洲集历代针灸经验及学术成就，并结合自己体会著成《针灸大成》，对后世针灸学的发展影响很大。中华人民共和国成立后，针灸学发展迅速，翻印、校点、注释、整理出版了一大批古代针灸医籍，还结合现代科学及新技术对针刺镇痛（麻醉）、特异穴位治病作用进行了大量的实验研究，也取得了一大批科研成果。

综上所述，内、外、妇、儿、针灸这些中医学主干学科，伴随着基础理论的发展，也都取得了巨大成就。实际上中医学的内容十分丰富，中医耳鼻喉科、中医眼科等方面的著作颇丰，也各具学术特色，对临床贡献也很大。中医治病方法手段也很多，总体以方药、针灸为主，还有刮痧、火罐、水疗、蜡疗、泥疗、推拿、气功、捏脊、割治等，这些疗法还在不断改进、发展，现代出现了如小针刀、中药离子透入等新技术、新方法。一个与现代科学技术相结合、迅速革新的古老医学，正日益展现出广阔的应用前景。

## 二、中医学展望

中医学是我国医学科学的特色，也是中华优秀传统文化的重要组成部分，为中华民族的繁衍昌盛做出了巨大的贡献。中医学几千年的历史就是一部不断继承前人成果，并充分吸收先进科学技术知识，逐步丰富和发展自身的历史；也是在不断适应社会发展，满足社会医疗需求中求发展的历史。在科学技术高度发达的今天，随着社会发展和现代医学的不断进步，中医药的发展具有良好的机遇和优越的条件，但也面临着前所未有的竞争压力。中医药要在竞争激烈的环境中求发展，就必须不断充实、完善自己，开拓创新，适应时代要求，跟上历史脚步。

### （一）中医学现代化——时代的要求

社会进步促进了历代中医药的发展，中医药在其发展历程中，是不断吸收各个时期的先进思想理论和科学技术，适应人们生活和健康的需求，逐渐丰富、完善和发展起来的。进入21世纪，科技突飞猛进，科学技术日新月异，知识经济初见端倪，信息科学高速发展，生物科学、基因工程、纳米技术等新成果不断涌现，为中医药的发展提供了先进技术和科学手段，中医学与现代科技的交融已成为历史的必然。由于现代社会人类生存环境和自然条件的变化，人类疾病谱发生了改变，慢性非传染性疾病成为影响人类健康的重要因素。受社会因素的影响，越来越多的心因性疾病和现代不良生活方式导致的疾病困扰着人类。艾滋病等新的疑难病症对人类生命构成了严重的威胁。老年人口的增加，老龄化社会的来临，带来了老年健康和老年病的防治等问题。随着社会的发展、进步和人类生活水平的提高，人们的健康观念和医疗需求也发生了很大的变化，人们既需要疗效显著的治疗方法，也需要安逸、舒适的治疗形式和环境，还需要方便、安全的治疗手段，这些都是当今中医学面临的重大问题。然而由于中医学是建立在古代唯物主义哲学与朴素辩证法基础之上，具有独特的东方文化背景，其思维模式、理论依据与西方科学体系截然不同，因此很难和以西方科学为主体的现代科技相融合，也不能单纯以现代科技标准对中医学进行评判。此外，其语言、名词术语亦难以为现代社会所理解，因此，如何充分吸收现代科技成果是中医药现代化的重大课题。虽然医学家探索了几十年，但迄今仍未找到实现中医药现代化的合理途径，初步的共识为在推进中医药现代化的过程中不应片面追求"唯技术论"，而应把以人为本、以生命为本和以健康为本作为人类生命科学发展目标的传统中医药价值观，从现代科学信息论、系统论、控制论的高度，完整准确地理解和把握传统中医学研究方向，实现中医药技术与文化的全面发展。近年来，中医药科研人员对中医理论进行了系统的研究，在中医"证"的现代科学基础、针刺镇痛原理和经络的研究及中药复方配伍理论等方面做了大量的研究工作；在心脑血管疾病、恶性肿瘤、病毒性肝炎、老年病，以及类风湿关节炎、系统性红斑狼疮、干燥综合征、血液病、皮肤病等疑难危重病治疗方面取得了较满意的疗效；在治疗艾滋病、戒毒方面也取得了可喜的进展；基本阐明了120种中药材的化学成分，通过对代表性经典方的现代研究，初步说明了中药复方多种有效组成成分通过多种途径作用于人体多个靶点而发挥整合调节的优越性；中药生产现代化水平不断提高。这些成就都是现代科学技术融入中医学研究发展的结果，相信经过几代人的努力，中医药将不断吸收现代科技成果，在理论和实践上实现新的腾飞，从而形成全世界认可和理解的、具有现代特征的医学体系，为维护和促进全人类的健康做出更大的贡献。

### （二）中医学优势——发掘和提高

中医学历经千年而不衰，在现代社会生存发展的基础上，中医学在医学模式、临床诊疗、养生保健等方面存在诸多优势，在未来的发展中，可利用现代科技手段，进一步发掘和提高中医学优势，在理论和实践上不断突破，特别是对临床优势病种进行重点、系统的开拓研究，将使中医学重放异彩。

国家高度重视中医药发展，将传承创新发展中医药定位为新时代中国特色社会主义事业的重要内容。着力推动中医药振兴发展，发挥中医药在治未病、重大疾病治疗、疾病康复中的重要作用，强调要建立符合中医药特点的服务体系、服务模式、管理模式、人才培养模式，使传统中医药发扬光大。

从国家战略层面建立健全适合中医药传承创新发展的评价指标体系和体制机制，更好地解决中医药发展面临的困难和问题，更利于充分调动地方和社会各方面力量，形成各有关部门、地方党委政府共同推动中医药振兴发展的工作合力。将推动中医药事业和产业进入新阶段，使中医药发展成果更好地惠及广大群众，为全面推进健康中国建设、更好保障人民健康提供有力支撑。因此医学院校开设"中医学"这门课程，将为医学生未来走上社会，更好地运用中西医结合的思路和方法，服务社会、服务临床提供基本保证。

### （三）走向世界——中医学国际交流与合作

随着经济全球化和科技经济一体化进程的加快，医药国际交流与合作日益广泛和深入，国际社会对传统医药的接受程度越来越高。中医学传至海外已有上千年的历史，近几十年来，随着世界性回归自然大潮的影响及我国改革开放政策的实施，中医药国际交流与合作取得了前所未有的发展，目前，针灸、植物药的运用及中医医师在一些国家和地区已逐步取得合法地位，并纳入医疗保险体系，越来越多的国家政府机构通过立法途径管理和规范中医药；针灸被逐步引入正规医疗之中；有些国家已将包括中医药在内的传统医学列入医学院校的必修课并设立了相关专业。全世界70多个国家制定了草药法规，120多个国家和地区已有各种类型的中医传统医药机构。

# 第二节　中医传承内涵

## 一、医道传承之医德传承

### （一）以"仁"为核心的医德理念

早在春秋战国时期，传统医学伦理思想就已经开始出现。《孟子·梁惠王上》曰："无

# 第一章 中医传承的历史背景与现状

伤也,是乃仁术也。"在这里孟子把"仁术"作为医德的基本要求。"仁"的观念是儒家文化的核心内容,《礼记·中庸》中解释为"仁者,人也"。

社会交融互摄,强调人对宗教和国家的义务,其人道理念和重人意识对传统中医文化产生了积极的影响。在传统医德思想中,"医乃仁术"代表的是古代医家对医事最根本的认识,也是普遍共识。关于"医乃仁术"中"仁"的内涵,学界现有很多解释,主要是理解为仁爱的道德原则。结合古代医家的理解来看,"仁"固然包括仁爱原则的意思,但若仅止于此来理解"仁"的内涵还是不够透彻。如明代徐春甫在《古今医统大全》中说:"医以活人为心,故曰医仁术。"清代医学家吴达在《医学求是》中也说道:"夫医乃仁术,君子寄之以行其不忍之心。"由"活人之心""不忍之心"可以看出,古代医家是从"心"的层面理解"仁"的,是"以心释仁"的。仁的内涵应是"仁心",仁的道德原则是"仁心"的具体落实和外在表现。此外,"医乃仁术"中的"术"应是好的方法、方式。所以,"医乃仁术"的意思是仁心落实的好方式。

古代医家将医事理解为仁心落实的方式,蕴含着"仁心"的人性观。这一点也可以从医事起源的有关解释中得到证明。在医事领域,创建药学的"神农"和创建医学的"黄帝"被称为"圣人"。明代王肯堂在《证治准绳·伤寒》中说道:"夫有生必有死,万物之常也。然死不死于老而死于病者,万物皆然,而人为甚。故圣人悯之而医药兴。"这句话所论是圣人创造医药的行为。由于中国古代医家用仁心定义人性,并将医事理解为仁心实践的方式,医事与人性之间就形成了关联。晋代葛洪在《肘后备急方》的序文中说:"岂直一方书而已乎?方之出,乃吾仁心之发见者也。"他认为具体的诊脉、治疗和开药等不只是医事活动,最重要的价值在于这些透显出医者内在的仁心和人性。

著名的医药学家孙思邈在《备急千金要方》第一卷中言道"人命至重,有贵千金",医者要立志救济黎民百姓,要立誓普救生灵之苦。对待生命,要具有崇高的仁爱精神,把医德"仁爱"融入实践当中。其次,医者还应该具有"推己及人,仁爱待人"的精神,无论遇到什么样的病者,要用自己的心意推想别人的心意,设身处地替患者着想,对待患者一视同仁,要具有宽广的胸襟和高尚的道德情操。无论对待何种患者,医者都要全心地救治,视患者如家人。再次,廉洁纯良的品德也是医者所必须具备的。医德的根本就是治病救人,要求医者具有良好的医德信念和情感,更应具有廉洁淳良的医德行为。对医者而言,怀有一颗仁心十分重要。良好的医德不仅是在传授传统中医学时对学习者医德、品行考虑的前提,也是约束医者行为的准则。

(二)以"精"为核心的医学追求

精进医术是传统医德的重要内容。医事的价值终究要落实在以术济人之事上,对生命的仁爱必须以精湛的医术为载体。因此,历代医家都十分重视把"精术"作为"仁爱生命"的基础。孙思邈在《备急千金要方》中,开卷即说医学乃"至精至微之事","故学者必须博极医源,精勤不倦"。为了强调医术学识的重要性,很多医家都指出医学这一"生生之具",如果没术、没有学,那就会变成"杀人之具"。清代的吴楚亦言:"医以生人,亦以杀人,惟学则能生人,不学则适足以杀人。盖不学则无以广其识,不学则无以明其理,不学则不能得其精，不学则不能通其权、达其变，不学则不能正其讹、去其弊。如是则冒昧从事，其不至杀人也几希矣。"因此，医家痛斥那些不学无术的"庸医"危害甚大。正是基于医术学识的重要性，古代医家认为行医不仅要学而有术，还必须精益求精。清代程钟龄在《医学心悟》中写出了"医中百误歌"。此文运用歌谣的形式，总结了在诊治过程中医疗技术运用的各种不精准的表现，如"失时宜""不明经""药不中""伐无过"等，并且分别说明了这些失治误治该怎样矫正，以方便同道中人纠正和记取自己的不当诊治，体现出古代医家精进医术的要求。

### （三）以"诚"为核心的医风品质

"诚"有天真纯一之意，即诚心实意，忠于职业，忠于患者。这是对医师职业道德的高度概括。其实质是指医师的思想品德、情感良心、作风节操等。

1. 重人贵命，赤诚为医

医道古称"仙道"，因其是活人之术。业医是为了救死扶伤。"人者，禀受天地中和之气，法律礼乐，莫不由人。"医者认为生命是极为重要和宝贵的。故孙思邈说："人命至重，有贵千金。"并在这一观念下指出："凡大医治病，必先安神定志，无欲无求，先发大慈恻隐之心，誓愿普救含灵之苦。"这一"普救含灵"的医德原则，就是要竭尽忠诚，一心一意为患者，把维护生命、增进健康、解除疾苦作为医师的崇高职责和头等任务，这一原则，既是医者应该坚定的志愿，也是每一位行医者的誓词。

2. 普同一等，心行平等

医师的天职是防病治病，其面对的都是患者，都应积极为之解除疾苦，为他们的健康和生命负责。对此，孙思邈强调：视患者应"普同一等"，即"若有疾厄来求救者，不得问其贵贱贫富，长幼妍媸，怨亲善友，华夷愚智，普同一等，皆如至亲之想。"应"心行平等"，即医师应从思想、言行上平等对待患者，不能因彼求我而高人一等，更不能挟技傲慢、呼来喝去，要尊重患者的人格，对其合理要求和愿望，在力所能及的情况下尽可能予以满足。这是医者必遵的行医准则。

3. 不畏艰苦，一心赴救

医师对患者要满怀热忱地关心、爱护，不怕脏、不怕累，时时处处急患者之所急。对此，孙思邈指出：对病家邀诊，要"勿避险巇、昼夜寒暑，饥渴疲劳，一心赴救，无作工夫形迹之心"；对急、重、危及疫疠传染之病，"亦不得瞻前顾后，自虑吉凶、护惜身命，见彼苦恼，若己有之"；对患者不得嫌脏厌臭，遇到"患疮痍下痢，臭秽不可瞻视，人所恶见者，但发惭愧凄怜忧恤之意，不得起一念芥蒂之心"。这是医师应有的情感和对使命的忠诚。

4. 认真负责，殚思竭虑

临证诊治，医者应本着极端负责的精神，做到严谨周密，认真细致，务求诊断准确无误，治疗及时精当。对此，孙思邈指出："省病诊疾，至意深心，详察形候，纤毫勿失，处判针药，无得参差，虽曰病宜速救，要须临事不惑，唯当审谛覃思，不得于性命之上，率尔自逞俊快。"这是涉及临证诊治质量和效果的最基本的准则。

古往今来，诚信一直都是医者处世立身之根本，是医者品德修养的基本体现。一个缺乏诚信品质的医师，不仅难以维护和患者之间的关系，其能否救助苍生也是有待考究的问题。东汉末年的著名医者张仲景，在其所著的《伤寒杂病论》中，对医师的诚信问题就有过明确的要求，他认为医师在行医过程中要以治病救人为根本，除此之外的一切，包括权势、金钱乃至威武都不能成为改变医者诚心治病、救死扶伤的原因。

医德的传承，主要是以老带新，体现"大医精诚"的服务精神，坚定中医学的文化自信；通过传承使中医人坚持"生命至贵，患者至上"的服务理念，树立"普救含灵"的医风。

### 二、医道传承之思维传承

中医思维是中医在从事中医医学活动过程中的思维活动，主要包括如下几个方面的含义：第一，中医思维是指中医这个群体的思维活动。中医是我国医疗卫生事业社会分工的一个专业群体，这个群体最早是在医与巫分离之后单独形成的。数千年来，中医群体一直在思考着、实践着、创造着。第二，是指在从事中医医疗活动过程中的思维，如运用中医理论和方法认识自然、社会、疾病和养生问题；运用中医的理、法、方、药诊断和治疗疾病；运用中医学理论指导人们实施保健、养生活动。第三，不包括中医专业人员从事西医医学活动中的思维活动。

#### （一）中医思维传承的意义

**1. 中医思维传承是中医继承的需要**

中医事业继续生存的关键是有效继承中医学遗产，但是，由于中医思维与现代思维环境有巨大的反差，只有站在文化学和哲学思维的角度，揭示中医思维的本质，才能使中医教育自觉按中医学的认知规律长远发展。

（1）营造中华传统文化氛围的需要

中医专业的大学生学习中医学的最大障碍是文化反差，而对中医思维特点、本质和规律的揭示及了解，是消除文化反差、进入中医文化氛围的重要途径。文化反差的表现如下：其一，进入中医院校的大学生在中学阶段打下的是现代科学文化的基础，他们已熟悉和习惯于现代文化的内容和形式，而具有中国传统文化特点的中医学会使他们产生极大的陌生感，茫然之中不知如何学习；其二，他们在中学阶段已经习惯于抽象逻辑思维的思维模式，当他们运用这种思维方式理解中医学的理论时，往往不能理解其意；其三，中医专业的大学生时刻生活在现代科学文化环境，文化环境与中医学亦形成文化反差；其四，刚刚进入大学学习的学生，并不具备辨别文化性质的能力，突然的文化反差很难激起他们学习的热情。中医思维研究将从文化的层面揭示中国传统科学文化及中医思维的本质、特点和规律，并以教材的形式深入浅出地表述出来，必能为中医专业的大学生学习中医学营造良好的传统思维的文化氛围。

（2）理解中医理论内涵的需要

但凡学习一门知识，关键环节是理解学习内容的内涵，否则是不能真正学到知识的。中医专业的大学生在学习中医学时，很难进入中医思维的氛围，仅凭死记硬背而应付考试，学业虽已结束，成绩虽已合格，却会深深感到没有学到中医的真知。中医思维的研究，将为开启中医理论内涵的大门送来一把钥匙。其一，中医思维研究有助于正确理解中医理论的内涵，例如，当学生了解到中医学经过的是另一条非抽象思维的桥梁，就不会把中医理论的"心"当作解剖学的心脏去理解了。其二，有助于自觉遵循中医思维的规律而学习。中医学走的主要是以形象思维为主导的思维道路，想象、联想和形象性构思是中医思维过程中的重要因素。掌握中医思维的特点和规律，有利于学生自觉遵循中医经典原著的语序，进入原著的语境，从而体味到其中的语义。其三，有助于分辨中西文化的本质区别。学习中医学的过程处于中西医学文化共存的环境，如果没有辨别中西医学文化的能力，很容易混淆两种知识的含义。反之，掌握了中医思维的规律，则可居高临下，自觉分辨中西两种医学文化的区别与联系，从而激发学习中医学的热情，提高学习的效率。

2. 中医思维传承是提高中医临床能力的需要

中医学是一门"活着"的传统科学技术。"活着"的主要标志是在我国现实社会实践中，有一个庞大的群体——中医临床工作者，还在运用中国传统文化的知识思考着，在认识和解决着医学和健康问题。但是，随着文化环境的变化及其他多方面的综合因素，中医临床技术队伍也出现了一定的乏人乏术的现象。为使中医临床技术代代相传、继承发扬，必须重视临床技术的继承，而中医临床技术传承的最大困难是临床思维的社会化，即临床思维过程能否迅速被同行理解，先进、正确和高效的诊治技术能否迅速被同行吸收。中医思维研究能为临床诊治技术的外化、传承和交流提供思维学的理论和方法。

（1）有利于临床诊治技巧的外化

人们常误认为名老中医的诊治技术不外传，其实不然，老中医的许多诊治思维技巧是在意会中领悟的，如果他们没有关于思维学的知识，是很难表述其思维过程的。中医思维研究将为人们提供系统的关于中医临床思维的理论和方法，以利于他们准确内省诊治思维过程，并通俗地表达其思维的细节，从而把中医临床思维最难描述的细节外化为具有社会意义的技能。

（2）有利于临床诊治技艺的传承

中医临床技术发展的最大难题是继承名老中医临床经验。而名老中医经验传承的障碍在于徒弟难以体会老师诊治的技巧，徒弟在没有把经验积累到一定程度时，是难以体会到老师的思维技巧的。中医临床思维规律的研究，有利于年轻的中医迅速进入名老中医诊治思维的氛围，从而真切体悟老师诊治思维的技巧。

（3）有利于中医临床技艺的交流

一种技术能否在社会上得到推广和发展，与这种技术的社会化程度有着很大的关系。要想不断传承、推广和发展中医临床诊治技术，必须尽最大地努力使临床技术社会化。中医临床思维研究有利于医者把诊治思维技巧通俗地表述出来，从而使优秀的、成功的临床诊治技艺得到迅速广泛的交流。

（二）中国传统文化与中医思维

中国传统文化是中医思维的土壤，它为中医思维提供了丰富的文化资源，中医思维也为中国传统文化展现了最优秀的文化形式。它们之间的关系主要体现在如下几个方面。

首先,中医思维从母体中分离出来。在中国文化第一个盛期以前的数千年间,文化以混沌体的形式存在于社会中,社会思维没有明确分工,处于混沌状态,人们关于人体和疾病的思考都混杂在社会思维中。到人类第一次社会大分工以后,为人诊治疾病的社会实践成为社会的独立职业,关于人体健康和疾病问题的思考逐渐从社会混沌思维体系中分离出来,成为独立的思维领域,如中医的许多思维方式都是从《周易》引来的。

其次,中国传统文化是中医思维的土壤。中国传统文化犹如肥沃的土壤滋养着中华民族在各个领域的思维活动,创造着中国的文明。中医从业者在认识和解决医学问题的实践中,不断地从中国传统文化的土壤中吸收营养,使中医思维始终保持着活力。中国传统文化为中医思维提供了丰富的自然和社会的知识,其文化环境为中医思维提供了最适宜的文化氛围,而其思维方式为中医思维提供了最佳模式。

最后,中医思维是优秀传统文化的重要组成部分。中医学是中国传统科学文化的重要组成部分,是中国古代科技的优秀代表,是中国传统文化的优秀代表,是中医思维的杰作。在中国古代科技思维的环境里,只有中医思维最具活力,它不仅创造了中医理论,还把理论结合于中医临床诊治,使二者成为有机结合的统一体,这是中国传统文化中唯一既有系统理论又有配套技术体系的古代科学;中医思维自形成体系以来,一直活跃在医学实践中,即使在西方医学涌来时,中医思维仍然顽强地坚守着自己的阵地,为解除民众的疾苦、为保存中国文化立下了头功;在科学高度发达的今天,在现代科学环境中欲寻找最具代表性的古代传统科学文化,还是首推中医学,中医学是"活着"的中国传统科学,其"活"的标志是有一个庞大的中医群体在运用中国传统文化的知识认识和解决医学问题,并且创造着客观效益。

中国古代精神文化的内容主要有哲学、文学、艺术、数学、军事等。

(1) 中国古代哲学

中国哲学在古代时期主要有两种形式,一种是自然哲学,其代表著作有《易经》和《尚书》等,主要阐述自然事物的一般道理。《易经》中关于阴阳学说的理论,是借助事物对立形象的关系,说明事物的本质、联系和规律;《尚书·洪范》中的五行学说是借助木、火、土、金、水五种基本物质之间相互滋生、相互制约的关系,说明客观世界的普遍联系。另一种哲学是人文哲学,这是中国文化的辉煌,是多家哲学学术思想共同组成的人文哲学体系,它们以丰富的资料、灵活的思辨、生动的描述展现了中国哲学的人生观、伦理观、道德观和方法论,其主要采用了形象思维的模式。

(2) 文学和艺术

文学、艺术的创作过程主要采用的是形象思维,古代的文学、艺术同样走的是形象思维之路。

(3) 中国数学

数学是集中表现逻辑推理的学科。代表中国古代数学的最高成就之作是《周髀算经》和《九章算术》,其主要内容是关于生产、经营的应用算术问题;勾股定理的证明不是运用抽象的三角原理证明的,而是通过把两个直角边形成的正方形面积之和拼合成的面积正好等于斜边形成的正方形面积,这是运用出入相补原理证明的;我们的祖先关于圆周率的计算,是通过在圆内作六边形扩大无限倍的计算实现的。可见中国古代数学还没有发展到抽象推理的水平。

（4）军事及其他

中国古代军事理论的代表作是《孙子兵法》。其理论主要体现为对个性战例和战理的归纳，而没有抽象的逻辑推理。其他如古代天文主要表现为对天文现象观察的记载。

（三）中医思维发展概况

中医思维的发展基本符合中国传统思维模式的发展过程，是中国传统思维发展在中医这个领域里的具体表现。依据思维的产物——中医理论和临床体系的形成与发展，中医思维的发展主要经历了萌发、形成、发展和停滞四个阶段。

从原始医疗活动到巫医阶段，是中医思维的萌发阶段，也是中华民族同疾病做斗争的原始阶段。在这个阶段中，中华民族所表现的简单的认识疾病和寻找治疗方法的思考活动，被称为原始医疗思维，其特点是思维活动不能脱离治疗疾病的自身动作。

从商周到秦汉之际，是中医理论体系形成的阶段，也是中医思维模式形成的阶段。在这个阶段，中医思维从混沌的自然哲学思维中分离出来，形成独立的思维体系。其一，医者在医疗活动中的感知活动已相当丰富。原始阶段的医者只能感知与疾病和治病有关事物的个别现象，而此时的医者能感知与疾病和治病有关事物的多维信息，并能把不同感官获得的信息组合成比较完整的表象，为中医思维提供丰富的感性材料。其二，中医思维活动形成了独立的模式。中医思维模式已从原始自然哲学中分离出来，能够独立完成医学领域里的认识和解决问题的任务。其三，萌发了许多与社会思维模式相适应的思维方法，如在形象思维主导下的形象比较、倒因为果、类推、分析与综合等思维方法。其四，与同时代其他学科的思维模式建立了同构的联系。中医思维体系的形成为中医理论体系的建立准备了主体方面的基本条件。

从《伤寒杂病论》成书到温病理论的形成，是中医思维发展的全盛时期。在这个时期内中医思维模式更加完善。一方面把解决医学难题作为思维发展的中心任务，形成了具有实践体系的中医学，实现了从理论向实践的飞跃；另一方面，在积累了丰富临床经验的基础上，对医学对象的认识不断深入发展，促进了中医理论的完善。在这个阶段中，中医思维显现了突出的效益，不断地解决着社会给医学提出的难题，为保障中华民族的繁衍、保障生产力的发展做出了特有的贡献。

自温病理论形成至今，中医理论一直没有重大突破，这是中医发展史上的理论停滞阶段，也是中医思维发展缓慢阶段。这种现象的形成是多种因素共同作用的结果，其中思维因素是一个不可忽视的方面。中医思维停滞的表现：没有及时向抽象思维发展；社会思维环境发生质的变化，而中医却保持传统思维模式，不能及时吸收其他学科的新营养，以致中医思维处于相对孤立的局面，在思维这个环节上，严重影响了中医理论的突破。

（四）中医思维的形成

所谓思维模式，是指在一定的生产水平、文化结构和民族心理环境条件下，人们在认识世界和改造世界过程中逐渐积淀下来的相对稳定的思维方式、方法的总和。它具有层次性和系统性。中国传统思维模式是中国古代思维环境的最高层次，是一个大系统。中医思维模式是这个大系统中的子系统，是中医在古代生产和科学条件下，在传统文化基础上和民族心理环境条件下，在认识人体和疾病及征服疾病的过程中逐渐积淀下来的思维方式、方法的总和，是中国传统思维方式在医学领域里的具体表现。

从理论上说，中医思维模式形成的时间应同步于中医理论体系的形成，即形成于我国历史上的战国时期，其标志是《黄帝内经》的成书。

创造和运用中医思维模式的主体是从事中医医学活动的中医群体，其主导思维方式是形象思维，其适应的经济基础是自给自足的自然经济方式，其适宜的文化环境是中国传统文化环境，其依托的语言文字载体是汉语言文字。

中国古代科技发明，是工匠们在丰富的经验表象基础上，经形象性构思萌发的。中医思维不可能超越当时的生产力水平所适应的范围，不可能远离中国古代科学思维发展的轨迹，不可能超越当时生产力水平和科学水平的限制，不可能在当时条件下主要通过解剖方法认识人体，不可能以化学分析方法认识中药，也不可能从微观病理学层次认识和治疗疾病。

（五）中医思维的内涵

中医思维的形成根植于古代自然哲学文化、社会历史文化、天文气象文化、地理物候文化等诸多中华优秀传统文化。如引用西汉董仲舒的"天人感应"观来阐释人的健康和发病与自然变化之间的关系，形成"人位于天之下，地之上，秉天地之气生"的中医思维观；借用西周《周易》的阴阳学说来阐释人体脏腑结构、功能的对立统一关系，形成"养生防病法于阴阳，治疗疾病调和阴阳"的中医思维观；运用《尚书·洪范》的五行学说来阐释人体健康和疾病状态下五脏之间的生克制化、相互传变关系，形成"视其外应，以知其内脏"的中医思维观。因此，中医思维方式主要包括整体思维、取象比类思维、辩证思维、同气相求思维。

1. 整体思维

整体思维具体包括人自身是一个整体、形神是一个整体、人与自然是一个整体。

人体是由若干脏腑、形体、官窍组成的，且各脏腑、形体、官窍彼此相互关联、相互制约和相互为用，均为整体功能的一部分。中医认为人体是以五脏为中心，通过经络系统联络，构成了肝、心、脾、肺、肾这五个生理系统。需要特别注意的是，中医的生理系统与西医所讲的生理系统是两个完全不同的概念，有着本质的不同。西医是将人体由整体分割为局部，形成了消化系统、呼吸系统、泌尿系统等九大系统，分别加以研究。而中医讲的整体是"有机整体"，认为人体在结构上不可分割，功能上相互为用。中医所分的每个生理系统中的任何一个局部，都是整体的一个组成部分，在结构和功能上均是完整统一的，这充分体现了人体局部和整体的统一性。

《灵枢·天年》载："何者为神？岐伯曰：血气已和，荣卫已通，五脏已成，神气舍心，魂魄毕具，乃成为人。"《素问·移精变气论》载："得神者昌，失神者亡。"中医认为，人体生命活动除与形体密切相关以外，还与神的存在密不可分。神是人体生命活动的主宰者，对人体生命活动具有不可替代的重要调节作用，但其不能脱离形体单独存在，必须依附于形体来发挥作用，同时形体的功能正常表达需要依附神的调节作用，故形神统一是生命存在的保证。

《周易》载："天地氤氲，万物化醇。"《素问·宝命全形论》载："天地合气，命之曰人。"人生活在宇宙天地间，其一切活动均会受到自然因素的影响，如自然气候、地域环境等。一般来说，不同季节的气候环境有所差异，如春季以温为特点，夏季以热为特点，秋季以凉为特点，冬季以寒为特点，生活在天地间的人也会因不同气候而受到不同程度的影响。《素问·脉要精微论》载："春日浮，如鱼之游在波；夏日在肤，泛泛乎万物有余；秋日下肤，蛰虫将去；冬日在骨，蛰虫周密。"反映出在不同季节人的脉象会有所差异，这表明自然因素可影响人体生理活动，与此同时，脉象的变化也是人体能动地适应自然环境的体现。

2. 取象比类思维

取象比类思维是中医学理论的主要思维方式。它是以形象思维为主导的思维，具有形象性、整体性、知觉性，富有感情色彩，在思维过程中有独特的形象逻辑规律。它是通过获取事物的"象"，然后把这种"象"进行"比类"——类比、推理，得出一定结论的思维方法。"象"，是把一类客观事物的共同性的形象信息抽象、概括出来的观念性形象——意象。《内经》所说"天地万物者，不以数推，以象之谓也""援物比类，化之冥冥""不引比类，是知不明"，就是中医学中的取象比类，也就是常说的唯象理论。

中医取象比类的"象"包括阴阳之象、五行之象、六气之象。无论是阴阳、五行，还是六气，甚或其他中医学中的"象"，所表现的都是对一类事物形象信息的抽象、概括。例如，阴是对具有相对静止、内守、下降、寒冷、晦暗等形象的一类事物的形象信息的抽象、概括；木是对具有生发、条达舒畅等形象的一类事物的形象信息的抽象、概括；风是对具有升发、向上、向外、善行而数变等形象的一类事物的形象信息的抽象、概括，诸如此类。取象比类过程中运用的象正是这种对一类事物共同性的形象信息抽象、概括的意象，中医学的取象比类思维就是从客观事物的形象（物象）到事物的象（意象）的抽象、概括的过程。

3. 辩证思维

辩证思维是反映和符合客观事物辩证发展过程及其规律性的思维，是对客观辩证法和认识过程辩证法的一定程度的认识和运用。辩证思维的特点是从对象的内在矛盾的运动变化中、从其各个方面的相互联系中进行考察，以便从整体上、本质上完整地认识对象。辩证思维运用逻辑范畴及其体系来把握具体真理。辩证思维既不同于那种将对象看作静止的、孤立的形而上学思维，也不同于那种把思维形式看作既成的、确定的形式逻辑思维。它是辩证逻辑研究的对象。人类的辩证思维的发展经历了一个从自发到自觉的过程。

中医学的辩证思维是以对立思维为基础、以动态思维为核心、以平衡思维为特质的一种思维模式。

对立思维又称矛盾思维。在中医理论中，对立思维是指用对立的概念来分析人体的生理、病理及诊断、治疗活动的思维方法。对立概念是对立思维的标志，中医学使用了大量的对立概念来阐明人体的生命活动。在诠释人体生理状态和病理变化时，中医学使用了"阴阳"的对立概念，并根据阴阳对立、互根、消长和转化的相互关系来认识人体正常的生命活动和异常的生命过程。如健康是阴阳达到"阴平阳秘"的相对平衡状态，疾病是阴阳处于失调状态。同时，失调的双方表现形式多种多样，不仅存在"阴盛则寒，阳盛则热"的实性病变，而且也存在"阳虚则寒，阴虚则热"的虚性病变，即用阴阳之间动态平衡被打破后出现的多种状态来阐明复杂多变的病理变化。对立思维还体现在中医的辨证方面。阴阳、表里、寒热、虚实四对"对立"的概念所反映的8个证候，即八纲辨证，是中医最基本的辨证方法。在分析证候的性质时，是通过使用"寒热""虚实"的对立概念来表达的，认为"邪气盛则实，精气夺则虚""阳盛则热""阴盛则寒""阴虚则热""阳虚则寒"。在分析疾病的病位时，则是使用"表里"的对立概念来表达的。

动态思维是指用运动的、变化的、发展的观点来分析研究生命、健康和疾病等医学问题的思维方式。恒动观念是中医学的一大特点。众所周知，气一元论和阴阳五行学说是中医学的哲学基础，二者的核心内容都体现了运动和变化。中医学用气、阴阳的概念及其运动和形式转化的观点来说明健康问题，认为健康本身就是一个动态的概念。人的生命是一个运动变化的过程。人体内气血运行有序，则脏腑经络功能正常，其人则健康。中医学从动态的观点出发，认为疾病的发生及出现的一切病理变化，都是机体脏腑气化运动失常的结果。因此在分析病理变化时，始终强调用变化的观点来分析。如《内经》有百病多以"旦慧、昼安、夕加、夜甚"的记载。"升降出入，无器不有"，人体的气化运动，由于气的交感作用，无论整体还是局部，都是统一协调的。在病理情况下，只要某一局部气机失常，就会导致脏腑、经络、组织、器官的相继失调，最终出现全身的病变。治未病是中医预防医学的一大特点，如果疾病已经发生，则强调及早治疗，防止其继续发展，而且治疗应随着病情的变化而适时进行。《难经·七十七难》说："见肝之病，则知肝传之于脾，故先实其脾气。"这种未病先防、既病防变的思想，就是用运动的观点处理健康和疾病的矛盾，旨在调节人体阴阳偏颇而使生理活动维持动态平衡。此外，中医治疗学中的三因制宜也包含了这种动态性和相对性的认识，体现了灵活的、个体化的诊疗思路。

平衡思维是指用相对平衡的观点去认识人体的生理与病理、诊断与治疗的一种思维方法，它是在对立思维和动态思维基础上形成的一种特殊思维形式，也是一种理想的辩证思维形式。中医学认为，事物是在不断运动变化的，这种运动变化可称为"气化"。阴阳有盛衰、消长、转化的运动变化，五行有生克、乘侮的运动变化，气有升降出入的运动变化。不管运动变化形式如何变化，只要达到平衡则机体健康，失去平衡则发生疾病，治疗的关键在于恢复动态平衡，只不过达到平衡的方式各有不同。平衡思维体现在以下几个方面。

阴阳通过胜复的方式达到平衡。中医以阴阳的平衡关系来揭示健康的真谛，认为人体阴阳双方相互依存且处于一种动态平衡的状态时，其人则健康。如果阴阳双方达不到相对平衡，就会出现"阳虚则寒，阳盛则热，阴虚则热，阴盛则寒"的病理改变，甚至产生"阴阳离决，精气乃绝"的危候。所以治疗时针对阴阳有余，则损其有余；针对阴阳不足，则补其不足，目的在于重建阴阳的动态平衡。

五行通过相生相克的方式达到平衡。五行用于中医领域，首先是将五脏按其属性进行归类，然后根据五行的相互关系来分析五脏之间存在的平衡关系。在生理状态下，某脏功能亢进就会受到他脏制约，功能不足就会得到他脏协助，以五行之间这种相互滋生、相互制约的生克制化规律来解释人体脏腑之间的微妙关系，强调"亢则害，承乃制，制则生化"的动态平衡。在病理方面，以五行的生克制化规律来解释脏腑组织器官发生的病理变化。认为一脏功能失调，会影响其他组织器官，出现"气有余，则制己所胜而侮所不胜；其不及，则己所不胜侮而乘之，己所胜轻而侮之"的病理变化。五行的治疗在于恢复彼此之间的动态平衡。如中医学创立的虚则补其母、实则泻其子、隔一、隔二治法等，目的都是通过五行生克承制的方式来达到平衡，使人体恢复健康。

气机通过升降出入的方式达到平衡。三焦主气化，五脏气机各有规律，位于上者以下降为宜，位于下者以上升为宜，中焦为气机升降的枢纽，脾宜升则健，胃宜降则和，脾胃配合，精微上升，浊阴下降，则气机升降有度。此外，肺主肃降与肝主升发的"左升右降"，心火下降与肾水上承的心肾相交等，无一不是为了达到气机的动态平衡而进行的自身调整，因此平衡思维也是一种理想的辩证思维形式。

4. 同气相求思维

同，即相同。这里多指不同的事物在某一点上相同。同气，即通过对事物进行"取象"或"运数"的定性、定量分析而确定的同一类事物。其机制是"类族辨物法"。相求的含义有三：一是作用、性能上的相似性、亲和性、趋向性和相关性；二是转化发展过程中顺应协调相一致性；三是事物量的互补相助性等。综上所述，同气相求即指通过对事物进行"取象"或"运数"的分析而确定同一类事物，在某一方面存在互补顺应、协调一致的联系和作用。同气相求思维对中医学影响颇深，主要表现在以下几个方面。

气一元论是同气相求的理论基石。气一元论认为，气是宇宙的本原，是构成天地万物的基本元素。如《素问·阴阳应象大论》曰："清阳为天，浊阴为地，地气上为云，天气下为雨，雨出地气，云出天气。"又谓："积阳为天，积阴为地。"《素问·天元纪大论》指出："在天为气，在地成形，形气相感，而化生万物矣。"阴气浊重，降而凝聚，成为有形之物，构成了缤纷的大地；阳气轻清，升而化散为无形的太虚，形成了苍茫的天宇。天地阴阳之气上升下降，彼此交感而形成天地间的万事万物。《素问·至真要大论》曰："本乎天者，天之气也。本乎地者，地之气也。天地合气，六节分而万物化生矣。"因此可以认为，天地万物的生成、变化、消长的根源在于气的运动变化。同类的事物之所以会发生作用、影响乃至感应，其根源在于它们都是由气构成的。

五行归类模式使"同气相求"具体化，五行就方法而论，是一种分类方法。中医学将这一分类方法运用于人体研究过程中，创立"四时、五脏、阴阳"的整体模式，将自然界之时间、空间、五色、五味、五声、五谷、五畜、五菜、五果，人体五脏六腑、形体官窍、情志等皆纳入五行构架中，使之成为有序的统一体。在五行归类中，多采用取象比类或推演络绎法，按照事物的不同形态、性质和作用，分别归属于木、火、土、金、水五行之中。不同的事物有不同的五行归属，在这种五行归类中，自然遵循了同气相求的规律。五行归类把人与自然界联系成为一个有机的整体，同时也把这一整体划分为五个部分。因此，五行归类使中医学中同气相求理论更加具体化、条理化，中医藏象学说也因此而提出了五大系统的学术理论。

同气相求也体现在病因学中。同气相求的理论不仅构建了五行体系，用于解释人体的组织结构、生理功能，还用来阐释中医学对病因的认识。特定的时空易产生特定的病邪，如春天多风邪为病，夏天多热病及暑病，长夏多湿病，秋天多燥病，冬天多寒病。另外，六淫的致病特点很多类同于六气，如自然界的风流行而变化，风邪的特点即为善行而数变；冬天天寒地冻，航道不通，所以寒邪的特点为寒性凝滞而疼痛等。特定的病邪作用于特定的个体及特定的脏腑、组织、器官，影响人体特定的物质和功能，产生特定的疾病和传变。如《素问·金匮真言论》曰："八风发邪，以为经风，触五脏，邪气发病……东风生于春，病在肝，俞在颈项；南风生于夏，病在心，俞在胸胁；西风生于秋，病在肺，俞在肩背；北风生于冬，病在肾，俞在腰股；中央为土，病在脾，俞在脊。故春气者，病在头，夏气者，病在脏，秋气者，病在肩背，冬气者，病在四肢。故春善病鼽衄，仲夏善病胸胁，长夏善病洞泄寒中，秋善病风疟，冬善病痹厥。"再如，"风伤肝，暑伤心，湿伤脾，燥伤肺，寒伤肾""阳邪从阳，必伤卫气""风则伤卫，寒则伤营""风为阳邪易袭阳位，湿为阴邪易袭阴位"等。

同气相求在疾病诊断中也被广泛应用。在脉象上，如脉应四时应："春日浮，如鱼之游在波；夏日在肤，泛泛乎万物有余；秋日下肤，蛰虫将去；冬日在骨，蛰虫周密。"强调脉气与四季之气同气，便有相应协调活动的同气相求。"五色内应五脏，青属肝木，红属心火，黄属脾土，白属肺金，黑属肾水"，为五脏与五色同气相求。同样，临床上症见面见青色，喜食酸味，脉见弦象，可以辨为肝病；面见赤色，喜食苦味，脉见洪数，可辨为心病。

同气相求理论指导临床。临床医家根据同气相求的理论，提出了许多实用有效的治疗方法，大大拓展了药物的使用范围。①以脏养脏：中医学在临床治疗时，常采用动物的脏器来调补人体之相应脏器，以达到治愈疾病的目的。该疗法在《五十二病方》中已见端倪。在唐代孙思邈的《备急千金要方》中，以脏养脏疗法得到了具体的运用和泛化，书中设"食治方篇"论食治原理，可谓中医脏器疗法最早的集大成者。中西医汇通派的代表人物张锡纯正式提出"脏器疗法"一词，如以猪膀胱治疗膀胱病之遗尿，黄狗肾治疗肾阳虚衰之阳痿，猪血、羊肝治疗血虚，猪骨髓补脑益智，鹿筋、虎骨强筋健骨等。毋庸置疑，这种以脏养脏的方法正是同气相求思想的具体应用。②指导药物归经理论：归经是中药性能之一，虽遍见于历代本草著作，但尚无统一的确切定义，而且众医家对其概念理解各持己见。综合各家之见，并结合实验研究，可将归经二字理解为："归"，有选择、趋向、定位的意思；"经"，即脏腑和经络的概称，是空间位置、系统和功能的综合。某药归某经，就是药物有所选择地对其所归脏腑经络的功能有较大程度的影响，而对其他脏腑经络功能影响程度较小或没有影响。正如徐灵胎所言："因其能治何经之病，后人即指为何经之药。"在中药的归经理论中，有些中药就是根据同气相求的思维方法产生，如青黛色青入肝经，丹参色赤入心经，黄土色黄入脾经，石膏色白入肺经，黑豆色黑入肾经。③阐述药物升降浮沉：升降浮沉是药物在人体的作用趋势，不同性质和质地的药物，其作用趋势也遵从了同气相求的规律。如以质地而言，花叶和质轻的药物，大都能升而浮，如辛夷、荷叶、升麻等；这类药物多入上焦，可治上焦疾病，或引气血而上行。子实及质重的药物大多为沉降，如苏子、枳实、熟地黄、磁石等，此类药物多入下焦，可治下焦疾病，或引气血下行。诚如李东垣所言："轻清成象（味薄，茶之类），本乎天者亲上；重浊成形（味浓，大黄之类），本乎地者亲下。"

因此，吴鞠通在《温病条辨·治病法论》中提出："治上焦如羽，非轻不举；治中焦如衡，非平不安；治下焦如权，非重不沉。"④阐释药物的功能：有些药物的功能与同气相求的思维关系密切。如银杏叶被广泛用于抗衰老，其理论根据可能与银杏为中生代的活化石、其生命力旺盛有关；合欢花能疏肝解郁在于花儿能移情悦心；霜桑叶能清肺止咳在于霜本性寒。至于五子衍宗丸能补肾种子，与这五味药均为种子关联紧密。因此，吴鞠通立清宫汤［玄参心、莲子心、竹叶卷心、连翘心、犀角尖（水牛角代）、连心麦冬］"以心治心"疗热入心包，当代名医赵炳南创"多皮饮"（地骨皮、五加皮、桑白皮、干姜皮、大腹皮、白鲜皮、牡丹皮、赤苓皮、冬瓜皮、扁豆皮、川槿皮）"以皮治皮"治疗慢性荨麻疹等。上述治疗方法无疑大大拓展了中医药的治疗范围。

（六）中医思维与艺术教育

艺术教育主要指通过对艺术的基本知识和基本原理的学习，通过对优秀艺术作品的欣赏和评价，来提高学生的审美修养和艺术鉴赏力，培养其健全的审美心理，形成高尚的道德和美好的心灵，同时激发和活跃其想象力，最终推动创造性思维能力的发展。由此看来，艺术教育不仅是理论知识、技巧及其应用的教育，也不仅是情感、道德、价值观的培养，还应该是思维能力的培养，这也是艺术教育一个重要的目的。当然，这种思维能力不仅局限于艺术思维能力，更应该是人们认识、理解和把握世界的思维能力，当然也应该包括中医思维能力，因此有必要对艺术教育与中医思维之关系进行深入的考察。

1. 中医与传统书法

中国传统的书法艺术与中医学有很多相通之处，它们有着共同的思想和哲学基础。例如，中医学重视天人相应，认为"人以天地之气生，四时之法成"；而书法家们也追求在大自然的无穷变化中感悟书法的真谛。中医学家认为健康的状态是"阴平阳秘，精神乃治"；书法家追求的艺术境界是"气质浑然，中和气象"，写字不可太藏也不可太露，太藏则体不精神，太露则意不持重。中医重视"神"，强调"得神者昌，失神者亡"，神完气足则人健长寿，养生即是养神；而书家重视字的"神"，认为"书之妙道，神采为上，形质次之"。中医大家王庆其云："书法讲求精气神，此与岐黄之学融贯。诊病识得精气神，则立方遣药必能切中肯綮。临池得精气神，则运笔着墨、心摹手追得心应手。一幅上乘的书法作品，可以体现刚柔相济、阴阳相生、虚实得宜、神韵流动、气势不凡的精神。一张好的处方，往往体现知常达变、标本兼顾、动静得宜、章法有度的风范。"

2. 中医与传统音乐

体现中国古代音乐的两大要素——旋律和节奏的"和"与"节"的思想，对中医理论、疾病防治和养生有着深刻的影响。崇尚"和"是中国传统文化思想的核心理念，在中医学领域，"和"的思想主要体现在人与自然的和谐关系，以及中医临床治疗的重要原则和方法即"和"法。"节"的思想则主要影响到中医学的养生观念，主张通过有节制的饮食、起居、工作及性生活达到全神调气、葆精养元的目的，促进人体的健康。中国古代音乐不仅在思想理论上对中医学有所影响，其本身也被广泛地应用于中医养生和临床。中医认为，角、徵、宫、商、羽五音分别通于五行，对肝、心、脾、肺、肾五脏分别起着不同的作用。因此，音乐是修身养性、延年益寿的重要方法，有选择地欣赏各种乐曲，有利于精神舒畅、机体健康和疾病康复，有时甚至可以起到药物所不及的作用。

### 三、医理传承

医理，顾名思义就是医学理论。中医医理包括中医基本理论知识与各家学说、医家思想两大方面。中医基本理论知识有以体质学说、藏象经络、气血津液理论为基础的生理病理学，以外感六淫、内伤七情理论等为内容的病因学，以望、闻、问、切四诊为手段，以脏腑辨证、八纲辨证、卫气营血辨证为指导的诊断学，以寒热温凉四气、酸苦甘辛咸五味和归经引经概括药物性能的药物学，以君臣佐使、七情和合进行药物配伍的方剂学，以经络、腧穴学说为主要内容的针灸学，以辨证论治为特色、理法方药理论为路径的诊疗体系等。其中如根据天赋差别对人体体质进行分类的体质学说，是中医学的一大创见，极具学术和应用价值，至今仍是生命科学研究的重大课题；再如以天干地支计时的子午流注学说，认为人身之气血周流出入皆有定时，这在掌握疾病的发生规律和指导临床用药方面，特别是在指导针灸按时取穴上有重要的作用；又如五运六气学说，认为时空运变具有周期性、节律性，揭示了时行疫病发生和流行的规律，这在发病学和治疗学上具有重要地位。

医理，简而言之就是中医的道理，就是中医药诊察疾病、治疗疾病、处方用药、预防保健的理论，这是中医传承的基本内容，其中应当集中在中医经典医理的传承，如《黄帝内经》《伤寒杂病论》《神农本草经》《针灸甲乙经》及历代著名医家的各种理论、著作等。中医延续千年不断，究其原因就是医理的连续及其不断发展完善。

中医传承，医理为重，只有彻底掌握医理并在临床实践中不断发展和完善医理，才能促进中医临床和中医药事业的不断发展。医理是医术的理论依据，也是沟通医术与医道的桥梁，是中医药传承的基本内容，传承中医理论就是要求能够真正运用中医药理论来辨治和预防疾病，指导临床用药和针灸治疗。

中医医理传承的任务较重，学习较为困难，而且需要大量、广泛地阅读中医古籍，正如孙思邈在《备急千金要方》中所讲："凡欲为大医，必须谙《素问》、《甲乙》、《黄帝针经》、明堂流注、十二经脉、三部九候、五脏六腑、表里孔穴、本草药对，张仲景、王叔和、阮河南、范东阳、张苗、靳邵等诸部经方，又须妙解阴阳禄命、诸家相法及灼龟五兆、《周易》六壬，并须精熟。如此乃得为大医。若不尔者，如无目夜游，动致颠殒；次须熟读此方，寻思妙理，留意钻研，始可与言于医道者矣。又须涉猎群书，何者？若不读五经，不知有仁义之道；不读三史，不知有古今之事；不读诸子，睹事则不能默而识之；不读《内经》，则不知有慈悲喜舍之德；不读《庄》《老》，不能任真体运，则吉凶拘忌，触涂而生。至于五行休王，七耀天文，并须探赜，若能具而学之，则于医道无所滞碍，尽善尽美矣。"

医理的传承，主要是以老带新来传承"勤求博采"的治学方式，坚定中医药学的理论自信；通过传承使中医人坚持"精研经典，博极医源"的治学原则；在继承的基础上创新中医药学的理论。

**四、医术传承**

医术，简单来讲即是使患者摆脱病痛的一种医疗技术，是将医道、医理应用于具体实践的一门技术，同时也是中医具体施行的途径，是与患者直接接触并使患者获得帮助的方法。医术的传承直接关系到中医临床疗效，关系到中医在老百姓中的口碑，关系到中医的生死存亡。当然，中医医理、医道的传承是医术传承的前提，即医道、医理属于形而上范畴，医术为形而下范畴。

中医医术主要包括中医临床辨证能力、处方用药能力、中药炮制鉴别能力、针灸推拿能力等。广义上讲所有和中医相关的各项能力统称为医术，而狭义的医术就是指治病救人的能力。

医术，是中医传承研究最为直接的内容。主要是传承历代中医的临床诊疗经验、独特的技术手法等。传承医术是指继承历代中医行之有效的临床疾病诊治经验，不同流派的医疗经验及特色手法等，包括行之有效的方剂如祖传验方、单方、外用膏药等，实用的医疗技术如针灸的特殊穴位、针刺手法、推拿按摩技巧和接骨手法等，很多医学技术在书本上很难学到，只能由掌握者口传心授，手把手地教学，才能科学地传承并不断创新。所以所谓传承医术，是指通过师徒间的口传心授，反复实践，掌握临床用药经验、独特的技术手法等。中医学是一门实践性、经验性很强的学科，历代名中医在长期的临床实践过程中，积累了丰富的临床经验，形成了各具特色的诊疗技术。临床诊疗经验和技术手法的传承，必须坚持以临床实践为主要途径，师徒传授的师承教育在医术传承方面具有明显、独特的优势。

医术传承其实是对历代名医临床经验的传承。临床经验主要分为以下三类。

一是古圣先贤的医疗经验。这一部分经验存在于浩如烟海的中医典籍之中，作为中医学子应当大量反复地阅读中医典籍，中医作为一门"以人为本"的医学，没有包治百病的神方，有的是诸多"同病异治、异病同治"的典型案例；没有"一是一、二是二"的绝对真理，有的只是"以不变应万变"的灵活方法。因此，反复地阅读中医典籍是了解各式各样的案例、掌握各式各样的方法的重要途径，也是学习积累古代先贤经验的重要方法。

二是当代名医名师经验。跟名师是经验传承的关键环节，名医名师在临床上积累了大量的实践经验，对于中医典籍也有着独到成熟的见解看法，医者之意是中医传承最难把握的关键，而名医名师通过口传心授，对学生在医书和临床上遇到的问题进行答疑解惑是弥足珍贵的，可以说学习名医名师的经验是跨越书本和实践所遇难题的捷径。

三是个人临证总结的经验。古人常言"知行合一"，今人亦常强调"理论与实践相结合"，医者自身在不断的学习研究过程中做到"早临床、多临床、反反复复临床"，从而将在中医典籍中学习到的古人经验和跟名医名师学到的经验在临床中得到验证，最终形成属于医者个人的经验，才标志着一个中医基本完整地完成了传承阶段。

上述三种临床经验须通过"读经典""跟名师""反复临床"达到，这三个过程不是相互独立的，而是三种经验的学习和积累，相互之间环环相扣、缺一不可，共同构成了中医传承的完整基础。《荀子·劝学》有云："不积跬步，无以至千里；不积小流，无以成江海。"打好三种临床经验的基础是中医传人能够传承医术的坚实保障。

综上不难看出中医传承就是指中医学术在师徒间进行传授和继承。中医传承是每一代中医人的使命和担当，它既是维护人们生命健康的需要，同时也是中医药文化发展的需要，在提升文化自信、构建健康中国中发挥了巨大作用。

中医药文化汲取了历代人文文化成果，特别是哲学、宗教等，就此而言，这成就了中医典籍的浩瀚。中国作为拥有数千年文明历史的古老国度，文字、文化随着时代的变迁不断发生着变化，却依旧能够保持延续性、同一性，故而诸多文明结晶得以传承、积累至今并发扬光大。这种传承是基于后学对于先贤文化深度了解掌握之上的，没有足够的知识储备，不了解知识产生的时代背景、文化背景，就不能对知识进行客观合理的判断，也就容易产生望文生义、断章取义、不求甚解等学术态度，更不可能进行传承。许多学生放弃学习中医，称其为"不科学"，往往是因为自己文化知识的储备不够，不能正确理解中医学概念；还有一些坚持走中医之路的学子，不能合理地诠释中医理论内涵，不能够给予外行人对于中医学令人信服的解释，也是由文化知识储备不足导致的。

总体来说，每一位中医人应当穷其一生不断学习中医药文化，才能够源源不断地储备先哲的知识，从而具备合理、正确传承中医学术的能力。

## 第三节　中医传承模式

### 一、以高等教育为主体的中医院校教育

国家为了鼓励中医药事业的发展，先后成立了多所中医药大学。中医药大学是以培养现代化的中医药人才为特色的医科类高校，一般是一省一校，而且各地的中医药大学各具特色。

中医药大学以培养德才兼备的现代化中医药人才，继承和弘扬博大精深的中医药学为宗旨，为国家医药事业不断输送人才。国家发展中医药教育，建立适应中医药事业发展需要、规模适宜、结构合理、形式多样的中医药教育体系，培养中医药人才。同时，国家支持高校、科研机构等单位进行中医药科学研究和技术开发，鼓励中医药科学技术创新，推广应用中医药科学技术成果，保护中医药知识产权，提高中医药科学技术水平，促进中医药现代化发展。以中医药高等教育为特色的现代中医院校教育体系，在中医传承、人才培养、文化传播等方面起到了非常重要的作用。

现代中医药高等院校教育具有明显的优势：①规模较大，培养的高级中医药人才明显增多。中医药院校建立以来，为适应现代化社会需求，规模不断扩大，现代教育历经半个多世纪，已经形成了专科、本科、研究生等多层次的中医药教育体系，培养了大批高级中医药专业人才，实现了中医药人才的规模化培养，是我国现代教育的重要组成部分，为全国人民中医药卫生保健工作的开展奠定了基础。②培养方案、方法和教学条件不断完善。现代中医高等院校教育借鉴西方医学教育体系，中医药分科进一步细化，教学体系完善，人才培养高度专业化，同时拥有专业教师队伍，教学实施过程更加科学合理，培养的学生能够基本适应现代社会的需要。③现代中医高等院校教育融合中西医课程，培养大批复合型人才。随着现代

科技的发展、西方医学的进步，传统的中医基础理论迎来巨大挑战，中医药高等院校教育使得中医学能够与时俱进。此外，各大中医院校都加大了中医科研力度，利用现代化的科技知识为中医药服务，培养了大批优秀的中医药科研人才和跨学科的复合型人才，为中医药教育的变革和创新注入了新的活力。

当然，中医高等院校教育的不足也是非常明显的，主要包括：①中华优秀传统文化教育的不足。俗话说"秀才学医，笼中捉鸡"，中华优秀传统文化教育的不足必然会影响中医教育的质量。受现代科学及现代教育模式的影响，中医高等院校教育更加注重专业知识的传授，却忽视中医传统文化及相关学科知识的学习，国学和经典理论学习不够、理解不深，使不少中医学子对所学知识感到枯燥乏味，对中医理论理解偏肤浅。②临床实践偏少。中医学是一门实践性极强的学科，教师在教授学生理论的同时必须结合临床实践，而现代院校教育因规模大，教育资源的分配难以达到预期，存在着一味教授学生理论知识而缺乏相应临床实践的情况，无法很好地将理论与临床有机结合。③因材施教难以开展。因教育规模较大，师资及硬件资源配备相对不足，同时采用统一的教材与培养方案使因材施教难以实现，教育学生千人一法，缺乏针对学生各自特点的多样性培养方式，导致诸多中医独特学术思想难以继承。④课程设置不完善。当前阶段，中医院校的课程设置不尽合理，中医课时比例不足。

## 二、多种传承模式并存为辅助的特色传承模式

当前阶段，中医药学界已经意识到中医药高等院校教育在中医教育中的困境，并积极探索多种传承教育模式，传统师承教育逐渐被重视，出现了多种形式的师承教育联合培养模式。

### （一）导师制的传承模式

导师制是指采用学生与导师结对的形式进行教学的制度。导师不仅要指导学生的学习，还要指导学生的生活，进行德育，以更好地贯彻全员育人、全过程育人、全方位育人的现代教育理念，更好地适应素质教育的要求和人才培养目标的转变。导师制在师生之间建立了一种"导学"关系，针对学生的个性差异，因材施教，指导学生的思想、学习与生活。导师制从制度上规定教师具有育人的责任，教师在从事教学科研工作外，也对学生进行思想、学习、心理等方面的教育和指导。

中医教育的导师制目前主要是针对研究生教育阶段，由导师负责学生中医学术的培养，是在学生全面学习中医基础理论及部分中医专业知识之后，由导师带领学生进行中医临床或中医科研的学习。导师制是师承制的延伸和发展，在一定程度上弥补了中医高等院校教育"重基础、轻临床""重技术、轻素养"等缺点。同时，导师制与师承制亦有不同。首先，导师制仅仅是对学生学习过程中进行"导学"，学生的中医思维、学术观点、临证素养可能与导师不尽相同，导师制是更偏向于对等的协作学习，而师承制是师傅将自己的学术观点、中医思维、临证思路完全传承给徒弟，徒弟在很大程度上是对师傅中医学术的继承。其次，导师制由于授学时间限制，难以将导师的学术精华完全传承给学生，而且导师制的传承模式中，导师仅仅对学生学业负责，完成结业所需条件即可，而对于学术造诣要求不高，所以培

养出的学生临床技能水平一般。最后，导师制目前多数是在研究生阶段实施，本科阶段的导师制尚未完全展开，也就是说在进行中医基础理论知识的传授中，导师制的作用稍显不足，这样难以在学生接触中医学初期形成良好的中医思维模式，对于学生今后长远发展作用有限。

此外，当前阶段，中医研究生教育分为专业学位培养和科学学位培养，但由于考核方式及奖励机制的作用，出现大多数研究偏重于实验研究和论文发表的情况，对于临床技能的培养存在很大欠缺。经过高等中医研究生教育的学生不能独立进行中医诊疗，已经成为现阶段中医研究生高等教育急需解决的问题。

（二）中医药继续教育模式

医学继续教育体制是终身教育思想在医学教育中的体现，目的是对已经从事临床工作的医师从理论、技术上进行再次提升。各种继续教育形式是继承和发展中医药特色优势的重要手段，是造就专业技术队伍的重要方法。在国家政策的大力扶持下，我国中医继续教育获得迅速发展，已初步形成了硕博士教育、在职进修教育、现代远程教育、函授、广播电视大学、夜校、各种培训班、学术交流会和在职自学等多形式、多层次、多渠道的办学体系。

中医继续教育的关键是中医思维的传播，是中医技术的传承。现代医学不断更新诊断方法，中医师需要学习新的诊断技术。中医师对继续教育的需求主要在于诊断技术的更新和解读、跨科医疗知识的学习，改善知识结构。要正确利用现代教育教学手段和方法，如远程教育、短期培训、学术会议、函授等。学术经验、技术专长等信息资源的获取、收集、整理、总结、传承、发扬均不可忽视现代化技术与信息手段的充分利用。现代医学知识更新速度快，患者对医疗安全性、有效性的需求不断提高，这要求中医从业人员必须经常接受继续教育，不断扩大自己的知识外延，提高自己的专业水平。

然而，由于临床工作的复杂性和繁重性，目前进行的中医继续教育模式出现了流于形式、应付考试的情况，导致对中医新技术、新方法学习不够，对传统中医思维、辨证论治思想理解不彻底，对中医临床疗效丧失信心，相当多的中医毕业生在多年的临床工作中逐渐"西化"，采用现代医学的思维模式诊治疾病，严重限制了中医学术的发展和中医临床水平的提高。

（三）民间传统师承和家传培养模式

师承和家传是自古至今最为传统的中医传承模式，也是培养传统中医和高水平临床中医大夫的模式。现阶段，仍有相当多的民间中医从业人员采取中医师承和家传的方式进行传承。但由于相关政策和法规的限制，早些年经过师承和家传培养的中医从业者不能合法进行中医诊疗，近年来国家逐渐认识到民间中医在中医传承和发展中的作用，逐步放开中医从业人员合法化的制度和法律限制，如在其通过中医确有专长考试后授予行医资格等。

由此我们不难看出，当今社会中医传承培养模式具有培养方式多种多样、培养范围涵盖各类人群、培养内容细致入微等特点，但是培养出的中医从业者的水平却不尽如人意，存在明显的不足，如临床水平不高、中医思维不牢、诊疗思路西化、重基础弱临床、与中医经典脱节、缺乏中医文化自信等问题，因此亟须改善当前的中医培养制度，促进和推动中医的有效传承和创新。

### 三、中医传承培养新探讨

（一）以经典传承为重

中医药典籍由古传承至今，浩如烟海。中医药优秀的理法方药理论、临证经验等均记录在中医典籍中，对所有的中医典籍进行传承和研究是不可能做到的，也是非常没有必要的。因此，中医传承尤其是中医精华的传承就集中在中医经典医籍的传承上。

经典传承有助于提升中医理论水平。经典之所以成为经典，是由于经典是活的，是指导性的理论，是开放性的思维，每个人对于经典的品读和感悟均不同，这就是中医理论的包容性和中医临床"活"的体现。回顾历代名医大家及当代国医大师等，无不对中医经典格外重视。古人云："学分三类，曰已然、当然与未然也。"观已然之迹，习当然之法，知未然之理，此三者，乃学问循序渐进、积累创新的固有规律。然学虽三类，其本则一，本于经典耳！中医经典，系医不易之典，医家之根基。医者只有通过学习经典，夯实理论根基，拓展学术视野，让理论与临床在补充与修正中，向下扎根，向上生长。

经典传承有助于激发临床灵感，提高临床疗效。中医经典古籍文献是中医临床的源头活水，而且经典文献需要反复诵读，院校教育期间要读、临证工作后要读、遇到疑难案例要读，要把阅读经典当作一个终生学习的习惯。明清思想家王夫之认为，中国学术发展是"学成于聚，新故相资而新其故"，同样中医学术也是如此。中医学历来被视为很大程度上的经验医学，中医经典文献就是古人留给我们后人的巨大经验宝库。

经典传承有助于促进中医创新，提高中医科研水平。中医理论属于早熟型理论的代表，其中蕴含丰富的科学思想和科学理论。通过中医经典的传承，可以拓宽中医科研思路，如依据"心与小肠相表里"研究肠道菌群失调与心系疾病的关系；依据"心主神明""心与小肠相表里"研究肠道菌群失调与神志疾病的关系；青蒿用于治疗疟疾从而研制出青蒿素等。中医科研的思路必然是深深植根于中医经典理论、中医临床的，否则脱离了中医药自身规律的科研就演变成研究中医，演变成采用现代科学技术手段来验证中医学，缺乏创新性，成为无源之水、无本之木。

（二）以提高临床水平为核心

中医是一门实践性非常强的学科。院校教育、师承教育、继续教育等一系列的中医教育，归根结底是为了帮助中医从业者搞好临床工作，提高临床疗效，所以中医传承培养的核心是提高临床水平。中医药能够绵延数千年至今仍然能够绽放光彩最重要的原因是其群众基础良好，而有群众基础的前提是有显著的临床疗效。现代教育模式下培养的人才往往应试能力较强而临床水平较差，没有临床实用性的中医迟早会被社会淘汰。

提高中医临床水平可以增强中医从业者专业信心。现阶段有相当多的中医从业者缺乏专业信念和专业信心，究其原因就是中医临床疗效不理想。经过几个失败的案例或临床显效较慢时，便认为中医无用，转而采用现代医学手段诊治疾病，故而出现逐渐"西化"的情况。如中医从业者在每次辨证处方以后均能看到良好的临床疗效，内心会逐渐建立专业信心，在不断增强的临床疗效中获得一种专业成就感和专业自豪感，从而坚定专业信念。

提高中医临床水平反哺中医传承教育，促进中医传承与发展。在进行中医传承教育的过程中，通过一系列的手段和方式方法，提高中医学习者的临床水平，从另一方面讲即是推动了中医的传承和发展。要让学习中医者感受到中医确实有用，他才能在今后的工作中主动去传承中医、发展中医。

### （三）以创新发展为目标

中医传承培养的目标是推动中医创新发展，但创新发展并不是毫无章法地胡乱发展，必须是在传承的基础上进行，必须符合中医学术自身发展规律。中医创新主要包括三个方面：一是理论创新，即丰富中医理论内容或提出创新性观点；二是临床创新，即丰富中医诊疗方法、手段，提高临床疗效；三是科研创新，即在临床创新和理论创新的基础上，进行中医科研创新。这三个创新方向相辅相成，缺一不可，共同推动了中医学术的创新。中医传承培养模式必须把中医创新作为最终目标，中医创新才有生命力。

鉴于当前中医传承教育存在的诸多问题，为了更好地传承发展中医，中医传承培养模式亟须创新，但并非盲目创新，必须遵循一定的原则和方法。

1. 创新中医传承培养模式的原则

①必须遵循中医药发展规律。阴阳平衡、调和致中、辨证论治等中医基本理论，蕴含中华民族的文化基因，是中华民族智慧的结晶。在几千年的发展进程中，中医药形成了独特的宇宙观、生命观、健康观、疾病观、防治观。这些理论是长期积淀形成的，是中医药生存发展的根基。创新中医药传承培养模式首先应该遵循中医药发展的自身规律，全面传承中医药文化。此外，遵循中医药发展规律，并不意味着自我封闭，更不是墨守成规。中医药发展需要兼容并蓄，借鉴吸收现代科技成果。但是，如果离开中医药的主体地位，丢掉中医药原创思维，哪怕融合再多的高科技，也是徒具其表。中医人既要遵循中医药的自身发展规律，更要借助现代科技手段，推动中医药创造性转化、创新性发展。

②必须遵循中医药教育发展规律。中医教育由古至今，经历了漫长的发展过程，已经形成自己独有的教育传承体系，进行中医传承培养模式的创新时必须遵循这样的规律。纵观历代中医教育，其典型的特点一是注重文化传承，二是师承教育占据很大比例，三是注重临证诊疗水平的提高。当代创新中医传承培养模式时必须兼顾中医教育特点，同时也要符合现代教育体系的发展特色，做到传统与现代结合。

③必须符合中医药人才需求。当前社会，人民对于中医药人才的需求是多样的，也是迫切的。当前中医药人才需求可以分为中医药文化类、中医药健康服务类、中医药科研类等，而且几类人才往往相互交融。在进行中医传承培养模式创新时，要力争培养多层次、多种类、多方向的中医药人才，使其符合社会发展需要，符合中医药发展需要。

④必须符合中医学术发展方向。中医既是古代的，也是现代的，更是未来的。中医传承归根结底是为了中医的创新发展，因此中医传承模式创新必须要遵循中医学术发展方向。目

前形势下，可以预料的中医学术发展方向包括以传统中医为代表的古中医学术理论传承方向、以中西医理论互补为用为代表的中西医结合发展方向、以现代科技为支撑的中医实质研究方向、以中医理论为指导的中医方药证治理论研究方向等。中医学术的发展需要中医传承与创新，同时中医传承也会促进中医学术的发展。

2. 创新中医传承培养模式的方法

中医传承受限于目前的传承机制及高校、医院的管理制度，名老中医的传承受限于时间、地域等因素，这限制了学术互动和人才培养，使名老中医经验传承一体化发展受到制约。名老中医经验的传承工作，需要构建实体和虚拟平台相结合的学术环境，才能促进名老中医学术思想和临床经验的共享和传承。目前，社会上存在各种类型的名医传承相关网站，水平参差不齐，缺乏专业的传承服务平台。如何充分利用"互联网+中医"教育的模式，让理论教学和实践教学突破时间和空间的限制，是值得我们深思的问题。

在这样的背景下，中医药人才的培养模式需要继承更需要创新。第一，打破体制壁垒，只有通过体制创新才能把更多医务工作者纳入中医传承范围，提高培养出优秀医师的成功率。第二，克服地域限制，加强"师承制"模式下导师与学生的紧密联系，利用先进的科技手段，发挥网络强大的功能，最大限度地发挥师带徒的传承功能。第三，紧密结合时代发展要求，设立多个中医药人才培养创新模式试点，总结试点可推广、可复制的成功经验，扩大其规模，推进人才培养模式创新。

除教学模式改革之外，学校力争做到因材施教、彰显个性，将中医学专业分化为传统型中医方向、针灸推拿方向、全科医学方向、儿科方向，学生根据学习兴趣和职业发展规划选择专业方向。

①师徒传授是中医学培养人才的历史选择。历史上中医的师承教育主要是拜师学艺的传承方式，师承教育是在"师傅"指导下，徒弟自学中医基本理论和文献经典并跟师进行随诊学习，通过口传心授，将中医特色、临床经验传承给徒弟，徒弟在抄方侍诊中，逐渐理解师傅的思维方式、治病用药方法，在学习中悟出新意并不断创新。不少名医世家诊治绝技正是通过师承授受而得以世代相传的。师徒传授，有利于临证用药经验和传统操作技术的传承。因此，师徒传授是继承与发展中医药学的一种行之有效的模式。

师承制是古代中医教育的主要模式，因此教师在教育过程中起主要作用，"古之学者必有师""夫务学不如择师"，要掌握真正的医学本领，"然决须好师，师不足奉，亦无由成也"。事实上，"凡为名医，必有传授之师"，如扁鹊师从长桑君、张仲景师从张伯祖、孙一奎师从黄古潭等。通过名师垂教，传人将老师的济世活人之术承接下来，易于成才。

既往的中医药理论和经验主要通过师承授受的方式传承，但传统的师带徒有着一对一的局限性，受众较少，成才较慢；学术传承中，医者局限在一个狭小的圈子内，加之医家各承家技，秘而不传，导致一些实践医学得不到继承发展和推广交流；中医许多成功的经验往往只局限于个人，很难成为医学界共同掌握的技术。中医师徒传承经历了"一对一"拜师学艺，现又上升到"老中医药专家学术经验继承工作"制度的方式，国家先后启动了四批师带徒工作，并且规定师从老中医可给予相应学位，解决了中医师徒传承无学历、无资质的问题。

"师带徒"方式对名老中医经验的传承发挥了巨大的作用,许多濒临失传的名老中医经验得到了有效的抢救与保存。但该模式还存在一些问题。首先,师带徒多以临床随诊、抄方、总结病案的方式进行,带有一定的随意性,且老中医经验常各善于某一方面,受此影响,各继承者对名老中医经验的传承也存在一定的局限性,容易出现"各承家技,始终守旧"的医者,易形成一家之说,部分民间家传师授者所读的书、所学的知识和现代学校教育是脱节的,会影响师带徒的效果及徒弟培养的质量。其次,尚存在继承者的选择、人情功利等因素,或因教师身体欠佳,或因教师公事繁忙,或因徒弟只为最后拿到证书,师徒一起共事时间甚少。再次,也有少数名老中医舍不得将其经验传给外人。这些都在一定程度上制约了师带徒教学的效果。

另外,选择什么样的徒弟也十分重要,必须加强中医传承人的人文素质培养。中医学具有鲜明的中国文化特色,这就要求学习中医者,必须具备良好的中国传统人文知识素质。《内经》多处提到,医者必须"上知天文,下知地理,中知人事",才能成为"上工",说明通晓人文是掌握中医的基本要求,如果缺乏人文素养,很难领悟到中医学的真谛。若离开了中国传统人文文化教育传播,没有广大人民群众对中医药知识的知晓率、敬畏感和特殊需求,单凭中医药执业人员用中医自己的理论解释中医诊断、方剂、药性和治则等,终究难成为一代中医名家;离开文、史、哲等文化的滋养,中医的本体思维、价值取向、发展规律都将被扭曲,中医理论难以得到健康稳定发展,当代中医学术大家深厚的传统文化功底更为我们提供了现实的榜样。

②学校教育是中医蓬勃发展的主要动力。中医传承教育经历了传统的家传师授和现代的学校教育两种模式,事实上现代院校教育培养模式更注重实用性、有效性和科学性,能够培养出更多的掌握现代医学技术和传统治疗方法的名副其实的"名医"。用发展的眼光研究中医教育的传承关系和传承方式的历史,才有利于探索其在人才培养上的优势,变革中医人才培养的模式,因此,在院校教育的基础上,开展高学历、高职称教师的师承制教育,对创新中医药人才培养模式,提高中医教育质量,培养出符合中医专业的标准人才,促进中医药事业发展大有可为。

③结合互联网实现中医教育跨越式发展。随着中医在世界范围内的影响力逐渐提升,中医渐渐走出国门,在当前时代背景下我国积极开展中医理论的传承研究,对中医的发展有十分重要的作用。在中医未来的发展过程中,应该要结合我国医疗卫生改革的发展大局,从我国国情出发,注重中医理论和精髓的不断传承,并且在传承过程中要结合当前的时代背景,实现信息化传播,打造中医学网络课程,促进中医理论研究的深入发展。当前中医学理论研究和临床研究过程中还面临一些问题,如中医学研究成果的推广不够广泛,导致很多人对中医学的认知还不够全面,对此必须要积极加强中医学的全面研究,促进中医理论和临床实践研究的进一步发展。

第一,利用互联网,打造中医精品课。在"互联网+"时代背景下,要实现中医学精神的传承与弘扬,则必须要积极加强对中医学教学的重视。在新的时代背景下应该结合信息技术及"互联网+"的优势,提高中医学教学水平,实现中医文化传承。学校可以通过各种新媒体开展"中医精品课"教学,将各种课程投放到网络上,形成网络教学模式,学生也可以通过网络进行学习，将传统的线下教学模式转移到线上，并且可以通过计算机技术实现对各种课程的保存，便于学生在课后任意时间进行学习，提高学生的自主学习效率。另外，学生还可以通过网络平台对各种中医课程进行评价，如微博、微信等渠道，不仅可以给中医课程"点赞"，也能给课程进行"差评"，通过对学生的评价模式的综合，可以形成中医精品课程体系，对中医教学效率进行提升，并且实现中医文化的传承与发展。

第二，挖掘中医内涵，促进知识传播。在中医学发展过程中，要对中医学的各种理论知识进行深入挖掘，从而体会到中医学的内涵与本质。中医学中有很多理论知识可以作为研究的对象，一些中医经典书籍更是中医研究的重要素材。传统的中医研究中对各种中医经典知识进行学习的方式就是熟读和背诵，但是在医者临床实践过程中并没有太多时间去阅读经典，真正能够熟读和背诵的经典作品也有限，也就 5~10 本，因此传统的读经典方式导致中医学研究的效率较低。互联网的发展可以改变中医理论研究中的读经典模式。基于互联网形成的中医经典知识库管理平台，可以将中医经典医籍知识获取的任务分解为多人协作，从而不断提高读经典的效率，并且还可以通过人与人之间的知识共享，人们可以将其他人整理加工的中医经典医籍知识进行分享，从而使得中医经典医籍知识的传播效率更高，还可以通过此种方式对中医诊疗知识架构和中医文本进行规范化处理，使用计算机技术能够对不同来源的文本之间的歧义进行消除，使计算机能够对中医文本进行"理解"，便于对中医经典医籍进行分类处理。

第三，加强中医知识库和医案库建设。中医的传承与发展离不开临床研究，中医临床研究是对中医理论进行深入分析的过程，中医在我国具有悠久的历史，当前我国对中医临床研究的重视程度有所提高，但是大多数中医临床医疗科研是在实验室中进行的，且更加注重研究各种重症和疑难病症，对于临床中常见的普通病症的研究不够深入，忽略了中医临床的普遍性。在中医学教学过程中，为了实现对中医文化的传承与发展，还应该借助计算机技术，加强对中医经典知识库和名老中医医案知识库的建立和应用，并且通过互联网连接，实现对数据库中的各种信息的应用。传统的中医临床研究大多是从医院实习开始的，通过先随老师学习到独立坐诊，但是每天实践的案例是有限的，也注定学生在学习的时候不能接触到充足的病例，不利于临床实践学习。互联网和大数据技术的应用，可以为中医医案的收集、存储和分析提供渠道和平台，收集、存储大量名中医的医案、他人临证医案、自己的临证医案。同时，在中医学教学过程中，通过对数据库中的各种知识和案例的分析，可以为学生的学习提供充足的资料，从而使得学生具有更加扎实的中医理论基础，并且能够为其毕业之后的工作提供充足的支持。

第四，建立基于云平台的中医健康管理平台。在中医学应用过程中，传统的看病模式通常是患者到医院看医师，看完病回家吃药。在这种模式下，患者与医师之间的联系较少，除非患者继续来复诊，否则很多医师都不知道患者的病情发展情况，不知道患者在服药之后的效果，因此导致中医诊疗效果得不到及时跟踪，不利于医学研究人员对中医理论和临床进行研究。在"互联网+"时代背景下，可以加强对移动互联技术的应用，将健康管理理念普及到中医学研究过程中，实现对患者的实时回访，从而有助于医师随时了解患者的情况，对各种病例进行研究。例如，通过建立中医健康管理平台，可以加强患者与医师之间的联系，通过各种新媒体，医师可以主动与患者进行联系，提醒患者要按时服药，患者也可以主动联系医师，将自己在接受治疗的过程中出现的一些症状告诉医师，有助于医师及时对患者的病情治疗情况进行了解，并且对患者的病情进行诊断，便于医师和相关的研究人员及时对中医诊疗方案进行设计，有助于中医学研究的不断深入，促进中医学的传承与发展。

总之，中医学孕育于我国古代朴素自然哲学，具有意会性的特征，其特有的哲学语言及哲学智慧是中医的亮点，也是传承的难点。中医的传承一直面临培养周期长、成才率低的困境，传统的中医人才培养模式都是从阅读背诵经典入门，有一定的知识积累后由老师带教临床，再从实际应用中逐步理解经典。在传统"师带徒"模式下，培养一位可以基本满足临床需要的中医医师，平均需要十余年。相对而言，院校教育难以培养出具有临证思维与经验的青年临床医师。中医专家的学术思想及临证特点和专长能否有效传承在很大程度上取决于跟师学生的悟性与总结能力的高低。中医的临床过程多难以具象化，这使得学生开方流于模仿而难得精髓，也是导致师承教育效率较低的重要原因之一。在中医学传承过程中，临床医师要深入挖掘中医学的各种理论知识，在临床也应反复琢磨基础理论，才能逐渐深刻体会到中医学的内涵与本质。传统的中医研究中，对各种中医经典知识进行学习的方式就是熟读和背诵，但就现代社会的高强度、快节奏的生活模式而言，中医医师在临床期间并没有太多时间去阅读经典，真正能够熟读和背诵的经典作品就更加有限，因此传统的"读经典"方式是导致师承教育效率较低的又一重要原因。

## 第四节 中医典籍的传承与保护

### 一、中医典籍的历史价值与文化意义

中医典籍作为中华民族医学智慧的结晶，承载着深厚的历史价值与文化意义。自《黄帝内经》起，历代医学家通过临床实践与理论探索，撰写出了浩如烟海的医学著作。这些典籍不仅记录了古代人民与疾病斗争的经验，也反映了中华民族的生活习俗、哲学思想和宇宙观。它们是连接过去与现在的桥梁，是理解中华文明不可或缺的。

中医起源于远古时期，随着人类对自然界的观察和疾病治疗经验的积累，逐渐形成了一套独特的医学体系。最早的医学文献可追溯至《黄帝内经》，该书不仅奠定了中医理论的基础，也体现了中华民族对生命、健康和疾病的深刻认识。典籍的早期发展，是中华民族智慧的体现，也是对自然规律和人体奥秘的探索。

（一）中医典籍的丰富内涵与哲学思想

中医典籍蕴含着丰富的医学知识和深邃的哲学思想。中医典籍中不仅包含了对疾病的诊断和治疗方法，还融入了阴阳五行、脏腑经络等中医基本理论。这些理论不仅指导着临床实践，也反映了中华民族的世界观和生命观，展现了人与自然和谐相处的理念。

（二）中医典籍的传承与演变

中医典籍的传承是一个不断演变和发展的过程。从古至今，无数医学家对中医典籍进行

了注解、补充和发展，使其内容更加丰富，理论更加完善。这一过程不仅体现了中医学的连续性，也显示了中华民族对医学知识的不懈追求和创新精神。

（三）中医典籍的学术价值与实践应用

中医典籍的学术价值在于其对疾病的深刻理解和对治疗方法的系统总结。中医典籍中的许多理论和方法至今仍被广泛应用于临床实践，如针灸、推拿、中药等。这些实践应用不仅证明了典籍的科学性和实用性，也为现代医学提供了宝贵的参考和启示。

（四）中医典籍的文化传承与现代意义

中医典籍作为中华民族的文化遗产，其传承具有重要的现代意义。在全球化的背景下，中医典籍的传播有助于世界了解和认识中华文化，促进文化交流和融合。同时，中医典籍中的健康理念和生活方式也为现代人提供了健康指导，具有现实的生活价值。

（五）中医典籍的保护与创新发展

面对现代化的挑战，中医典籍的保护与创新发展显得尤为重要。一方面，需要通过数字化、标准化等手段保护中医典籍的原始面貌和完整性；另一方面，要结合现代科技和医学发展，对中医典籍进行创新性研究和应用，使其在新时代焕发新的生命力，更好地服务于人类健康。

## 二、中医典籍的整理与研究

对中医典籍的整理与研究是传承与发展中医学术的重要途径。学者们通过对古籍的校对、注释、翻译和研究，挖掘其深层的医学思想和治疗方法。这一工作不仅需要深厚的医学知识，还需要跨学科的视角，如历史学、文献学、语言学等，以确保典籍内容的准确性和时代适应性。

（一）中医典籍整理的历史脉络与方法论

典籍整理工作是一项追溯中医学术源流、梳理知识体系的复杂工程。历代学者通过校勘、注释、辑佚等方法，对古代医学文献进行整理，以期恢复其原貌并挖掘其深层价值。这一过程不仅要求整理者具备深厚的医学知识和文献学素养，还需运用逻辑推理和批判性思维，以确保整理工作的科学性和系统性。

（二）中医典籍研究的跨学科融合

中医典籍的研究是一个多学科交叉融合的领域。医学、历史学、哲学、语言学等学科的知识和方法在这一领域中相互渗透，共同推动对典籍深层次意义的解读。跨学科的研究不仅拓宽了中医典籍研究的视野，也为理解和应用这些古代智慧提供了更为丰富的视角和工具。

### （三）中医典籍文献的版本校对与辨伪

在中医典籍的整理与研究中，版本校对与辨伪是确保文献真实性和权威性的关键步骤。学者们通过对不同版本的中医典籍的比较分析，识别并纠正传抄过程中的错误，同时辨别真伪，剔除伪书，以维护中医典籍的纯粹性和学术的严谨性。

### （四）中医典籍内容的现代诠释与转化

将中医典籍的古代知识进行现代诠释与转化，是连接古代智慧与现代需求的桥梁。研究者们在深入理解中医典籍原意的基础上，结合现代医学理论和技术，对中医典籍内容进行创新性解读，使其在当代医疗实践中发挥更大的作用。

### （五）中医典籍知识的数字化与信息化

随着信息技术的发展，中医典籍知识的数字化与信息化成为保护和传承这些宝贵遗产的有效手段。建立数据库和开发检索系统，不仅为中医知识的传播和普及提供了新的平台，也便于学者和公众的查阅与研究。

### （六）中医典籍研究的国际视野与全球影响

中医典籍的整理与研究不仅限于国内，其国际视野的拓展对于提升中医在全球医学领域的影响力至关重要。通过国际学术交流、合作项目等方式，中医典籍的研究成果得以在世界范围内传播，促进了不同文化背景下医学知识的交流与融合。

## 三、数字化保护与现代传播

### （一）数字化技术在典籍保护中的应用

数字化技术的引入为中医典籍的保护提供了新的解决方案。通过高精度扫描、光学字符识别技术、图像处理等手段，古老的手稿和印刷品得以转化为数字格式，不仅延长了它们的"寿命"，也为未来的研究和利用打下了基础。数字化还使得典籍的存储更为安全，减少了因环境因素导致的损害。

### （二）中医典籍数据库的构建与管理

构建中医典籍数据库是中医现代化传播的关键一步。这些数据库不仅包含了典籍的全文信息，还包括了相关的注释、索引和研究资料。数据库的建立和管理需要专业的团队来维护，以确保数据的准确性和可检索性，同时也要考虑用户界面的友好性和易用性。

### （三）网络平台与移动应用的开发

网络平台和移动应用的开发极大地拓宽了中医典籍的受众群体。利用互联网的广泛覆盖和移动设备的便捷性，人们可以随时随地访问和学习中医典籍。这些平台和应用通常具备搜索、注释、分享等功能，使得用户能够更加深入地了解和交流中医知识。

（四）交互式学习工具的开发

为了提高中医典籍的可读性和教育性，开发交互式学习工具成为一种趋势。这些工具通过模拟古代医学实践、提供虚拟诊疗体验等方式，使得学习者能够更加直观地理解中医典籍内容。同时，它们还能够根据用户的学习进度和兴趣，提供个性化的学习路径。

（五）社交媒体与在线社区的利用

社交媒体和在线社区为中医典籍的现代传播提供了新的渠道。通过这些平台，中医学者、中医爱好者和普通大众可以分享心得、交流经验、讨论问题。这种开放和互动的环境有助于形成中医文化的社会共识，推动中医知识的普及和深化。

（六）中医典籍知识的多媒体呈现

多媒体技术的应用使得中医典籍的呈现形式更加多样化和生动。通过视频、音频、动画等多媒体内容，复杂的医学理论和治疗方法得以形象化、直观化。这种呈现方式不仅能够吸引更多的年轻受众，也使得中医典籍的学习变得更加有趣和容易。

**四、中医典籍的国际交流与影响**

中医典籍不仅是中华民族的宝贵财富，也是世界医学宝库的重要组成部分。通过国际交流，中医典籍的理论和实践得以在世界范围内传播，促进了不同医学体系的相互理解和融合。同时，中医典籍的国际影响力也在不断提升，为全球健康事业做出了贡献。

（一）中医典籍的海外传播历程

中医典籍的海外传播历程是一段跨越时空的文化交流史。早在几个世纪前，随着丝绸之路的贸易往来，中医典籍就已开始流向海外。在近现代，随着全球化的加速，中医典籍的国际影响力不断扩大，成为连接东西方医学的重要纽带。典籍中所蕴含的医学智慧和治疗哲学，为世界医学的发展提供了独特的视角和方法。

（二）国际学术交流中的中医典籍

在国际学术交流中，中医典籍不仅是研究对象，更是对话的桥梁。世界各地的医学研究者通过翻译、研究和讨论中医典籍，增进了对中医理论的理解和认识。这种学术交流促进了国际社会对中医典籍的认可，也为中医的现代化和国际化提供了宝贵的反馈和启示。

（三）中医典籍在世界医学教育中的地位

随着中医典籍的国际影响力日益增强，它们在世界医学教育中的地位也日益凸显。许多国家的医学院校开设了中医课程，将中医典籍作为教学内容之一。这不仅丰富了医学教育的多样性，也为学生提供了全面了解人类医学文化遗产的机会。

### (四) 中医典籍与国际医学研究的融合

中医典籍与国际医学研究的融合，展现了传统知识与现代科学的交汇。在这一过程中，中医典籍中的治疗方法和药物配方被现代科学方法研究和验证，促进了中西医结合的新发展。这种融合不仅加深了对中医典籍的理解，也为现代医学提供了新的治疗思路和方法。

### (五) 中医典籍在国际健康产业中的应用

中医典籍在国际健康产业中的应用，体现了其在现代生活中的重要价值。从中药的国际贸易到针灸、推拿等传统治疗方法的全球普及，中医典籍的知识在国际健康产业中发挥着越来越重要的作用。这些应用不仅推动了中医的国际化，也为全球健康产业的发展注入了新的活力。

### (六) 中医典籍与全球文化多样性的促进

中医典籍作为中华文化的重要组成部分，在促进全球文化多样性方面发挥着积极作用。通过国际交流与传播，中医典籍帮助世界更好地理解中华文化，增进了不同文化之间的相互尊重和理解。在全球文化多样性的背景下，中医典籍的独特价值和贡献日益受到重视和认可。

## 五、中医典籍的法律保护与政策支持

### (一) 法律框架下的中医典籍保护

在法律框架下，中医典籍的保护是一项系统工程，涉及著作权法、非物质文化遗产保护法等多个领域。通过立法明确中医典籍的知识产权归属、使用范围和保护期限，确保这些珍贵文献的合法利用和传承。法律的制定和执行，为中医典籍的保护提供了坚实的基础，同时也可以对非法复制、篡改等行为进行严格的限制和惩罚。

### (二) 政策层面对中医典籍的支持与促进

政策层面的支持对中医典籍的保护和发展起到了关键作用。国家和地方政府通过出台一系列扶持政策，如资金投入、税收优惠、人才培养等，为中医典籍的研究、整理和传播提供了良好的环境。这些政策不仅促进了中医典籍的现代化进程，也为中医文化的传承和发展注入了新的活力。

### (三) 中医典籍保护的国际合作与交流

中医典籍的保护是一个国际性议题，需要各国的共同努力和协作。通过参与国际公约、签署双边协议等方式，加大中医典籍在国际上的保护力度。国际合作与交流不仅有助于提升中医典籍的全球影响力，也为中医典籍的国际保护提供了更多的资源和支持。

### （四）知识产权视角下的中医典籍创新

从知识产权的视角出发，中医典籍的保护与创新是相辅相成的。在确保典籍原有知识得到保护的同时，鼓励对典籍内容的现代诠释和创新应用，如中药新药的开发、中医治疗方法的创新等。这种创新不仅丰富了中医典籍的应用领域，也为传统医学的现代化发展提供了新的动力。

### （五）社会参与在中医典籍保护中的作用

社会参与是中医典籍保护工作的重要组成部分。通过公众教育、媒体宣传等方式，提高社会对中医典籍价值的认识，激发社会各界参与保护中医典籍的积极性。社会组织、企业和个人通过捐赠、志愿服务等形式，为中医典籍的保护和研究贡献力量，形成了政府、市场和社会三方共同参与的良好局面。

### （六）技术手段在中医典籍保护中的应用

技术手段在中医典籍的保护中发挥着越来越重要的作用。现代信息技术，如数字化扫描、大数据分析、云存储等，为中医典籍的保存、整理和研究提供了新的工具和方法。这些技术的应用不仅提高了典籍保护的效率和质量，也为典籍的深入研究和广泛应用开辟了新的道路。

## 六、中医典籍的创新应用与发展

### （一）中医典籍与现代医疗的融合

中医典籍与现代医疗领域的融合是中医药创新发展的重要方向。随着对中医理论的深入研究，许多传统的治疗方法和药物配方被现代科学验证，并与现代医学技术相结合，形成了中西医结合的新疗法。这种融合不仅提高了治疗的针对性和有效性，也为中医典籍的现代应用开辟了更广阔的空间。

### （二）中医典籍在健康管理中的应用

中医典籍在健康管理中的应用体现了其以预防为主的健康理念。典籍中关于饮食调养、情志管理、运动健身等方面的知识，为现代人提供了全面的健康指导。通过将这些理念融入日常生活，人们能够更好地维护身体健康，预防疾病的发生。

### （三）中医典籍在药物研发中的创新

在药物研发领域，中医典籍提供了丰富的天然药物资源和配方。现代科研人员通过对典籍中的药材进行化学成分分析和药理作用研究，开发出新的中药制剂和药物。这种创新不仅丰富了药物的种类，也为治疗各种疾病提供了新的选择。

## (四) 中医典籍在教育与普及中的新途径

中医典籍的教育与普及正通过新的途径进行创新，如通过网络课程、多媒体教材、互动体验等方式，中医典籍的知识更加易于理解和接受。这种创新的教育方式不仅提高了中医典籍的普及率，也为培养新一代中医人才奠定了基础。

## (五) 中医典籍在文化传承中的新角色

中医典籍在文化传承中扮演着新的角色。通过各种文化活动、展览、讲座等形式，中医典籍的智慧和价值被更多人认识和欣赏。这种文化传承不仅加深了公众对中医典籍的了解，也为中医文化的传播和发展提供了新的动力。

## (六) 中医典籍在国际交流中的新机遇

随着全球化的推进，中医典籍在国际交流中迎来了新的机遇。通过国际会议、学术交流、合作项目等方式，世界各地的人们了解和学习中医典籍的知识。这种国际交流不仅提升了中医典籍的国际地位，也为中医典籍的全球传播和应用创造了条件。

# 第二章 中医人才培养的理论与实践

## 第一节 中医教育的理论基础

### 一、中医学科的特点

(一) 人文与自然科学的融合性

中华优秀传统文化历史悠久，博大精深。中国古代文明是中医学萌发之基础，中华民族的祖先在长期与自然和疾病的斗争过程中开始医疗卫生保健活动，并积累了原始的经验，构成了我国医药历史的起源。中国古代哲学思想推动中医学理论成型，中医学理论是古代医家在丰富实践经验的基础上，吸取哲学、地理、天文等诸多学科的先进成果，对当时临床实践的一次大的理论总结。中医学经过多年的发展形成了自身的特点和优势，在理论和实践中充分体现了人是一个统一整体的观念。

中医学研究的对象，主要是患病之人所表现出的疾病现象，以及自然对人体的影响。而中医学的研究目的主要在于认识疾病的发生发展规律，通过有效防治，祛除疾病，恢复健康，充分呈现出中医学所具有的自然科学的基本特征。一是它的客观性。即中医学所反映的人体客观的生理病理机制和疾病的防治规律，是不以人的意志为转移的科学事实。二是它的可重复性。虽然中医学的基本原理现在还不可能在严格的实验室条件下得到检验，但它的有效性可以在临床实践中得到重复证明。三是它的历史继承性。自然科学具有随着生产力发展而发展的世代连续继承的特点，中医学数千年来发展传承的历史充分证明了它的这种继承性。

从中国医学发展史中可以看出，中医学学术本质是自然科学与社会科学的交融，具有科学与人文的双重属性。中医学的自身特性决定了它虽属自然科学门类但又融合了人文科学的内容。中医学既然具有人文科学和自然科学的双重属性，就要求中医研究一定要走双重路线，不可否定和回避中医的自然科学属性。中医学的人文科学与自然科学属性在发展中是互根互用、并行不悖的，用自然科学的方法大力开展中医学关于自然科学属性的研究与探索，将进一步促进中医学的理论与学术发展。

中医学是科学与人文交融的学科，是永葆青春的古代科学，中医学是以生物学为基础，与理、化、数学交融，与人文哲学渗透的古代医学科学。中医学充分体现了自然科学与社会科学的有机结合，展示了现代科学一体化的新趋势。中医学的理论体系和临床思维模式具有丰厚的中国文化底蕴，体现了自然科学与哲学、社会科学、人文科学的高度融合和统一。中医学这种以功能状态为切入点，并在宏观上借助哲学、社会科学、人文科学来分析、把握其变化规律的方法，在人类历史上是一种跨越，为人类认识自己提供了独特的思维模式，符合现代科学一体化的新趋势。

### （二）认知方式的多维性

中医学的认知与思维方法，是中医学理论体系构建过程中理性认识的方法学，它借助语言，运用概念、判断、推理等认知与思维形式反映人体内外的本质联系及其规律性。在长期医疗实践的基础上，运用中国古代哲学的认知与思维方法，对人体的组织结构、生理功能、病因、病机、养生与治则等进行了分析、归纳和总结，逐渐形成了中医学的理性认识。

中医学是中华优秀文化的瑰宝，中华优秀文化特有的思维方式决定了中医学的本质与面貌。如《周易》的思维方式代表了中华民族优秀文化思维特征，《周易》的逻辑是一种不属于外延性的逻辑，它是以观象取类、名物取譬的方式来界定概念的含义。取象运数是中医思维的主要方法，太极象数模型是中医思维所采用的理论模型。中医采用据"象"归类、取"象"比类的整体、动态思维方法来分析人的生理功能结构时，将人体脏腑、器官、生理部位和情志活动与外界的声音、颜色、季节、气候、方位、味道等按功能属性分门别类地归属在一起。对疾病的认识也是如此，中医重"证"不重"病"和"同病异治，异病同治"的原则就是根据动态功能之"象"类比为"证"而制定的。

中医学长于意象思维，善于应用司外揣内的功能观察法，"视其外应，以知其内脏，则知所病矣"，是中华民族在长期对人体生命运动及疾病的观察、探索过程中，积累大量医学经验知识的基础上，汲取、移植先秦哲学思想和逻辑思维规律及方法，形成的独特的医学科学方法，是为实现认识人体的"现象－状态"层面生命规律而采取的手段和思维途径。

中医采用横向的、有机的、整合的方法，从整体、宏观、动态、联系上认知生命，这是中医的强项，更是中医认识方式的多维性表现，也无疑是生命科学的大方向。但也使中医存在不重量化、不重分析，在生理病理上细节不清、定量不够，诊断辨证上带有较大"艺术性"、模糊性，理论框架万能化的弊端，造成了中医发展缓慢。

### （三）理论基础的实践性

中医学是一门实用科学，有活人济世之功。经历了几千年的发展，它有别于西医学，是一门实践性很强的学科。实践是中华民族思维的起点，也是思维逻辑结构的起点。古人在长期的生活生产和医疗实践中，通过观察积累了丰富的感性材料，经过思维而形成概念、判断，逐步上升为医学理论。重视实践经验的积累是中华民族传统思维第一个重要的精神实质。中医理论是从丰富的实践经验中升华而来的。中国从进入奴隶社会以后，人们对疾病的认识随着医疗实践经验的积累而不断发展，如早在西周，医学家就提出了发病和药物治病等理论；在春秋时代，秦国医和又提出了六气致病的学说，开创了中医理论体系的先河。中华民族的祖先在长期的生产斗争和医疗实践中，逐步积累了原始的医药知识，为中医学理论体系的形成奠定了丰富的实践基础。"神农尝百草，一日而遇七十毒"，就反映了中医学实践的直接性。"博涉知病，多诊识脉，屡用达药"，这就强调了要直接面对患者进行诊治实践，体现了中医治学之道、名家成才之路需"实践出真知"。中医学的实践目的是诊治疾病,实践对象是患者,实践活动在临床。中医学从《黄帝内经》到《伤寒杂病论》辨证论治理论的确立,再到明清温病理论的确立,无不是随着医疗实践的进行而不断发展完善的。从原始的"师徒""父子"的经验相传,到师传授的理论与临床结合,一直到院校教育,在继承教育传统的基础上不断发展,由此推动中医学的持续发展。

学术流派是中医理论产生的土壤、发展的动力、传播的途径,也是人才培养的摇篮。在中医学数千年漫长的历史发展过程中,涌现出了扁鹊、张仲景、孙思邈等一大批著名医家。他们在学术上各领风骚、独树一帜,形成了不同的学术流派,其相互之间的争鸣与渗透又促进了中医学术的发展,使中医理论不断完善,临床疗效不断提高,最终形成了中医学异彩纷呈的各家学术流派——伤寒学派、温病学派、温补学派、滋阴学派、河间学派、易水学派、钱塘医派、吴门医派、孟河医派等。古代学术流派大都是师徒结合型的,师承教育是学术流派形成的关键因素。师承师法,从拜师开始就决定了弟子的学习内容、研究特点和发展方向,像刘完素的弟子,自然而然是其"火热论"的学习、传承与弘扬者,师徒传递承载着文明火种的延续。流派纷呈的学术创新,充分体现着师徒共同开拓进取的精神。唐宋以来,名医辈出,他们的医疗经验及学术特色,依靠师承教育的形式,父传子受,师授徒承,代代相传。不仅使先辈的学术得以继承,而且通过几代传人的努力逐渐形成了具有一定特色的学术流派,从而使中医学术流派纷呈,代有薪传。他们不断创新,融会各家,自成流派,生机盎然,绵延至今。

**二、中医教育的基本规律**

**(一) 中医教育规律问题的提出**

规律是指事物之间的内在本质联系,这种联系不断重复出现,在一定条件下经常起作用,并且决定着事物必然向着某种趋向发展。规律是客观存在的,是不以人的意志为转移的。

中医教育规律是指中医教育在其发展过程中与相关事物之间的本质联系及自身发展的必然趋势。要办好中医教育,就必须在遵循高等教育一般规律的基础上,研究并遵循其自身特有的教育规律。

近半个世纪以来,中医教育的办学规模从小到大,办学实力从弱到强,接受中医教育的人数从少到多。然而,人们在对中医教育发展成就主体持肯定态度的同时,一些人仍对中医教育尤其是其特色方面持不同见解。这些不同的评价引起了中医药教育工作者乃至中医药全行业人士的深思。经过研究与思考,人们的认识越来越集中在"按中医教育规律办事"上。

任何事物的发展都遵循一定的规律,中医教育也不例外,虽然人们对中医教育的规律还在探索中,但一些已认识到的具有规律性特征的因素明显影响着中医教育的发展,如外部的政策因素和社会的经济、科技与文化因素,学校内部的规模与质量的关系、培养方案、课程内容与结构的改革、人才培养的方式方法及特有的中医与西医的关系等。

# 第二章 中医人才培养的理论与实践

中医学历史悠久，中医教育古已有之。数千年的中医教育积累了丰富的中医人才培养经验，形成了特色鲜明的传统中医教育模式，呈现了中医教育的自身规律。虽然在现代条件下的中医教育与古代中医教育有很大区别，但就培养中医人才这一根本性任务来看是相同的，这是认识中医高等教育规律的基础和前提。古代中医人才培养方式是符合古代中医教育规律的，是与古代社会对中医的需求相适应的。现代中医高等教育与古代中医教育密不可分，古代中医人才培养方式对现代中医高等教育必然产生重要影响。

相对于中医发展史，现代条件下的中医高等教育时间不长，其规律仍在形成过程中。就中医教育规律探索而言，一是历史悠久的古代中医教育为现代条件下的中医教育提供源头活水；二是50多年的中医教育的探索和实践已呈现出一定的规律性。这就使得探索中医教育规律成为可能。但中医教育属新生事物，故对其认识有一个过程。规律的形成需要时间，对规律的认识同样需要时间，且需要智慧，尤其对现代条件下的传统学科的高等教育规律的认识，更难一时弄清楚。这一认识上的相对滞后性必将给中医教育带来很多问题，尤其是培养新一代中医人才的一些重大问题。无论是从理论的高度还是从实践的需要来看，探索中医教育规律的紧迫性都越来越明显。

1. 高等教育的一般规律与中医教育规律的共同特征

高等教育的一般规律包括高等教育的外部规律和高等教育的内部规律。高等教育的外部规律是高等教育必须适应社会政治、经济、科技、文化和人口的发展；高等教育的内部规律是培养社会主义现代化需要的德、智、体、美全面发展的建设者和接班人；并正确处理好高等教育的外部与内部关系及影响因素。中医教育的规律同样涉及多方面、多层次、多角度的问题。根据高等教育内外部关系的共性，结合中医教育的专业性和特殊性，影响中医教育发展的有三大方面，即外部相关因素、内部相关因素和现代医学高等教育相关因素。

2. 现代科学技术发展与中医教育的关系

现代科学技术的发展是影响中医教育的一个非常重要的外部因素。中医学发展必然与现代科学技术进步密不可分，科技进步和成果赋予了中医及高等教育新的内容和手段，高等教育又是培养科技人才的摇篮和基地。80%以上的中医科研机构和专家都在高等院校，肩负着中医人才培养和科学研究的双重使命，高校是开展科研工作的主战场。中医教育要发展，要创新理论，要提高医疗保健水平，必须依赖科学技术。

现代科学技术促使中医教育向现代大学转变。现代科学技术的发展使中医教育的理念和目标发生了巨大的变化，中医教育呈现培养目标多元化、培养层次多级化及知识结构多元化的特点。教学模式多样化、集中化，理论教学与实践教学相结合，实验与实习相结合，使学生在获得中医辨证思维能力的同时，也学会运用现代科学技术的新理论、新知识来诠释中医理论并进行临床实践。当代中医教育的这种转变使其更加向现代大学靠近，其特点更多地与现代大学融合。

现代科学技术推动了中医理论与实践的创新发展。传承中医传统，同时又汲取现代科技的相关知识和技术，是中医教育发展的需要。中医教育发展的核心是理论与实践的创新，而创新应该运用现代科技的成果。现代科学技术的迅猛发展使中医学面临严峻的挑战，但也是中医学发展的一个绝好的契机。现代科技成果的运用提升了人们对中医理论的认识和其中的科学化价值，为中医理论与实践的创新搭建了现代科技的平台。现代科技推动了中医诊断学和治疗学的进步。应用现代药理学的技术与方法对中药的药理进行研究，探讨中药防病治病的机制，为临床合理用药提供依据，为中药新药开发研制提供有力的手段。

现代科学技术研究成果必然影响着中医教育教学内容的创新。21世纪的中医教育要有新的多样化的教学理念，要使学生获得基本工作、生活的技能，更要培养他们的科学思想、科学精神、科学态度和科学方法，使他们获得创新思维和创新能力。在教学模式上，运用现代信息技术手段，通过网络视频建立新型的导师制都将成为一种尝试。现代教育技术，如多媒体教学手段，极大地丰富着中医学的师承教学方式，利用现代信息技术把不同流派的"名医""大家"临床诊疗的现场呈现给学生，使其犹如身临其境般跟师学习。中医的科研越来越重视吸引精通各门现代科学技术的人才来研究中医，运用现代科学技术多学科交叉渗透可以使中医学的科研更加深入。

综上所述，现代科技的发展有利于中医教育向现代大学迈进，有利于中医药理论的创新，有利于中医教育的人才培养和科学研究，推动中医高等教育又好又快发展。

3. 内部相关因素对中医教育发展的影响

办教育既要遵循其外部规律，也要遵循其内部规律。高校人才培养的规律形成了其内部规律。这一规律涉及办学理念、办学特色、人才培养模式、学科设置、课程体系、教学方法和内容、教学管理、师资队伍、师生比例、实验室建设、临床条件、科研水平、社会服务功能、办学经费、管理体制、人事制度等多方面的内容。其中，办学理念、人才培养模式、课程体系、师资队伍和临床条件显得尤为重要，其决定着办学特色和教育水平。

中医的学科属性及现代医学的学术环境，决定了中医教育的内部规律既有其普遍性也有其特殊性。

第一，影响中医教育发展的一般因素。

高等教育结构对中医教育的影响。随着社会需求的发展，中医教育的结构呈现多样化的发展趋势，主要体现为教育形式、办学模式和学科专业设置的多样化。教育形式的多样化主要表现为除普通中医教育之外，还有职业教育、成人教育、继续教育及广播电视教学、远程网络教育等多种教育形式。随着信息技术的发展，教育教学手段不断更新。教育形式的多样化，使接受教育成为一个阶段渐进统一的过程，人人都可以随时或不断更新知识、学习新的专业，使教育终身化的概念成为现实。中医教育形式的多样化，使教育对象从以青年在校学生为主，演变为不同身份、不同年龄、不同职业、不同学习目标的学生并存的多样化格局，从而形成教育对象的多样化。办学模式多样化体现在培养为全行业服务的中医人才，特别是培养复合型人才，中医教育机构深化办学体制改革，积极发展多种形式的联合办学，实现了办学模式的多样化。

第二，影响中医教育发展的特殊因素。

中医是我国医学科学的特色，中医教育也是我国医学高等教育的特色。但中医教育有其特殊性。

我国古代中医教育历史悠久，虽形式多样，但其教育理念、学习内容、学习方法、学习要求基本相同。古代中医教育在教育理念上，重传承，重品行，以薪火相传为己任，以大医精诚为业训；在学习内容上，重人文，重医典，医学与人文兼修，中医与中药会通；在学习方法上，重师传，重临证，口授与心传并施，理论与实践结合；在学习要求上，重领悟，重能力，建立中医思维，适应临证需要。这些都对现代中医教育产生了特殊的影响。

中医的学科属性有其特殊性：一是属古代传统的医学学科，二是中医中药融为一体，三是具有科学和人文双重属性。特殊的学科属性规定了中医教育的特殊性，决定了中医教育与现代医学高等教育有明显的区别，尤其在办学理念、课程体系、教学方法和内容上明显不同。在漫长的发展过程中，中医形成了以东方哲学思想为主要特点的认知方式和思维模式，形成了人文与科学相统一，体现东方文化底蕴和思维方式的知识体系。中医作为一门医学科学，具有基于经典而传承，源于实践而创新的发展特点，理论上有独特的生理观、病理观、防治观，其本质特征是从人与自然、社会的关系上，从整体联系的角度来把握生命的规律和疾病的演变；在医疗实践中体现为个性化的辨证施治，求衡性的防治原则，多方面的有机结合构筑了独特的生命健康知识体系。

古代中医人才培养方式对中医教育的影响。中医几千年来的发展是建立在继承和发扬的基础上的，在中医传统教育中，师承教育一直是一种重要的方式。通过数代传人的努力，逐渐形成了各具特色的学术流派，推动了中医的发展，也形成了中医人才培养的鲜明方式。其特点如下。

①中医学基础知识扎实：师从学术水平较高的名中医，学生必须研读中医学经典著作，以奠定较为扎实的基础。

②调动师徒双方的积极性：师徒关系为自愿结合且志同道合，充分发挥其主观能动性，师傅言传身教、因材施教，徒弟目的明确、刻苦钻研，师徒教学相长。

③便于学习继承老师独特的临床经验和学术思想：学习期间，学生要传承老师的临床经验与学术思想，使得中医各个学派代有传人、绵延发展，既构成了人才链和人才群体，又发展了中医理论。

④理论联系实际，注重临床能力培养：古代名医都是经验丰富的临床医师，随师侍诊中，老师可随时结合病情讲授知识及实践经验，并解答学生的疑问。这种教学方式，促进了学生对中医知识和临床技能的理解和掌握。

⑤注重传统文化的学习：师承教育除注重专业知识的传授外，更强调传统文化和相关学科知识的学习。药王孙思邈强调医师要读五经，《古今医统大全》谓"凡为医者，须略通古今"等，使这医者具有该时代特征的知识结构。综观历史上有成就的中医学家，无不具有深厚的专业知识和精深的文化素养，这正是中医学术和中医学教育的特色之一。师承教育与院校教育分别是古今中医师培养方式的代表形式，在我国中医教育历史上都起到了重要作用。在现行院校教育中，一方面要深入挖掘师承教育的内涵，发挥其重视临床、注重个性培养的优势；另一方面还要发挥院校教育系统化、标准化、规模化的教育优势，使两种教育模式得以扬长避短、互为补充、相互融合，提高中医人才的培养水平。

第三，西医及其教育对中医教育的影响。

中医教育发展还有一个独有的影响因素，即面临着现代西方医学及其高等教育的挑战。西医对中医的影响主要体现在对中医的教育形式及医疗行业主体的替代等方面。西医教育的规模化人才培养、完整统一的理论体系和教学方法也对中医药高等教育产生了较大的冲击。

一是西医教育对中医学科体系的影响。用现代教育的模式解构中医教育，没有科学的学科体系成为中医教育的弊端。中医界也认识到中医学若无规定的学科体系和统一标准的教材，是无法获得承认的。因此，尽快地建立起科学、系统、有条理的学科体系是中医学获得认可的当务之急。

二是中医教育面临着创新的机遇。西医的局限性、毒副作用多等弊端给中医提出了新的要求，也提供了展示、发展的机遇。进入21世纪，一些专业人士正在重新认识西医的局限性和西药的毒副作用。人们在治疗癌症等疾病需求的驱使下，不得不逐渐建立起以实践效果为导向的认知方式。中医在解决实际问题的过程中开拓了自己的发展空间。

中医学与新的"生物－心理－社会"医学模式相一致。欧洲有专家预言："中医一旦与现代生命科学、生物技术、西方医学有机地结合，它必将为人类应对重大疾病的挑战提供新的途径和思想。"

现代世界看中的是具有特色的中国医学，中医教育必须走精英与特色教育之路，培养符合时代需求的中医人才，必须改革现行的培养方案，坚定以中医文化素质和中医临床能力为核心的教育理念，建立以传统文化为基础，中医学科为主体，西医教育为补充，文、医知识俱备，理论实践并行的新的培养模式。

（二）对中医教育特殊规律的总体认识

中医学与西医学分属两大不同的医学体系，由这两大医学体系分别承担的中医教育与西医教育各有特点。综合分析影响中医教育的主要相关因素，对中医教育的特殊规律归纳为以下几点。

1. 科学与人文相融，传承与创新并重，培养品德高尚、乐于奉献的高素质中医人才的教育理念与目标

教育理念反映了教育的本质和时代的特征，科学地指明了教育的目的及前进的方向，现代先进社会教育的理念是为国家培养合格的公民。大学同样有相应的教育理念，而且更具体、更易于实现。办什么样的学校和怎样办好学校；培养什么样的人才和怎样培养人才；中医院校是坚守医学应有的"精英教育"，还是开展指导全民建立健康理念的"大众化教育"；是强调理论环节的课堂教育，还是注重实践环节的临床教育；是强调培养"治未病"的人才，还是注重培养"治已病"的能手。这些都是当今高等中医药院校教育理念应考虑和体现的内容。

现代中医教育的理念必须把握时代的要求，适应社会的需求，从中医教育自身的特点出发，思考、凝练、总结和贯彻。当今的中医教育理念与目标除了要培养和造就高素质的中医专业人才，还要依托专业教育这个平台培养与中医相关的其他学科专业人才及复合型人才。

第一，科学与人文相融理念的内涵及其在中医教育中的体现。

"人文"有广义和狭义两种不同的内涵。广义的人文指的是培养大学生综合素质所需要的专业素质之外的所有其他人文素质。狭义的人文，指的是作为中医学科基础的中国传统文化，包括中国古代的哲学、文学、天文、地理及思维模式、认知模式，它影响着中医人才认

识自然、自然与人的关系、人的思维方式和临床诊断方法，众多医家和文学家主体文化思维的相互渗透使中医学思维带有浓厚的人文色彩，中国的人文文化决定了中医的理论取向。

中医教育中的科学不仅是那个与广义的人文相对应的科学的概念，有学者认为中医学的科学性及研究方法不是一般的科学的方法，而是特殊复杂性科学的方法。故"科学与人文相融"理念在中医教育中既有高等教育的普遍意义，也有中医学科的特殊意义。

人文性是中医教育的基本属性，中医学又是多学科的汇合，是古代多学科交互渗透的产物。中医学隶属于自然科学范畴，又具有人文科学的特性，它吸收了古代盛行的哲学思想，如精气、阴阳、五行等，并以这些理论为基础，构建自己独特的理论体系。

一系列对于中医的学科属性、思维模式及认知方式的探讨，使人们更科学地认识到中医学的本来面目，从中医学内在的自身规律再去把握中医药高等教育的方式问题会更具有说服力，也符合高等教育理论的基本规律。它的基本规律与中国传统文化教育的根本是一脉相承的，所以中医教育人文性与科学性相融是必然的，是客观存在的。

第二，传承与创新并重。

中医学是中华民族的国粹，全面地传承中医文化是时代赋予我们华夏炎黄子孙的职责，没有传承就失去了中医学的本源，中医学就没有真正意义上的发展。所以传承是第一位的，传承是前提、是根基，中医人要在全面传承的基础上吸取其精华。创新是时代的要求、科学的要求、中医学发展的要求。创新是在原有基础上的开拓和升华，是所有科学发展的必然趋势。传承和创新是中医学走向世界，融入世界医学科技领域的两个重要的方面。传承与创新并重是时代对中医高等教育的要求，也是对新时期中医人才培养的要求。

第三，培养品德高尚、乐于奉献的中医人才是中医教育的目标。

重视医德是我国古代医家流传下来的优良传统。传统医德十分注重医师的责任与态度，提出应处处从患者出发，一丝不苟，对患者认真负责，把患者的痛苦看作自己的痛苦，观察病情，努力做到"纤毫无失"。古代西方医学也很强调医德问题，医师唯一的目的就是为患者谋幸福。在这一点上，中西医的原则是一致的。

品德高尚才能成就精湛医术，医德是医务工作者不可缺少的职业素质之一。要想真正掌握中医学的精髓，首先要学会做人。作为医师必须具备爱心，特别是中医，如果缺乏这一点，就难以理解中医，难以学懂中医，更难以掌握中医。

2. 以中医学科为主体，多种相关学科交叉渗透、协调发展是高等中医院校学科发展之路

随着我国现代化建设进程的加快及高等教育由精英教育向大众教育的转变，中医教育也进入了一个前所未有的快速发展时期。"以中医为主体，多学科交叉渗透、协调发展"是当今中医教育发展的战略抉择。

在国家高等教育由精英教育跨入大众化教育的大背景下，各高等中医院校纷纷谋求新突破，开创新局面，相当一部分院校在办学定位上从单一的中医学科专业向以中医学科为基础、多学科发展的学科专业布局转变，一些院校更明确提出要把院校办成以中医为主体、多学科交叉渗透协调发展的院校，并逐渐付诸实施。很多中医院校都确立了以中医学科为主干，多种相关学科交叉渗透、协调发展的办学定位。

所谓坚持中医学科为主体，就是保持中医在多学科交叉渗透、协调发展中规模、结构、

质量、学术地位的主体地位。中医学科以外其他学科的设置和发展应该围绕支撑中医学科这个主体，中医学科是学校学科构架中的核心，是"纲"，中医学科以外的其他相关学科是"目"，其他相关学科的学术基础、学术环境等因素使其本身的发展潜力有限，不可能离开中医主体而在本领域中占有主导地位，高等中医药院校中非中医学科的生存和发展必须依赖中医学科。因此，高等中医药院校的中医学科质量与学术地位是中医药院校社会价值竞争的核心。

3. 院校教育与师承教育结合，班级制与导师制互补是中医高素质人才培养的有效方式

师承教育是我国古代培养中医人才的主体方式，辅以院校教育，现代中医教育与古代中医教育方式虽有较大的区别，但都是以培养高质量的中医人才为宗旨。师承教育的特点是教育内容与教育形式的统一，学生能全面地继承老师的学术思想和特点，临床实践机会多、处理实际问题的能力强等。院校教育的特点是实现了中医人才的规模化、标准化培养，学生在各科老师的指导下系统、全面地学习各学科的知识，综合素质高。50多年的中医教育实践充分证明，古今结合、取长补短是当今中医教育的有效形式之一。

第一，我国古代中医人才的主要培养方式及启示。

古代中医人才培养方式有其特点和规律，体现在培养目标比较明确、培养方式多种多样上。培养目标包括医德目标、知识目标和能力目标，这对于确立医学人才的具体培养目标有重要的借鉴意义。

古代中医人才的培养方式主要有世家传承、师徒传授、学校教育、讲学论辩、自学成才5种。"世家传承"，历代相继、言传身教；"师徒传授"，一脉相承、因材施教、历久不衰；"讲学论辩"，学习自由、思维活跃，有利于学术交流；"自学成才"，自力更生、以医籍为引；"学校教育"，体系完善、系统规范。这些培养方式借鉴古代中医人才培养方式的优势，对于我们彰显中医学发展特色、构筑符合社会需要的培养方式具有重要指导意义。

第二，中医名家成才规律对中医人才培养的启示。

师承家传是我国古代医学教育的一种主要形式，在中医教育中占有重要地位。中国医学史上许多名医就是通过这种方式培养出来的。同时，通过师承家传，培养了他们成才的基本潜质，达到实现医乃仁术、仁术济世、仁心立术的医德要求；上工之道、大医精诚、德术相融的标准；弘扬道术、教得其人的选择；医德并修、医文融合、医儒兼通的知识结构；注重基础、崇尚经典、实践第一的训练；勤求博采、兼收并蓄、质量创新的治学；衷中参西、中西兼顾、融会贯通的中体西用；勤奋学习、虚心求教、坚持实践、目标远大、敬业乐业、适应时代的目标追求。

院校教育是中医人才培养的另一个重要途径。其中值得重视的是，每个学校都有自己的办学目的、宗旨、方针、方案，学习的内容系统而全面。

无论是师承教育，还是院校教育，早临床，长期实践，将理论与实践有效结合，乃是中医人才成才的重要因素。

第三，院校教育与师承教育两种中医教育方式的比较。

从古至今，中医教育界一直对人才培养和教育方式进行着不懈的探索。对中医师承教育方式与院校教育方式进行比较，知其优劣长短，方能取长补短，有效融合，更能有效地指导

中医人才的培养。

师承教育的优势在于重视传统文化的学习；注重以临床能力培养为核心的教学过程；有助于传承老师独特的临床经验，形成学术流派；强化中医经典学习。其不足之处在于学术思想的局限性；培养中医人才的有限性；难以适应现代社会对中医综合素质的要求。中医学既要重继承还要重发展，需要具有丰富想象力和创造力的多种学科人才，传统的师承教育难以承担培养多元化和复合型人才的重任。因此，师承教育不可能成为现代中医教育中独立的教育形式。

院校教育的优势在于国家主持，规模培养，教育体系完整；人才培养方案和课程体系齐全；教育教学条件完善。院校教育的不足之处在于以教师为中心的教学模式使中医学教学理论与实际脱节；注重单纯的专业知识传授，忽视中国传统文化和其他相关学科知识的学习；优秀传统教育方法的丧失。

第四，"院校教育与师承教育相结合培养方式"的建立。

中医教育是要培养医德高尚、医术精湛的专门人才，因此，在培养方式方面，要结合"院校教育"的系统培养与"师承教育"的早临床、多临床、名师指导的优势，建立一种新的"中医学专业院校教育与师承教育相结合"的中医人才培养方式。

其一，院校教育与师承教育有机结合的契合点——"本科生导师制"模式。

"导师制"始于14世纪的英国牛津、剑桥大学，每一位被录取的新生均有一位校方指定的导师负责指导学生的学业和品行，师生面对面地进行交流，可提高学生学习的主动性和积极性，还可以发挥学生的个性特点，培养学生的独立思考能力和创新精神。在师生间建立起密切的互动关系，不仅有利于教师因材施教，且在互动中，导师通过文化的熏陶对学生的人格发展起着潜移默化的影响。

其二，"本科生导师制"中医人才培养模式的建立。

遵循中医学科特点和发展规律，从传统师承教育中汲取精髓并将其融入院校教育中。在中医院校实行本科生导师制，正是院校教育与师承教育的契合点，它既有院校教育规模大、管理规范、体系完整的优点，也汲取了师承教育中注重因材施教、注重理论与临床结合、注重传统文化的传承等精髓。可见，导师制是高等中医药院校人才培养的一种可行的模式。

# 第二节 中医人才培养的目标与方向

## 一、中医基础理论的深化教育

中医基础理论是中医人才培养的基石。教育过程中的重点在于深化学生对阴阳五行、脏腑经络等基础理论的理解，并通过现代科学视角对其进行重新解读和验证。学生将通过经典文献的研读、案例分析和临床实践，建立起对中医理论的深刻认识，为日后的临床工作和学术研究打下坚实基础。

（一）阴阳五行理论的现代阐释

阴阳五行理论是中医基础理论的核心，它不仅是中医诊断和治疗的指导原则，也是理解人体与自然和谐相处的基础。现代中医教育中，学生需要深入学习阴阳五行的基本原理，并从现代科学的角度对其进行重新解读和应用。这种现代阐释有助于学生在继承传统的同时，发展出适应现代社会的中医诊疗方法。

### （二）脏腑经络学说的临床应用

脏腑经络学说是中医对人体生理和病理的系统认识。在中医教育中，学生不仅要学习脏腑经络的基本知识，还要通过临床实践，掌握其在诊断和治疗中的应用。通过对脏腑功能、经络走向的深入理解，学生能够在临床中更准确地识别疾病的病因和病机，制定出更有效的治疗方案。

### （三）中医病因学与病机学的教学深化

学习中医病因学与病机学是理解疾病发生、发展和变化规律的关键。在教学中，通过结合现代病理学知识，学生能够更全面地理解中医的病因分类和病机变化。这种教学深化有助于学生在面对复杂疾病时，能够运用中医理论进行综合分析，提出合理的治疗策略。

### （四）中医诊断学的实践技能培养

中医诊断学是中医人才培养中的重要组成部分。学生需要学习如何通过望、闻、问、切四诊合参的方法收集和分析患者的临床信息。在实践技能的培养中，学生将通过模拟诊断、临床实习等方式，不断提高自己的诊断能力，为成为能够准确把握患者病情的中医医师打下基础。

### （五）中医治疗学的创新思维训练

中医治疗学不仅包含了丰富的治疗手段，如中药、针灸、推拿等，也强调治疗的个体化和整体化。在教学中，鼓励学生运用创新思维，结合现代医疗技术，探索中医治疗的新方法和新途径。这种创新思维训练有助于学生在未来的医疗实践中提供更多样化、个性化的治疗方案。

### （六）中医养生学与现代生活融合

中医养生学是中医预防医学的重要组成部分，强调通过调整生活方式来维护和促进健康。在现代生活中，学生需要学习如何将中医养生理念与现代人的生活习惯相结合。通过对患者饮食、运动、情志等方面的指导，学生能够为患者提供全面的健康管理方案，帮助他们实现身心的健康和谐。

## 二、中医临床技能的实践导向

### （一）临床实践的系统化训练

中医临床技能的实践导向强调了系统化训练的重要性。学生在掌握中医基础理论后，通过参与临床实习，逐步学习如何将理论知识应用于实际医疗中。临床实践包括但不限于望、闻、问、切四诊技巧、中药处方的制定、针灸和推拿等治疗技术。这种系统化训练使学生能够在导师的指导下，逐步提升临床操作的熟练度和准确性。

**（二）模拟诊疗环境的构建**

为了提高学生的临床技能，构建模拟诊疗环境是必不可少的。通过模拟真实医疗场景，学生可以在没有风险的情况下练习诊断和治疗过程。这种模拟训练有助于学生在实际操作中发现问题、解决问题，增强临床思维能力，为将来独立处理临床病例打下坚实基础。

**（三）跟师学习的传统模式**

跟师学习是中医教育中的传统模式，也是培养学生临床技能的重要途径。在经验丰富的中医师指导下，学生可以近距离观察和学习老师的诊疗方法和临床经验。通过这种一对一的学习和交流，学生能够更深入地理解中医的诊疗艺术，培养出自己的临床风格。

**（四）临床思维与决策能力的培养**

临床思维与决策能力的培养是中医临床技能实践导向的核心。学生需要学会如何收集和分析临床信息，运用中医理论进行综合判断，制定合理的治疗方案。通过案例讨论、问题解决等教学方法，学生能够锻炼自己的临床思维，提高决策的科学性和有效性。

**三、中医与现代科技的融合创新**

**（一）中药研究与开发的科技支持**

中药的研究与开发正在得到现代科技的大力支持。通过化学分析、药理学研究等手段，科学家们能够深入研究中药成分的药效机制，发现新的有效成分并优化中药的提取和制备工艺。这种科技支持不仅有助于提高中药的疗效和安全性，也为中药的现代化和国际化铺平了道路。

**（二）中医治疗技术的创新**

现代科技为中医治疗技术带来了创新。例如，通过计算机辅助的针灸治疗系统，可以更精确地定位穴位，提高治疗效果；利用虚拟现实技术进行中医推拿和按摩的模拟训练，可以提高学生和医师的实践技能。这些创新技术的应用，使中医治疗更加科学化、标准化。

**（三）中医健康管理的智能化**

随着人工智能和大数据技术的发展，中医健康管理也逐渐走向智能化。通过智能穿戴设备收集个体的健康数据，结合中医理论进行分析，可以为个人提供定制化的健康管理方案。这种智能化的健康管理不仅提高了中医服务的便捷性和个性化，也为预防医学的发展和慢性病管理提供了新的途径。

## 四、中医人文素养的培育

### （一）中医人文精神的内涵阐释

中医人文精神是中医教育中不可或缺的一部分，它强调的是一种以患者为中心的医疗理念。在教学中，通过深入探讨中医对生命、健康和疾病的整体观，学生能够理解到中医不仅是一种治疗手段，更是一种生活哲学。通过学习中医的人文精神，学生能够培养出对患者的同情心和责任感，以及在医疗实践中体现尊重和关怀的能力。

### （二）中医伦理道德的实践指导

中医伦理道德是指导中医实践的重要准则。在课程中，通过分析古代医家的医德思想和现代医疗伦理案例，学生可以学习到如何在临床实践中坚守医德，处理医患关系，以及在面对医疗决策时如何平衡个人利益和患者利益。这种实践指导有助于学生形成正确的职业道德观，为学生成为德艺双馨的中医人才打下基础。

### （三）中医文化传承与创新

中医文化传承与创新是中医人文素养培育的重要组成部分。通过对中医历史、哲学、艺术等方面的学习，学生能够深入理解中医文化的深厚底蕴和独特魅力。同时，鼓励学生在继承传统的基础上，探索中医与现代生活的结合点，创新中医文化表达方式，使之更加符合现代社会的需求。

### （四）中医医患沟通技巧的培养

良好的医患沟通是提升医疗服务质量的关键。在教学中，通过角色扮演、模拟诊疗等互动式教学方法，学生能够学习到有效的沟通技巧，包括倾听、同理心、清晰表达等。这些技巧不仅能够帮助学生在临床实践中与患者建立信任关系，还能够促进患者对治疗方案的理解和接受。

### （五）中医心理健康教育

中医强调身心一体，因此对中医人才进行心理健康教育同样重要。通过开设心理学、情绪管理等相关课程，学生可以学习到如何识别和管理自己的情绪，以及如何在面对患者时为自身提供心理支持。这种教育有助于学生在高压的工作环境中保持良好的心理状态，同时也能够更好地理解和帮助患者。

### （六）中医社会责任与公共健康

中医人才不仅要关注个体患者的健康，还应具备社会责任感，关注公共健康问题。在教学中，通过讨论公共卫生政策、健康促进项目等议题，学生可以了解中医在社会健康中的作用和潜力。因此需要培养学生的社会责任感，鼓励他们参与社区健康服务，为提高公众健康水平做出贡献。

**五、中医国际交流与合作**

中医的国际交流与合作对于提升中医人才的国际视野和竞争力至关重要。应鼓励学生参与国际会议、学术交流和海外研修项目，通过与世界各地的医学专家和学者的交流，了解国际医学发展动态，学习先进的医疗理念和技术。这种国际视野的拓展，有助于中医人才在全球医疗领域中发挥更大的作用。

（一）全球视野下的中医教育

在全球视野下，中医教育正逐渐融入国际医学教育体系。通过与海外医学院校建立合作关系，中医教育不仅传授传统知识，还引入国际医学的新理念和新技术。学生有机会参与国际研讨会，学习不同文化背景下的健康观念，培养跨文化沟通能力，为成为具有国际视野的中医人才奠定基础。

（二）中医在国际医疗体系中的定位

中医在国际医疗体系中的定位是一个复杂而多维的问题。随着全球对替代医学和补充医学兴趣的增加，中医作为一种历史悠久的医疗体系，正受到越来越多的关注。在这一背景下，中医教育注重培养学生对中医在国际医疗体系中角色的理解，以及如何将中医理念与现代医学实践相结合。

（三）中医国际标准化与认证

中医国际标准化与认证是推动中医走向世界的关键步骤。通过制定统一的中医教育和实践标准，确保中医服务的质量和安全性，提高国际社会对中医的认可度。学生可以在这一过程中学习国际标准，参与标准的制定和实施，为中医的国际推广做出贡献。

（四）中医国际合作研究项目

中医国际合作研究项目是促进中医知识创新和应用的重要途径。通过与国际科研机构的合作，中医学生能够参与到前沿的中医研究中，如中药的药理作用研究、针灸的临床效果评估等。这些研究不仅能够加深学生对中医科学性的理解，也能够推动中医在全球范围内的应用和发展。

（五）中医国际交流平台的构建

构建中医国际交流平台是促进中医文化和知识传播的有效手段。通过网络平台、国际会议、学术期刊等多种形式，中医学生能够与世界各地的同行进行交流，分享中医的实践经验和研究成果。这种交流有助于打破地域和语言的障碍，促进中医知识的全球共享。

### （六）中医国际人才培养计划

中医国际人才培养计划旨在培养具有国际竞争力的中医专业人才。通过设立海外研修、学术交流和实习机会，学生能够在不同的文化环境中学习和实践中医，增强其适应国际工作环境的能力。同时，这些计划也有助于学生为未来的职业发展打下坚实的基础。

## 六、中医法规与伦理的教育

中医法规与伦理教育是确保中医人才专业素质的重要保障。在教育过程中，应系统地教授与中医相关的法律法规、医疗伦理和职业道德，让学生了解在医疗实践中应遵守的行为准则和应承担的责任。通过案例分析、角色扮演和伦理讨论等方式，培养学生的法规意识和伦理判断能力，确保其在医疗实践中能够做出合理、合规的决策。

### （一）中医法规教育的实践意义

中医法规教育对于确保医疗服务的合法性和安全性至关重要。课程中，学生通过学习国家关于中医药的法律法规，了解中医执业的基本要求和行为准则。通过案例分析，学生能够理解法规在实际医疗活动中的运用，学会如何在临床实践中遵守法律，保护患者和自身权益，避免医疗纠纷。

### （二）中医伦理教育的道德内涵

中医伦理教育着重培养学生的职业责任感和道德判断力。通过探讨中医历史上的医德典范和现代医疗伦理问题，学生能够深入理解中医的人文关怀和生命尊重原则。教育过程中，通过角色扮演和伦理讨论，学生能够学会在复杂的医疗情境中做出符合伦理的决策。

### （三）中医法规与伦理的结合教学

将中医法规与伦理结合进行教学，有助于学生全面理解中医职业行为的规范。通过比较分析中医法规与伦理原则之间的联系与区别，学生能够认识到在实际工作中既要遵守法律法规，也要遵循伦理道德，实现法律与伦理的和谐统一。

### （四）中医伦理决策能力的培养

中医伦理决策能力的培养是中医教育中的重点。通过模拟医疗伦理困境，学生能够在教师的引导下，学习如何运用伦理原则进行问题分析，权衡不同利益，做出合理决策。这种能力对于学生未来独立思考和妥善处理复杂的医疗伦理问题具有重要意义。

### （五）中医职业道德的现代诠释

中医职业道德的现代诠释是连接传统与现代的关键。在教育中，不仅要传授古代医家的医德思想，还要结合现代社会的价值观，探讨如何在现代医疗环境中实践中医职业道德。学生通过学习，能够理解职业道德在不同文化和社会背景下的适应性和演变。

### (六) 中医法规与伦理的终身学习

中医法规与伦理教育是一个终身学习的过程。随着医疗科技的发展和社会价值观的变化，相关的法律法规和伦理标准也在不断更新。在教育中，要鼓励学生养成持续关注和学习的习惯，以适应不断变化的医疗环境，确保其职业行为始终符合最新的法规和伦理要求。

## 第三节　中医教育的传统与现代融合

### 一、传统文化中主体内向性思维的当代中医教育价值

#### （一）主体内向性思维

认识世界是人类的基本活动之一。人与被认识的世界之间的关系究竟是区别的还是同一的，是内向性思维与外向性思维所持的不同立场。内向性思维指的是主体以自身的存在、本质、价值和意义为反思对象的思维形式。其思维的指向主要是人的自身而不是自然界，不是把自然界对象化而是把自然界人化，并且也不是把人的自身对象化，而是把人作为思维和实践着的主体去认识。与外向性思维方式不同的是，它不严格区分认识的主体与认识的对象，而是从合一的角度去寻找世界本原及动因，是主体人反向自身的思维，是内向的、收敛的意象性思维。主体内向性思维的认识角度是内向的，具有内视性。中国哲学认为，人立于天地之间，与外界存在着统一、协调、有机的联系，故人与被认识的宇宙自然之间是相互包容的一体关系。正因为如此，中国传统文化认为人的认识活动必须是在与客体的交融共存中来体会和把握的，而不能把认识的对象置于认识主体的对立面或身外去观察和分析。具体而言，主体内向性思维方式对外界事物的把握更多的是感悟性质的，强调将个人经验合理外推，与外在事物融为一体。朱熹认为："致知在格物……盖人心之灵莫不有知；而天下之物莫不有理。惟于理有未穷，故其知有不尽也。"所以"《大学》始教，必使学者即凡天下之物，莫不因其已知之理而益穷之，以求至乎其极。至于用力之久，而一旦豁然贯通焉，则众物之表里精粗无不到，而吾心之全体大用无不明矣。此谓物格，此谓知之至也"。即认为致知格物是以"已知之"（内）通客体（外）之理，而格物所致之至则是"吾心"的"豁然贯通"和内外汇合。只有通晓外物之理才能"唤醒"心中之知。格物所穷之理事实上也是心中已知之理，但是需要力求心外之理与心中之知的完全相合，唯有如此才能使格物之功内外贯通，才能使自己可以应万事之大用，能举一反三。而心学则认为"心即理""心外无物"，认为格致的功夫是要在心上求索，"致吾心良知之天理于事事物物，则事事物物皆得其理矣。致吾心之良知者，致知也。事事物物皆得其理者，格物也。是合心与理而为一者也"，可见，中国哲学中的"通达"与"融汇"是认识思维中所要追求的境界，无论是穷"外"理还是求"良知"都是要"知至而后意诚，意诚而后心正，心正而后身修，身修而后齐家，家齐而后国治，国治而后天下平"，最终统一于道德的完成，而非仅仅对认识的"主观"或"客观"的追究。

西方哲学具有严格区分主体和客体的思维传统,西方哲学的源头古希腊哲学家普罗泰戈拉(Protagoras)就提出:"人是一切存在者存在的尺度,是一切不存在者不存在的尺度。"西方哲学强调认识中主客体之别的普遍性,也正是在认识的主客体的二元对立的思维模式上,建立起了许多"人"与其他事物的对立范畴,如人与自然,人与他人、与社会,人与神,主观与客观,理性与经验,现象与本质等,其中尤为突出的便是对"主观"经验排斥的理性主义和科学主义思想。西方哲学认识论认为认识的最高精神是"真",只有科学知识才是真理性的,科学则是在排除主观性的情况下可以被证实或证伪的。但是,在历史的发展进程中,科学主义的弊端逐渐显露。西方后现代主义哲学的反思认为,"现代理性"中单纯求真的科学精神虽然可以带来科技的发展和物质的丰富,但是却导致了"人文精神"的"失语"和道德伦理的失序。

(二)中医文化中的主体内向性思维

中医学植根于中国传统文化,中医思维无疑具有主体内向性思维的传统。中医临床辨证中有医者利用自己的感官经验感知从患者处获得的信息,并经过其"个体性"的综合意会完成临证医疗行为的思维方式。《素问·八正神明》言:"耳不闻,目明,心开而志先,慧然独悟,口弗能言",这里讲述的便是一种用直觉所体验的"慧然独悟"的诊病技能,其"独悟"具有个体性特点。中医辨证更少依赖客观条件和客观指标,而更多地与医者的个体素养有关,同是望、闻、问、切却可能得出不同的个性化诊疗方案,只要是在临床疗效的肯定下,中医的个体化治疗思维一直是开放性的。此外,中医学坚持在其理论框架中保有个性化差异。这种个性化主要归因于中医理论中的基本概念几乎都是理性上的具体、思维上的具体,没有与之完全重合的客观对象,因而不同的医家对其理解也可以是完全个体化的。例如,中医的命门学说在中医学术史中就屡有医家对其进行论述,明代孙一奎提出的动气命门说,赵献可则提出重火轻水的命门学说等。这种尊重个性思维与认知的特征使得中医学在其发展上呈现出与西医学完全不同的学术流派之间"和而不同"的历史面貌,中医学术史中出现了形形色色的学术流派,并有技术理论上的"各家学说"。

中医的"医者意也"也是内向性主体思维方式的体现。"中医以意进逻病机,凭虚构象,非实测而得其真"是清代李鸿章对中医思维的理解。孟庆云认为"医者意也"是古代医家对创新意识的概括,认为医师在临证时,若遇到的病证比较特殊,无从遵照既定的规范,便可发挥医师的悟性,在体察精奥、精思熟虑后可突破思维定式"由意达物",产生出新的医之理、药之用,并认为"医者意也"是经验医学的特征之一。中医与主体内向性思维一致,不求对主观意识的摒弃,而从个体本心出发,追求个体的内心之"悟"。裘沛然认为中医学中的意是指"'任物'加'有所忆'"。他解释"任物"为对客观事物的反映,"有所忆"则是持续性的专心致志和集中思想。同时他认为"医者意也"中的"意"指的是包括《内经》中的"心-意-思-虑-智"等对客观事物的反映和思维活动的全过程,并认为"医者意也"中偶然的机遇或突然的顿悟是在理性准备充分的头脑中出现的,其用意所指绝非凭空臆造。此番理论中也不难看出中医"医者意也"实乃内向性主体思维之一种,即以主体的感觉经验为基础,与主体的经验保持密切联系。这种顿悟或直觉处于整个经验思维的尾部和终点，它的发展是以主体的经验为前提，但同时又是在经验内化之后对于主体之"知"的飞跃。

（三）主体内向性思维的当代中医教育价值

以主体内向性思维方式开展现代中医教育可以包括以下几个维度。

1. 对学生主体性培养的注重

主体内向性思维，更强调认识主体与客体的融合性，而不是主客体的客观分离。因此，需要主体在学习活动中有丰富、成熟的内心感悟，而非对普遍知识的一味接受。故而培养学习主体的认同与反思能力，提升学生学习中的主体性是现代传统内向性主体思维培养的前提。

2. 对学生文化知识背景的建构

主体内向性思维方式关注学习主体知识背景的精细建构，是一种整体性的思维方式。不可否认，中医教育背后需要有中华优秀传统文化认同能力的支撑，这种文化认同能力并不仅仅是建立在了解的层面上，还应是融会贯通的能力。故而培养现代中医学子的传统主体内向性思维，必然应当培养其对传统文化"同情地理解"能力，需要有对中医学发生的文化因素、发展的社会植根性等知识背景培育的顶层设计。

3. 重视教学成效的开放性

主体内向性思维是对"主体"的强调和关注，在其教育与教学过程中强调的是每个学生个体的"悟得"，并尽可能地创设条件使学生将这种"悟得"表现出来。但现代教育理念更追求教育过程中显性的目的和成效，强调每个课堂的实际效率而忽略了学习的整体性。尽管每堂课、每门课程都应有明确的短期教学目标和当下的教学成果，但也应当关注其融合整个学科知识并运用于实践的教学成效。例如，一个对临床治疗掌握精准的中医学生，其临床思维能力不仅仅来自于中医内科学课程的学习，其主体性思维的发挥还可能隐含着对中医生命观、疾病观的参悟，而这样的"悟得"可能综合了中医基础理论课程、中医四大经典原著课程、传统中医文化课程、方剂学课程等诸多课程的教学效果。因此，中医教育中应当适当摆脱对单一课堂效果的简单追求，也应关注可能影响中医学子整体素质及其继承、创新能力的隐形成效。

教育应当凸显生命的灵动、自由与独特，而不是对知识的客观性、绝对性、唯一性的推崇。传统文化中的主体内向性思维也是中医诊疗过程中的独特文化。现代中医教育应当传承和发展好这种对生命的灵动、自由与独特予以特别关注的思维方式，培养中医学子在知识积累、情感体验的基础上进一步去"悟"出属于他们自己的具有主体性新知的能力。

4. 内向性思维与中医教育的契合

在当代中医教育中，内向性思维的培养显得尤为重要。这种思维模式强调个人内在的反思与自我观察，与中医强调的整体观和个体差异性有着天然的契合。内向性思维促使学生在学习和实践中更加关注个体的内在体验和身体反应，从而在诊断和治疗过程中，能够更加精准地把握患者的病情变化。

5. 内向性思维在中医理论学习中的应用

中医理论的学习往往需要学生具备深度的思考和理解能力。内向性思维能够帮助学生在阅读经典文献、理解阴阳五行等中医基础理论时，进行更深层次的思考和内化。通过自我反思和内省，学生能够将抽象的中医理论转化为具体的实践技能，从而在临床实践中更加得心应手。

6. 内向性思维对中医临床实践的影响

临床实践是中医教育的重要组成部分。内向性思维在这一环节中的作用不可小觑。它能够帮助医师在面对复杂多变的临床情况时保持冷静和清晰的判断力，通过细致的观察和深入的思考发现问题的本质，制定出更为合理的治疗方案。

7. 内向性思维在中医创新教育中的作用

中医教育的创新不仅仅体现在技术和方法上，更在于思维模式的更新。内向性思维鼓励学生在传统中医理论的基础上进行创新性的思考和探索。这种思维模式有助于打破传统观念的束缚，激发学生的创造力，推动中医学科的发展。

8. 内向性思维与中医人文关怀的结合

中医强调的不仅是治疗疾病，更注重对患者的人文关怀。内向性思维能够帮助医师在与患者交流时，更加深入地理解患者的心理状态和情感需求，从而提供更为人性化的医疗服务。这种以患者为中心的服务理念是中医人文精神的重要体现。

9. 内向性思维在中医教育中的培养策略

培养内向性思维并非一蹴而就，需要在中医教育的各个环节中进行系统的培养。从基础教育到临床实践，从理论学习到技能训练，都应该注重学生内向性思维的培养。通过案例分析、角色扮演、反思日记等多样化的教学方法，激发学生的内在潜能，促进其内向性思维的发展。

## 二、传统中医教育与现代实验教学相结合

### （一）实验课程对于中医教学的意义

1. 实验课程在中医教学中的必要性

实验课程是目前我国对中医本科教学所进行的改革措施之一，其特点在于引导学生以科学实验的方法学习和研究中医学，是理论课程的重要补充。基础中医理论课程具有理论性强、内容抽象、语言古奥难懂等特点，对于初步学习中医学的学生往往难以理解，不易掌握。所以在学习基础中医理论课程的同时开设相应的实验课，便于学生增加对客观事物的感性认识，提高其动手能力。

2. 实验课程在中医教学中的独特性

目前中医理论教学中的某些难以理解的学说理论，可以通过实验课的形式、利用实验手段直观地加以表现。如阴阳学说的理论、五行学说的相生相克、藏象学说中的各种脏腑之间的关联等可以通过动物实验等方法加以观察、研究，使学生通过实验获得对课本知识的感性认识，以切实理解并掌握书本上抽象的理论。同时学生在实验中还能掌握各种实验相关的技

能、技巧，为日后的学习和科研工作打下坚实的基础。

3. 实验课程在中医教学中的实践导向

中医教育的核心在于实践能力的培养，而实验课程正是实现这一目标的重要途径。通过实验课程，学生能够将理论知识与实际操作相结合，从而深入理解中医的诊疗原理和方法。例如，在针灸课程的实验中，学生通过实际操作来掌握穴位的定位和针刺技巧，这种实践经历对于提高临床技能至关重要。

4. 实验课程促进中医学生的认知发展

认知发展是中医学生学习过程中不可或缺的一部分。实验课程通过提供直观的实验操作和观察机会，帮助学生建立起对中医理论的直观理解。在中药炮制的实验中，学生能够亲眼见证药材经过不同炮制方法后的变化，这种直观体验有助于学生加深对中药特性和作用机制的认识。

5. 实验课程强化中医学生的创新能力

创新是中医学科发展的动力。实验课程鼓励学生在传统中医理论的基础上进行创新思考和实践探索。在实验中，学生可以尝试不同的配方和方法，探索中医治疗的新途径。这种创新实践不仅能够激发学生的创造力，也为中医学科的发展注入新的活力。

6. 实验课程与中医临床技能的结合

临床技能是中医学生必须掌握的重要能力。实验课程通过模拟临床环境，让学生在安全的环境中练习和提高临床技能。例如，在脉诊实验中，学生可以通过反复练习来提高对不同脉象的识别能力，这对于未来在临床中准确诊断疾病具有重要意义。

7. 实验课程在中医教育中的跨学科融合

中医教育需要跨学科知识的融合。实验课程通过结合生物学、化学、物理学等学科知识，为学生提供一个多学科交叉的学习平台。这种跨学科的学习方式有助于学生全面理解中医的科学基础，同时也能够培养他们综合分析和解决问题的能力。

8. 实验课程对中医学生职业素养的塑造

职业素养是中医学生职业生涯中的重要品质。实验课程通过强调实验操作的规范性和严谨性，培养学生的专业精神和责任感。在实验过程中，学生需要遵循严格的实验流程和安全规范，这种训练有助于他们在未来的医疗工作中形成良好的职业习惯。

（二）中医实验课程的开展方法

中医是在以哲学思想为指导，经过长期总结经验的基础上慢慢形成的医学科学体系。其中某些内容可以采用实验教学的方式，让学生掌握中医的一些基础技能。

1. 中医诊断学的客观化实验教学

中医诊断学是中医基础理论和临床课程之间的桥梁，同时也是中医学习中的难点，要求教师对于学生的教学理论与临床实际的联系做好充分的桥接工作。但由于现在本科教学阶段的课时有限，学生难以从临床直接获取充分的感性知识，学校应开设中医诊断学的实验课程，让学生在诊断学实验室反复观察、学习并训练望、闻、问、切四诊的基本方法，这有利于学生下一步临床课程的学习。

2. 中药学的实验教学

为使学生在学习中药学、方剂学的同时更好、更深刻地掌握相关知识，学校应向学生提供一些中药的炮制、配伍、禁忌及煎药方法的实验课程。通过实验课程使学生对于药物的性味归经、特殊作用、不同剂量和剂型、个体差异等对药物作用的影响有更深刻的认识，对课本知识也是一种升华，可以提高学生对于中药知识的兴趣。

3. 针灸推拿的实验教学

针灸和推拿课程是一类实践性极强的课程，在理论课的同时开展实验教学有十分重要的意义。

就针灸而言，学生可互为对象或以实验动物为对象进行针刺学习。学生互刺可以偏重于对穴位的认取，动物实验则可偏重于针刺手法的练习及各种新的针灸技术的磨练，如穴位注射、水针、火针、穴位埋植疗法等。

推拿更偏重于手法的操练，学校应为学生提供专门的推拿实验室，让学生在教师的指导下学习各种推拿方法和技巧，并以对方为对象进行练习，切实提高学生的实际操作能力。

## 第四节　中医人才培养的实践

### 一、重视案例式教学，培养中医思维能力

中医思维是在中国传统文化与中国古代哲学思想指导下，在中医理论体系的形成和中医临床实践不断发展的过程中，把天、地、人三者作为统一整体进行观察和研究，对人体结构功能、病因病机、治则治法等进行总结、归纳和整理，再经过反复的临床实践验证建立起来的理论体系。中医思维主要包括整体观念、辨证论治、复方治疗、养生保健，具有原创性和先进性，也是中医人才培养的关键。中医学理论体系建立在实践观察的基础上，因此培养中医思维能力不能脱离临床实践。

案例式教学起源于哈佛大学，是指在教师指导下组织学生通过对案例的分析、交流、讨论，学习分析问题和解决问题的能力，加深对理论知识的理解和认识。案例式教学的雏形在中国最早见于汉代名医淳于意的《诊籍》，此书是中国历史上最早的医案典范，后来经历代医家不断发展完善，至清代已初具规模。尤其是叶天士的《临证指南医案》对学术界影响巨大，被奉为经典著作，其通过生动、真实的医案，展现了如何运用理论知识指导临床实践，让学生体会辨治疾病的全过程，充分感受中医理论知识与临床实践的有机结合。同时，医案也是名医名家诊疗思路和用药心得的充分展现，有利于学术思想的传承。案例式教学是培养中医思维能力的有效途径，通过对医案的交流与讨论，可以让学生学会如何在诊疗过程中去伪存真，舍脉从证或舍证从脉，如何从错综复杂的症状中抓住关键的辨证要点，学习诊疗的思路，而且能够激发学生学习兴趣，潜移默化地影响学生的中医思维意识，使学生掌握中医思维方法。

### 二、强化中医文化底蕴，增强中医人才文化自信

中医学以阴阳、五行学说为理论基础，蕴含着丰富的哲学思想和人文精神，是中国原创

的科学知识体系。阴阳、五行、辨证是中医学理论体系的核心，关于生命、精、气、神及养生理论的阐述在《黄帝内经》中占有重要篇章，与中医养生保健学说中的太极养生法一脉相承。"中""和""太过""不及"是中医对人的生理和疾病状态的认识。五脏六腑以平为期，气血阴阳平和，气机升降有序，机体处于"和"的状态就是不病，任何失和的状态即为病态。中医对病机的认识也体现了"太过"与"不及"的思想，如四时之气太过则成致病的六淫，天气的"不及"即至而不至，都会导致疾病的发生。治疗疾病的目的就是用草木的偏盛与偏衰来纠正人体的"太过"与"不及"，以达到气血阴阳平和的状态。《易经》是古人对复杂变化的自然界规律的认识和归纳，中医学将复杂多变的生命规律归纳为阴阳五行是受《易经》取象比类思维模式的影响。

学习中医必须对中医传统文化有深刻的认识和理解，这是学好中医的首要因素。中医文化是传承和发展中医的载体，承载了中国数千年的文明发展史，中医人才的培养必须肩负起传承中医文化的重任。当前西医思维对中医院校学生也有很大影响，强化中医文化底蕴，激发学生学习中医、研究中医的兴趣，增强中医文化自信是抵御西医思维冲击的有力举措，可以提高学生在临床工作中真正运用中医思维的能力。高等院校应开设相关传统文化的选修课程，或利用多媒体传播渠道开展相关知识讲座，帮助学生理解中医传统文化。

### 三、研读中医经典，筑牢中医传承发展根基

在学习中医文化的同时，更要注重对中医经典著作的研读。中医经典著作是历代名医经验和智慧的结晶，研读经典医籍是传承和发展中医学术思想的重要途径，也是引导后世学者建立中医思维方式并用于临床实践的有效方法。熟读并背诵中医经典医籍是历代名医的基本功。经典医籍构成了中医的理论体系，也具有很强的实践指导意义，对提高学生的辨证论治能力具有十分重要的作用。

经典医籍多成书久远，文字深奥难懂，语义丰富，存在很多只可意会不可言传的现象。因此初学者对经典医籍的理解难度较大，必须先逐字逐句背诵，死记硬背是理解和掌握的基础。只有先牢固地记住，这些知识才能在随后的深入学习中，潜移默化地融会贯通成为自己的知识。可以通过经典医籍读书分享沙龙、经典背诵竞赛、经典学习论坛、多媒体课程等提高学生学习的兴趣，引导学生重视中医经典医籍的研读，系统学习专业理论，强化中医思维模式的培养。同时，重视临证实践技能的培训，强化望、闻、问、切等中医基本诊疗技能，以及辨证论治与理法方药相融合的临证思维能力。

### 四、开展临床导师制学习模式实现院校教育与师承教育有机融合

在中医学漫长的发展历程中，中医名家、流派的学术思想能够世代相传，得益于师承教育的模式，这也是造就历代名医名家的主流模式。如今院校教育是培养中医人才的主要途径，可以在短时间内培养出大量的人才，为中医药事业的发展做出了巨大贡献。但这两种模式均存在不足之处。师承模式是由一名老师在较长一段时间内教授一名或几名学生，学习时间长，且通过言传身教、口传心授，边临证边学习，老师中医基础理论知识功底深厚，学生学习效率高，此模式较容易培养出优秀的人才，但是培养的人才数量少，难以弥补目前中医

人才的缺口。院校教育虽然每年都可培养出大量人才，但这些人才中医基础理论功底相对薄弱，临床实践能力欠缺，缺乏中医临床思维，难以将理论知识运用到临床实践中。因此，应汲取师承教育和院校教育的优势，将两种学习模式有机融合，实现优势互补，才是当前中医药人才培养的最佳模式。

临床导师制是师承模式的现代发展形式。可选择临床经验丰富，在临床实践中具有独到诊疗经验或临床应用心得的名医名家作为临床导师，负责学生课堂之外的带教工作。学生通过课堂学习具备一定的中医基础理论知识后，可选择一名导师进行临床跟诊学习。通过边课堂学习边跟师学习，可以及时地将理论知识转化到临床实践中，加深对理论知识的理解和认识。而且在带教过程中，导师可以根据每个学生的特长，有针对性地进行指导，培养学生的中医思维能力。学生提早跟师于临床，可以缩短理论到实践的磨合期，并为将来进入临床工作积累扎实的专业知识基础。

**五、重视医德教育，提高人文素质**

古人云："医乃仁术。"而"仁"乃仁爱之心，"术"为治病救人之能。作为一名医者，不但要具备精湛的专业技能，还要有博施济众的人文情怀。中医学继承了中华民族优秀的文化传统，历来重视人文素质教育。因此，在中医人才培养中，不但要重视专业知识和专业技能的培养，更要重视中医人文素质的培养。现如今医学逐渐向生物－心理－社会模式方向发展，认识到人的健康和疾病不仅是生理病理的变化，也有社会、心理的因素。因此在诊疗过程中，医者的人文关怀对疾病的诊疗和患者的恢复都有重要的作用。调查发现，在医患矛盾中单就医方而言，人文关怀缺失和工作缺乏责任心是导致医疗纠纷的主要原因。医学以救死扶伤为目的，是充满人文内涵的学科，人文素质教育在医学发展中始终被高度关注。因此，在中医人才培养阶段，应重视医德教育，增加中医药文化等必修课程，引导学生树立正确的职业道德观和为医学事业无私奉献的责任感。在他们走向工作岗位之前就形成全心全意为患者谋利益的理念，为未来成为高素质的中医人才打下良好的基础。

当前，中医药事业迎来利好发展空间，既是机遇，也是挑战，需要立足中医药发展规律，坚持和发扬中医药特色优势，从战略高度进行规划，在人才培养、经验传承、制度创新等方面迎难而上，开创中医药事业的新局面。从中医学发展和社会需求来看，中医人才应是知识、素质、能力均衡发展的高素质人才，应培养具有扎实的中医基础理论功底、深厚的传统文化底蕴、高超的中医临床诊疗能力、熟练的现代医疗技术和高尚医德的全面型综合人才。

**六、院校教育与师承教育相结合的探索**

（一）院校教育与师承教育相结合的理论基础

1. 教育对象的一致性

中医教育与师承教育的对象都是受教育的医学生，受"择徒慎传、教得其人"的医学传承观影响，中医师承教育恰恰能够充分反映教育理论价值和自身的优越性。在教育活动中有两个主体，即教育者和教育对象，当教育者"师"与受教育者"生"形成强有力的业务甚至情感的联系时，师生之间才能产生良好互动，从而保证教育内容在教育主体的共同诉求下达到理想的效果，这正是规模化、标准化教育所缺失的人文关怀之一。院校教育与师承教育有机结合后，学生在跟随教师从事医疗实践过程中会逐渐对"师"的实践性知识进行体悟、揣摩、反思，最终或多或少地将其内化融入学生自身的认知结构之中，成为实践性知识的一部分，并在自己的医疗实践中根据实际需要选择性地效仿、迁移和适用。两种教育方式结合起来针对同一对象的优势在于不仅能够扩大被教育对象的实践范围，还可以提升中医人才培养质量。

2. 教育方式的统一性

传统文化教育和临证实践技能共同造就了中医人才。中医院校教育与师承教育相结合，在教育方式上能够体现出更多的教育优势。根据美国知名社会学者罗蒂（Dan C. Lortie）的观点，院校教育与学徒式观察对医师的职业生涯都会产生最初、最重要的影响。师承教育与罗蒂提出的学徒式观察有着相似之处。坚持让医学生早临床、多临床，将临床能力培养作为师承教育的核心。院校教育与师承教育相结合后，教学内容和手段结合临床实际，灵活多变，不刻意追求内容上的系统、完整和形式上的固定、规范，学生在每天随师侍诊过程中逐步完成对中医概念、理论的深刻理解和间接经验向直接经验的转化。由于临床实践与临证经验本身并不能带来真正的医疗水平的提高，充其量是简单的复制、效仿，只有通过反思内化到学生头脑中的经验，才可能转化为真正的实践性知识。这种以临证为本，融理论教学与临证实践于一体，使教育形式与教育内容在动态的临证过程中相互吻合而趋于一致的教育形式，符合中医的发展及认知规律，有利于实现中医人才的迅速成长。

3. 教学内容的顺应性

中医院校教育与师承教育相结合，在教学内容上具有良好的适应性。中医院校教育与师承教育均要求学生熟记汤头、药性，认识中药、感知药味，背诵经典著作。院校教育与师承教育结合后，更加强调在应诊中融会贯通，将学习基础理论和侍诊见习同时进行，从而为学生奠定较为扎实的中医学基础理论知识。在带徒的过程中，不仅传授医术，同时也非常重视学生医德、传统文化和相关学科知识的学习和素质、技能的培养，这与现代医学以人文素质为基础的综合素质的培养一脉相承，正是中医教育的特色之一，也是医学生综合素质培养的一个重要目标。

4. 教育效果的优越性

中医院校教育与师承教育相结合在教育效果上充分体现了教学预期。院校教育与师承教育相结合的复合模式，符合重基础、强实践、因材施教的医学教学方法观。因为明确了师生关系，教师与学生在一起能够充分调动双方的积极性。重视专业特长培养，使每一个学生在掌握中医学基本理论、基本技能的基础上，具备某方面的专业特长。教师乐教，学生愿学，双方的主观能动性得以最大限度地发挥。这种培养方式不仅可以明显缩短成才周期，还能够显著提高学生成长、成才的可能性。通过跟师学习，不断参与医疗实践活动，积累临床经验，深刻体悟临床治疗效果上的差异；学生不同程度地继承了老师的学术经验、技术特长和医德风尚，使老师的临床经验、学术思想和诊疗风格得到了有效传承。传承并不是院校教育与师承教育相结合的最终目的，最终目标是培养学生不断形成崇高的医道信念，对已经获得的医药学实践性知识积极地进行回顾、观照和构建,从而实现中医人才培养质量的稳步提升。

(二)院校教育与师承教育相结合的实践方式

1. 生成性的教学过程实践方式

中医院校教育与师承教育有各自的特点和优势。中医院校教育改变了传统的中医教育方式和知识传授途径,使培养目标和人才培养规格进一步统一;师承教育充分反映了中医知识传承、人才成长、教学活动的生成性。两者实践方式的有机结合更能促进教学过程的生成性,这种生成性最核心的内容是把两者在知识传授方面的特点优势进行科学建构。建构主义不赞同行为主义的知识绝对客观性的观点,认为知识是主体和环境互相作用的结果,通过同化和顺应两种方式进行建构。建构主义十分重视学习者已有知识和经验对建构自己认知世界模式的作用,批评传统教学中去情景化学习的做法,强调主动性、社会性和情境性在学习中的作用。美国哈佛大学教授霍华德·加德纳在多元智能学校设计中曾提出理想的学校教育应是"深入社区的学习",并将此称为"场景化的学习和探索",还再三倡导和建议学校教育应注意吸收两种非学校模式"师徒模式""博物馆"和社会场景化学习过程及社会场景化学习环境的有效成分。中医师承教育要求学生跟名师,要耳濡目染,亲历实践情景,学习过程场景化,接触患者社会化,以社会需求推动提高学习的主动性。在师徒教学活动中不搞标准化考试评价,而是以掌握知识水平能力和实践效果来衡量,这也是霍华德·加德纳在教学评价中反对只依据标准化考试的评估,推崇进行与学习过程相一致的情景化评估的原因。这种教学实践方式的常态性和开放性使教学过程具有生成性。中医院校教育与师承教育相结合,只有在知识传承过程中,坚持实践教学过程的生成性实践方式,才能实现科学的结合。

2. 全面性的教学目标实践方式

中医院校教育与师承教育相结合最难实践的是教学目标问题。在这两种教育教学方式构架结合点上,不仅要从教学目标方面去解决问题,还必须从现代意义方面去探索有机结合的教学目标,才有现实意义。传统的学校教学以向学生灌输知识、引导学生掌握知识、让学生被动地接受知识为教学目标,把学生视为接受知识的"容器"。现代学校教学目标逐步趋向全面性,不仅要重视工作、生活中所必需的基本理论、知识、技能的传授,而且要注重学生自我发展能力的培养;不仅要培养高尚完善的人格,而且要注重发展学生的强健体魄;不仅要提高其全面素质,而且要培养其个性发展。中医师承教育更趋向职业性教育,并在职业性教育的基础上开发学生多种智能,注重个别差异和心态表征的不同,以多方面能力为切入点培养徒弟,并在师徒相传过程中实现生活上的真正联系是比较全面的教学目标。中医院校教育与师承教育相结合要在教学目标的全面性方面探索结合点,要在现代教育思想指导下,确立人才培养规格和教学目标,明确课程内容与课程体系,确立适应院校教育与师承教育相统一的管理制度、评价方式及教学方法与手段,通过实践保证教学目标的实现,才能实现真正意义上的结合。全面的教学目标的实现方式必须是教育内容与教育形式的统一,基本理论、基本知识、基本技能教学与多元智能开发相统一、教师教学水平与学生学习效果的统一、学生个人成长与社会需要的统一。

### （三）主动性的学生角色实践方式

中医院校教育与师承教育相结合最根本的动力来自于学生角色的主动性实践方式。实行中医院校教育与师承教育相结合很大程度上是基于教育方式的利弊判定、中医特色优势继承的水准偏差、中医人才培养的好坏等，完全忽视了在教育教学过程中学生角色主动性发挥的教育与实践。现代学校教育强调"以学生为中心"，倡导为学生准备范围更为广泛的可供选择的课程，较为看重学生自我评价或评估的重要性，通过学习与求索产生对自己学习的反思，产生对自己学习和发展的自觉责任。中医师承教育对学生主动性角色的培养十分重视。如"高徒"的成长要求：实践出真知，上医医国、中医医人、下医医病，不为良相、当为良医、传承医道、济世仁民、利济群生、修身立德、精勤学不辍、创新不拘俗、敬业志存远、治人先修己等，构成习医者的角色规范，并以此激发徒弟学习中医的主动性和积极性。特别提出《黄帝内经》中的对问对答方式，充分体现出黄帝与岐伯"师与生"互讨互问的交流方式，还有扁鹊与长桑君，张仲景与张伯祖，淳于意与公孙光、公乘阳庆，金元四大家的成长等，都表现出深刻的师生共勉的主动性角色，由此造就出千古不衰的一代又一代名医。在中医院校教育与师承教育相结合的教学过程中，要首先强调尊重学生的重要性，坚持以学习者为中心，教师对学生主体角色要认同，把学生引向知识与能力发展的原野，转换角色，和学生一起走向知识的实践方式，充分发挥学生的主观能动性。让学生在教学活动中体现主体意识，形成主动性角色实践，才能真正实现中医院校教育与师承教育相结合的新动力、新起点。

### 七、师承教育人才培养模式贯通于院校教育

师承教育是中医高等教育的重要补充，尤其是在传承中医学术思想和临床经验、培养中医"悟性"方面有独特的优势。如何遵循中医学科特点和发展规律，借鉴传统师承教育中的历史经验，汲取精华，改革现有的中医院校教育方式，探索院校教育与师承教育相结合的新模式，切实提高中医人才培养质量，是当今中医高等教育发展的关键所在。

寻求师承教育与院校教育的最佳契合点，将师承教育合理融入院校教育，使中医师承教育与中医院校教育都能发挥优势，相互弥补不足，淋漓尽致地发挥双方的优点，才能实现真正意义的中医人才培养模式的变革，如开展传统师承教育师带徒形式与院校教育导师制相结合、传统师承理论学习与院校课程相结合，传统跟师临诊与临床实习制相结合等，从形式到内容、从理论到实践的契合，提升中医院校的教育水平，培养合格的中医类学生。

### （一）人才培养目标的贯通

培养目标是关乎培养什么人的问题，是指导人才培养实践活动的"航标"，具有引领作用。培养目标是在一定的教育思想或教育理念的影响下形成的，应体现出办学者和管理者对教育思想或教育理念的价值选择和判断。培养目标在其形成和诉诸实践的过程中，不仅表现为具体的教育预期和价值选择，而且应体现出潜藏于其背后的一种教育思想或教育理念，成为整个人才培养实践活动的行动纲领或方向引领，决定着人才培养活动的性质、形式、内容

和方向。在人才培养模式中,培养目标是中心,是引导教学内容与课程体系、教师教学能力和水平、学生学习行为和学校基本制度规范的出发点和归宿,培养目标起着至关重要的作用。培养目标居于人才培养质量的核心位置,卡诺奇(W. B. Carnochan)曾说:"如果对大学的目标缺乏足够认识,我们就无法知道实践中高等教育的质量如何,甚至无法知道所谓'高等教育的质量'的内涵是什么。"在师承教育与院校教育相结合的人才培养模式下,确立人才培养的目标是至关重要的。首先应以社会需求、学生需要为基础,根据各专业的不同将培养目标具体化,再将培养目标转化到具体的教学内容和课程体系中、教师教学能力与水平及学生学习行为中去。

院校教育人才培养模式提倡培养能够从事中医医疗及预防、保健、康复工作的毕业生,并为他们将来在中医教育、科研、对外交流、文化传播及中医事业管理等方面的工作奠定基础。要求学生应具备良好的人文、科学与职业素养,较为深厚的中华传统文化底蕴,较为系统的中医基础理论与基础知识,较强的中医思维与临床实践能力,较强的传承能力与创新精神,掌握相应的科学方法,具有自主学习和终身学习的能力,最终达到知识、能力、素质协调发展。

而师承教育人才培养模式强调的重点是职业教育,首先是培养有高超医学技能的医师,进而通过医德教育,使之服务于社会。要求学习者要树立牢固的专业思想,医学为"精光之道,大圣之业"(《素问·灵兰秘典论》),要将所学的知识"著之骨髓,藏之肝肺"(《素问·三部九候论》),要掌握医学基本知识,"论理人形,列别脏腑,端络经脉,会通六合,各从其经;气穴所发,各有处名;溪谷属骨,皆有所起;分部逆从,各有条理;四时阴阳,尽有经纪;外内之应,皆有表里",包括阴阳五行、藏象、病因病机、病证、诊法、论治、养生、运气等,培养"上知天文、下知地理,中知人事"的"上工",培养"誓愿普救含灵之苦"的苍生大医,培养德行与方术并修的医学人才,培养"师古不囿古"的创新型人才。即培养能治未病,重预防,守神,对疾病过程、人体生理和病理变化了如指掌,上知天文、下知地理、中知人事的"自然-社会-心理-生物"医学模式的人才。

院校教育中融入师承教育的人才培养模式应是以"上工"为核心确定培养目标,培养有牢固的专业思想,具有仁爱精神,拥有坚实的医学专业知识基础、经典功底深厚、临床思辨能力及动手能力强,有传承能力与创新精神的医学应用型专门人才。依据人才培养目标,制定符合中医学学科属性,符合社会和学生需求的人才培养方案。在人才培养过程中,要始终坚持发皇古义、融汇新知、提升能力三大原则。内容包括三个层面:①知识层面。突出中医学知识的主体地位,强化中国传统文化知识的学习,掌握自然科学与现代科学技术知识。②能力层面。综合应用中医基础理论、经典理论、方药理论进行辨证的能力,动手操作能力,创新思维能力,适应社会活动的能力,适应职业活动的能力,医患沟通能力。③素质层面。道德素质、专业素质、文化素质、身体素质。强调"三个并重",即知与行并重,以行为主;文与理并重,以文为本;医与德并重,以德为先。培养学生的诊治疾病能力、应急处理能力、动手操作能力、组织管理能力、学习创造能力、运用知识的综合能力。

## （二）人才培养过程的贯通

**1. 教学内容**

现代院校教育方式下的教学内容由素质教育内容、中医基础知识、中医临床基础知识、现代医学基础和临床知识等几部分组成，应注重教学内容的系统性、衔接性。

中医师承教育的最终目标是培养医学专门人才，在教学内容上十分注重对古典医籍的研究、学习，诸如《内经》《难经》《伤寒论》《神农本草经》等，除此之外还要汲取各家之长。《内经》中所阐述的教育内容是以医学专业知识为主，用大量的篇幅记载了医学知识的重要性，包括阴阳五行、藏象、病因病机、病证、诊法、论治、养生、运气等医学专业知识，只有掌握了这些内容，才能培养出"上工"；同时要学习"天文、地理、人事"等知识，要"圣人之治病也，必知天地阴阳，四时经纪，五脏六腑，雌雄表里，刺灸砭石，毒药所主，从容人事，以明经道，贵贱贫富，各异品理，问年少长，勇怯之理，审于分部，知病本始，八正九候，诊必副矣"。孙思邈曾说："凡欲为大医，必须谙《素问》《甲乙》《黄帝针经》、明堂流注、十二经脉、三部九候、五脏六腑、表里孔穴、本草药对、张仲景、王叔和、阮河南、范东阳、张苗、靳邵等诸部经方。""涉猎群书"，要拥有完备的知识结构、广博的知识，教学内容涵盖了医学教育中的医学技术素质、文化素质、心理素质、道德素质等。

师承教育与院校教育相结合的人才培养模式的目的是培养医德高尚、医术精湛的专门人才，为了实现这一培养目标，要从教学内容的选择上进行科学思考。中医学科是科学与人文交融的学科，是永葆青春的古代科学。中医学是以生物学为基础，与理、化、数学交融，与人文哲学渗透的古代医学科学。在院校教育与师承教育相融合的人才培养模式下，要按照中医学的学科特点、中医教育教学规律和人才成长规律来安排教学内容，注重"上工之道，大医精诚，德术相融"，注重"医德并修，医文融合，医儒兼通"，注重基础，崇尚经典，强调实践。教学内容应满足上述要求，合理选择。首先要以中医课程体系为主要教学内容，融入师承教育的教学内容，注重中医经典知识的学习，增加中华传统文化的教学内容，注重培养学生的医德修养，增加素质教育的教学内容；在教授学生中医学知识的基础上，增加中国传统文化、自然科学、医德教育等内容，拓宽学生的视野，培养学生的思辨能力和中医思维能力。

**2. 课程体系**

中医学是实践性较强的学科，在现代院校教育人才培养模式下融合传统的师承教育人才培养模式，课程设置不仅要符合这种融合模式下人才培养目标的要求，而且要符合中医学科的特点，设计好理论与实践课程的衔接。

院校教育的课程设置主要包括思想政治理论与素质教育课程，中医学专业教育课程，人文社会科学、自然科学课程，中医学基础课程，经典与临床等课程，基础医学与临床医学课程，预防医学，实践实训课程等。课程门类较细，课程内容分类多，总体内容以中医为主，课程顺序结构也是先中后西、先基础后临床。课程设置由基础到临床，由理论到实践，循序渐进，课程具有系统性和连续性。而师承教育的课程设置主要以《内经》《难经》《神农本草经》《伤寒杂病论》四大经典为主,囊括各家学说、各学术流派等专业知识,并有天文、地理、中国传统文化等课程,因师而异,或学一家之言,或汲各家之长,没有统一的规定,无系列教材和固定的课程内容,综合各主要学派的师承教育的学术内容,但无外乎以经典医籍、文、史、哲有关知识和专科科目为基本框架。

在院校教育的基础上融入师承教育的内容,在构建院校教育课程体系中突出经典,在培养计划中强化临床的课程设置体系,体现院校教育与师承教育相结合的中医人才模式特征,开阔学生的视野,扩充学生的认知能力,引导学生主动学习,培养自主学习能力,通过名师名医指导,突出经典教学、跟师临床实践。在课程体系建设中主要围绕"四种能力",即人文素养高、中医理论功底扎实、中医思维能力强、实践动手能力强。将课程模块化,强化医德教育、中医经典理论教学、临床实训实践教学、中医思辨能力训练。在理论课教学上设置八大模块:公共课程模块,培养学生基础素养;传统文化课程模块,培养学生人文素养;中医基础课程模块,为学生打下中医基础理论功底;中医临床课程模块,培养学生中医思辨及临床诊治能力;中医经典课程模块,提高学生综合能力;传统技能课程模块,培养学生中医基本功及其实训能力;执业中医师西医课程模块,培养学生现代医学素养;地方医学特色课程模块,培养学生临床思辨和临床实践能力。在中医基础课程模块和中医临床课程模块中加大对学生临床能力的培养,在授课过程中增加临床实践内容的比例,促进理论和实践的融合。

3. 临床实践教学

院校教育中融入师承教育的人才培养模式,在人才培养过程中要注重实践教学,注重提高学生实践动手能力。以"早期导入临床,后期强化技能,全程模拟实训"为主线,教学实习和毕业实习两段常规实习,导入早临床预实习和临床模拟实训等教学环节。通过早临床预实习,感知中医;教学实习,领悟中医;毕业实习,实践中医。全程模拟临床实训、模拟诊疗。建立科学规范的临床实践教学管理及实施体系,通过早临床、多临床、不间断、强技能的临床实践教学方式,培养学生的学习兴趣,巩固专业思想,强化中医临床思维,提高临床实践技能,实现理论学习与临床实践的零接轨,加强学生临床认识、判断、决策、验证等方面的思维能力,促进学生实践能力、中医思辨能力、诊疗技能和创新能力的有效提高。同时,为了培养学生的中医临床思辨能力和实践能力,在中医学类专业中的第6~第8学期设置学业导师,学业导师负责对学生的学习进行系统深入的全程指导:指导学生制订个人培养计划;指导学生阅读经典文献;及时掌握学生学习进展情况;针对学习内容对学生进行阶段性的考核;每学年对学生做出客观、全面、准确的评价。

(三) 人才培养方式方法的贯通

院校教育实行班级课堂授课制,以班级为授课单位,采用课堂教学、临床教学、自学指导、实验教学等方式。课堂教学多采用讲授法,以教师为主体,教学用统一教材,常常是"一言堂",课堂形式是灌输式的、注入式的,教师在授课过程中也常采用讲授法、启发式、案例式或利用现代教具或多媒体等方式进行授课。而师承教育的教学形式大多以师徒相授的方式进行,这种师徒相授的教学方式无论在教学内容还是教学目的上都较符合中医学的认识

# 第二章　中医人才培养的理论与实践

规律和逻辑思维规律，采取的教学方法则是先示人以规矩，《内经》曰："知其要者，一言而终，不知其要者，流散无穷。"授人以渔，教以"真数"，发蒙解惑；"目见其处，耳闻其处""言而可知，视而可见，扪而可得"，采用直观的教学方法；按"诵、解、别、明、彰"等方法来传授知识；"兼收并蓄，摒弃门户，择善而从之"；强调实践教学、注重观察教学法；学与习相结合，温故知新；"学非有碍于思，而学愈博则思愈远；思正有功于学，而思之困则学必勤"，学思结合；学用结合；质疑创新，"圣人之所为……亦岂能尽善而无失乎"，会诸家之萃，求其意而用之，启发学生思维，主动思考；"盖一病有一病治法，学不可不博也"，故需学博结合；发挥学生特长，因材施教。

院校教育与师承教育相融合的人才培养模式，在班级集体授课形式中融入师承教育中的师徒教学形式，给学生配学业导师和专业导师，发挥学生的个性特长，因材施教；在教学过程中融入师承教育中的师生共同学习和讨论环节，开展案例教学，实施以问题为导向（problem-based learning，PBL）等教学方法和案例式学习法（case-based study，CBS），增强师生互动，培养学生主动思考和自主学习能力，培养合作精神和批判性思维，做到学思结合；在教学设计中融入师承教育的直观教学、实验教学、质疑创新等教学方式，培养学生的创新精神，让学生在形象教学中掌握知识，夯实基础，由博返约；在实验教学中，设计开放性实验，培养学生的自主选题和创新能力，改革实验教学考核方式，着重培养创新能力。在临床实践教学中融入学用结合的方式，重新设计临床能力考核，培养学生的临床动手能力，提高毕业生的执业医师考试通过率；在学生的学习过程中结合中医学特点在理论学习中推广启发式、案例式、讨论式等学习方法，并加强以问题为导向的学习模式；在实践学习中可提倡早临床、多临床、反复临床的学习方法。要求学生按"诵、解、别、明、彰"等步骤进行学习，即背诵、理解、辨别、明理、拓展，且进行质疑创新，循序渐进地引导学生自主学习。

院校教育招生是通过高考统一分数招生，学生的智商和学习能力差别不大，通过院校教育，统一教学管理、统一培养目标、统一教学内容、统一课程设置、统一授课方式，培养同一规格的中医人才。而师承教育的人才培养方式，首先是师生的双向选择，老师对学生的选择有标准，"得其人乃传"；对学生的培养是通过口传心授而成的，因材施教，"各得其人，任之其能，故能明其事"；与学生关系融洽，按照知识技能的传承特点，善用归纳、类比方法教授学生；发挥学生的能动作用，"良匠能与人规矩，不能使人必巧也，明师能授人方书，不能使人必为也"；进行医德教育，为救含灵之苦，做苍生大医，一视同仁，一心赴救；培养学生观察能力，要"详察形候，纤毫勿失"，达到"智者之察微，防未萌之疾"；培养学生注意力，"大医治病，必当安神定志"，做到"审谛覃思"；培养学生思维能力，"医之为术，全赖心思转变，刻舟求剑，终无一验也"。师承教育培养人才无定式，无系列教材和稳定的课程内容，以临床实践能力为出师标准，但无统一标准。

在院校教育统一规格的人才培养方式中融入师承教育，导师制是对师承教育的传习衍化，创立的师承"双导师制"即每一名学生配备理论课程导师和临床课程导师各一名。课程导师负责指导学生对医学理论进行学习、答疑解难，评阅学生读书笔记，指导相关论文、报告的撰写；临床课程导师指导学生临床见习、实习，传授临床的诊疗方法和辨证思维，评阅跟师笔记，指导临床论文、报告的撰写。"双导师制"目的在于既注重夯实前期基础理论，又强化后期临床实践，着重于学生中医思辨能力和临证能力的培养。有利于密切师生关系，使师生双方的主观能动性得以充分发挥。在接触互动中，导师能够充分了解学生的个性特长，可以因人而异地指导学生科学地选择课程，制订学习计划，指导其专业课程的学习。学生也可以跟随导师，尽早地参与到临床中，加强临床技能的训练和培养，将理论知识转化为临床实际。同时，导师在平时的学习和带教过程中，通过言传身教，也能对学生在学习、医德培养等方面起到潜移默化的影响，有助于巩固学生的专业思想，并提高其医德修养。

本科生导师制这种培养模式，使学生有了更好的学习与实践的机会，充分体现了注重实践和因材施教的教学原则，符合中医人才培养规律。采用导师制对学生进行个性化培养，针对各个学生的特点、知识结构来采用一对一的教学模式，形成适合每个学生的个性化的教学方案，并灵活采用适合不同学生的教学方式，使每个学生得到适合自己的教学内容，从而使每个学生在有限的时间内，都可以获得尽可能多的专业知识。导师制的教学模式中，导师可以与学生以民主、平等的方式交流，能够鼓励学生独立思考，培养学生的创新能力；通过师生密切接触，导师会从学业、品行、心理成长等各个方面给予指导，提高学生思想道德素质、文化素质、专业素质等综合素质。改变以往院校教育的"一个模子"的人才培养方式，可以使学生在与导师的交流和沟通中，对所学的理论与知识有较深刻的理解，加深对中医学术思想和辨证思维的认识。

（四）人才培养考核与评价的贯通

考试是为达到教育目的所采取的方式方法之一，是教学工作的重要环节，是对学生学习效果进行评价的主要形式。中医学校教育自古以来就注重医学考试，《医学源流论》曰："医为人命所关，故《周礼》医师之属，掌于冢宰，岁终必稽其事而制其食。到宋神宗时，设内外医学，置教授及诸生，皆分科考察升补。元亦仿行之，其考试之文，皆有程式，未知当时得人何如，然其慎重医学之意，未尝异也。"亦曰："其试题之体有三：一是论题，出《灵枢》《素问》，发明经络脏腑、五运六气、寒热虚实、补泻逆从之理；二是解题，出《神农本草》《伤寒论》《金匮要略》，考订药性、病变、制方之法；三是案，自述平日治病之验否，及其所以用此方治此病之意。如此考察，自言必本于圣经，治必遵乎古法，学有渊源，而师承不绝矣。岂可听任涉猎杜撰、全无根柢之人，以人命为儿戏乎！"中医学校教育考试发展至今，虽然考试形式有多种，但都是统一组织，有统一试题、统一标准，考核评价一般分为平时考核和结业考核两部分。而师承教育的考试形式、考试内容和考核成绩均由教师负责，成绩考核一般采用口试和笔试相结合的方式进行，考核内容包括学生对医学典籍的学习和理解、实践诊治能力、医德医风和发展潜力等各个方面。

## 八、师承教育贯穿中医继续教育的管理

（一）高层次师承教育继承人的选拔

师承教育还应注重对继承人的选拔工作。目前，师承教育的继承人大多注重学历、职

称，普及面不广，且使得其在学习过程中很难全身心地投入到跟师学习中。且出师后，一部分继承人或转为行政工作，或过早地使自己的学术独立，忽视和放弃了对名老中医学术思想和临床经验的继承和发掘。在师承教育继承人的选拔中，不仅要重视其学历、职称，更要重视其文化底蕴，创新能力和对中医的执着。改革其考评体系，在注重基础知识的考查的同时，注重临床知识和临床技能的考查。提出名老中医应自由选徒，把自由选择徒弟的权利还给中医界最顶尖的老师。

(二) 加强对师承教育的监督管理

师承教育模式没有统一的操作规范和技术标准，没有系统的规范制度，政策不够配套。政府相关部门应制定相应的法律和政策，加大经费投入，并将政策落到实处。同时应进一步完善师承教育课程体系，以培养和提高学生的中医辨证思维和临床实践能力为宗旨，坚持临床与理论并重的原则，拓宽学生的知识面。加强组织领导，明确任务分工。要求行政管理部门、项目建设单位之间，形成一个纵向贯通、横向兼容、运行高效的管理服务体系，并各司其职，明确任务分工。中医管理部门应做好建设项目的组织领导工作，加强项目过程管理、经费管理，及时开展阶段考核、评估和指导工作；各项目工作室承担单位应明确分管领导和管理部门，组建一支由项目负责人、流派代表性传承人、主要传承人及相关学科人才组成的流派传承团队，共同承担项目建设任务；项目负责人作为项目建设的第一责任人，要全面负责工作任务的落实和工作目标的实现，厘清中医传承发展的思路，明确工作任务和目标，注重弘扬本流派的特色和优势，培养传承人才，把本流派发扬光大，做出品牌。

中医学的特点和中医人才成长规律的特殊性，决定了师承教育在中医人才培养中具有至关重要的作用。中医人才成长，必须坚持走"读书、从师、临证、再读书、再从师、再临证"的途径。因此，探索和创新符合中医学科特点的中医人才培养方式，在院校教育基础上，加强"通人文、读经典、重临床、强能力"的综合教育，坚持师承教育贯穿始终，是中医教育发展的必由之路。按照中医人才成长规律培养人才，把师承教育的精华融入院校教育体系中，培养既能传承经典、又能与时俱进的中医临床人才。中医师承教育与中医毕业后教育的有机结合，构成了具有中医特色的新型高层次教育体系，促使学员的岗位胜任力不断提高，特别是在中医思维能力、中医临证能力、医患沟通能力方面有明显增强。中医师承教育并不是一种完全独立于院校教育、毕业后教育和继续教育的教育层次，而应是贯穿于中医工作者终身教育全过程的一种人才培养和学术传承模式。遵循中医学科特点和发展规律，从传统师承教育中汲取精髓并将其融入院校教育、毕业后教育和继续教育，扬长避短、相互融合，培养符合中医学科特点、中医教育规律和人才成长规律的中医人才，促进中医事业的发展。

# 第三章　中医教育体系

## 第一节　中医本科教育

### 一、中医本科教育建设的重点内容和落实举措

(一) 全面落实立德树人根本任务

1. 强化思政教育

坚持社会主义办学方向,积极构建大思政格局,落实立德树人的根本任务,把思想政治工作贯穿教育教学全过程,实现全员育人、全过程育人、全方位育人。以思政课教师队伍建设为抓手,明确教师职责使命,提高教师理论修养,以教师队伍发展带动思政课建设。把习近平新时代中国特色社会主义思想作为重点内容有机融入教学大纲,切实做到党的创新理论进教材、进课堂、进头脑。探索创新授课方式,强化课堂师生互动交流,深入推进思政课教学方法、手段的改革,进一步提高学生学习兴趣,提升课堂授课效果。

2. 加快课程思政改革

加快推进由单一"思政课程"走向"思政课程"与"课程思政"并重的教育教学改革,深入推进课程思政项目实施,建设思政教育精品专业课程,打造课程思政示范课堂,选树课程思政优秀教师,将思想政治教育与专业课教学相结合,促进各类课程与思政理论课同向同行,充分发挥课堂教学主渠道和中医药文化育人作用,融合典型案例,传承民族精神,弘扬优秀文化,以思想政治教育为抓手,引导学生勤于学习、善于创造、甘于奉献,成为有理想、有道德、有文化、有纪律的新时代社会主义建设者和接班人。

(二) 全面深入推进教育教学改革

1. 人才培养模式改革依据

认真总结仲景传承班等特色班办学经验,遵循中医药人才成长规律,探索建立师承教育与院校教育相结合的人才培养模式。通过建立院校师承体制,遴选优秀师承导师,强化跟师临诊,推进中医类专业传承人才培养模式改革;通过构建"产学合作"机制,建设校内外双导师队伍,推进中药类专业传承人才培养模式改革;通过构建医、针、药相融合的教育体系,夯实传统文化功底,将师承教育贯穿人才培养全过程,推进中医药高层次人才培养模式改革。鼓励医药相关专业依据专业特点,优化课程体系,积极探索人才培养模式改革。

2. 课程体系改革

以临床应用为导向，以中医经典为根基，从深度（源）和广度（流）两个层面突出仲景特色，通过优化课程设置，以点带面，推进中医传承类专业课程体系改革。以中医药经典为核心，以"厚基础、重传承、强实践、增技能"为主线，推进中药类专业传承人才课程体系改革。构建以中医药传统文化与经典课程为根基，以提升中医药健康服务能力为导向的课程体系，推进中医类专业课程体系改革。变纵为横，整合内容，探索建立基础课与临床课相融合，以器官系统为主线的课程体系，推进临床医学专业课程体系改革。优化中医药课程模块设置，进一步突出中医药特色，推进医药相关类专业课程体系改革。在现有开设课程的基础上，丰富体育、美育课程的内容和形式，促进学生身心健康，提高学生审美和人文素养；结合思政课程融入国家安全教育内容；依托中药植物园，引入相关优质课程，融入生态文明教育，不断完善通识教育课程体系。

3. 课堂教学改革

积极探索小班教学，推进课堂教学模式和教学方法改革，提升学生课堂教学参与度，激发学生学习兴趣，进一步提高教学质量。依托课程服务平台和课堂教学 APP，鼓励教师创新教学方式与方法，推进信息技术与课堂教学相结合，采取在线开放课程、翻转课堂、混合式、启发式、参与式、讨论式、交互式等现代教学方法，加强师生互动，引导学生自主学习，不断增加课堂教学的吸引力，提升课堂教学效果。

（三）不断加强专业建设

1. 优化专业布局

以国家和区域经济社会发展需求为导向，以学校办学指导思想和发展目标定位为指导，遵循质量优先、规模适度、合理布局的原则，结合学校学科专业特色和优势，积极申报新专业，进一步调整优化专业结构，拉开专业布局框架，逐步构建覆盖全生命周期、布局合理、适应性强的学科专业体系，有效提升中医药大学办学目标定位与国家、区域经济社会发展的契合度。

2. 加强专业内涵建设

进一步完善二级教学管理机制和教学工作责任体系，加大引进高层次专业领军人物力度，落实专业负责人制，明确专业负责人工作职责和权力，提高专业负责人薪酬和待遇，加大专业负责人职业发展和培养力度，调动教师专业建设的积极性和主动性，为专业内涵发展提供有力支撑。进一步加大专业建设投入，更新建设理念，加强改革引领，进一步提升现有各级特色专业、综合改革试点专业建设水平，将学校特色优势专业打造成省内乃至全国一流专业，充分发挥其示范引领作用。加大新专业扶持力度，积极引进高层次人才，将部分具有优势的医药相关专业打造成彰显中医药特色的省内一流专业。推进医学创新发展，使医学与理、工、文、管等学科交叉融合，打通学科专业界限，实现各专业协调发展、相互支撑、共同提高，为精准医学、转化医学、智能医学等新兴医学发展提供人才支撑。

3. 推进专业动态调整

深化本科专业供给侧结构性改革，健全专业常态化评估和动态调整机制，积极布局养老护理等国家新兴战略产业和民生急需相关专业的发展，及时调整供给过剩专业。定期开展校内外专业评估，有计划地组织相关专业参加教育部或行业公认的专业认证，建立专业调整、招生计划、人才培养、学生就业联动机制，依据专业评估认证情况和专业招生志愿率、学生就业率等情况，综合评价、科学规划，对专业实施动态调整，建立专业增设、调整、退出机制。

4. 修订专业培养方案依据

确定人才培养目标及毕业要求，确认专业核心课程，设置科学合理的课程体系，全面修订人才培养方案。秉承"通专并重，个性发展"的理念，以公共课改革为抓手，以培养学生的创新精神和实践能力为核心，通识与专业并重，融入创新创业教育和第二课堂，构建知识、能力、素质全面发展的育人体系。广泛开展调研论证，积极听取校外专家、行业企业、用人单位、毕业生信息反馈，让各利益方深度参与专业人才培养方案的制定，共同确定人才培养的规格标准，共同建设课程体系和教学内容，进一步创新人才培养机制。

5. 充分发挥教材育人功能

从教材分级管理、教材选用、教材编写、教材评价和教材征订等方面着手，进一步加强教材管理、规范教材选用，保证优质教材进入课堂。鼓励和支持教师参与编写高水平教材，扩大学术影响力。同时，配合中医药传承人才培养模式改革过程中课程建设的需要，积极开展特色教材建设，组织中医药专业领域内学术造诣高、教学经验丰富的教师参与编写仲景特色系列教材。

（四）充分完善协同育人机制

1. 医教协同育人

加强临床实习基地建设，按照"资源共享、优势互补、互惠互利、共同发展"的原则，立足省内，辐射周边，积极拓展临床实习基地。完善临床实习基地评审认定机制，推行基地动态化管理，建立能上能下、末位淘汰的基地管理机制。加强基地师资培训，推进临床教学规范化带教，严格执行岗前培训、教学查房、科室轮转、出科考核制度，提高临床教学质量，提升学生临床实践能力。遴选优势突出的非直属附属医院开展全过程临床教学，进一步深化人才培养模式改革，充分发挥临床实习基地特别是非直属附属医院的育人职能。

2. 校企联动育人

建立校企协同育人机制，深入推进校企合作，实施校企联动，协同育人。校企共建实践教学基地，搭建培养学生实践能力的优质平台。建立学校教师、企业技术人员互动流动机制，通过校企互聘、双向流动，打造一支双师型教师队伍，实现专业技能训练进课堂；聘请企业技术专家为学校兼职教师，推进行业专家进课堂；使课堂教学形式灵活起来，探索课堂教学进企业，推进课堂教学内容改革，进一步提升授课效果，提高人才培养质量。

3. 创新实践育人

完善创新创业教育体系，引进创新创业优质课程资源，完善课程体系建设；选聘校内教师、校外行业专家，建立一支专、兼职结合的导师队伍；依托校内大学生创业实践基地和众创空间，积极拓展校外实践基地，不断加强基地建设；从学科竞赛、创新学习项目、实验室开放、社会调查、生产劳动、志愿服务、勤工助学等方面丰富第二课堂创新实践内容，并将第二课堂纳入人才培养方案予以学分认定。鼓励和支持学生参与创新实践，培养学生团队合作、组织协调、实践操作和创新创业能力。以综合性设计实验课程、大学生创新学习项目等平台为依托，鼓励学生创新学习方式，积极参与科学研究，培养学生科研意识、探索精神和创新实践能力，通过创新实践有效地提升学生综合素养。

（五）加强教师教学过程管理

1. 推进师德师风建设

健全师德师风建设体制，合理规划师德师风建设工作，进一步明确师德师风建设、管理的职能部门和工作职责。建立师德师风建设长效机制，在评先评优、年度考核、职称评审中实施师德考核一票否决制，以制度规范管理，以机制推进建设，引导广大教师以德立身、以德立学、以德施教。

2. 加强基层教学组织建设

明确基层教学组织的职能定位，强化基层教学组织的功能；建立健全基层教学组织有关管理规章制度，并严格落实执行，不断提高管理工作的制度化、规范化和科学化水平。积极开展基层教学组织达标创优建设工作，进一步完善基层教学组织运行机制，充分调动广大教师教育教学的积极性，切实发挥基层教学组织在立德树人、提高教学水平和人才培养质量中的重要作用。

3. 提升教师教学能力

加强教师教学发展中心建设，制定教师发展规划，建立教师发展服务平台和教师发展档案，加大教师培养培训力度。构建"请进来""走出去"相结合，线上、线下相结合，集中、分散相结合，国内、国外相结合的，分年龄、分层次、分专业、分需求的立体化教师培养培训体系。基于教师发展平台，提供涵盖师德师风、专业知识、教学能力提升等方面的在线学习资源；建立专家库，根据教师需求进行一对一咨询辅导。树立典型，引领辐射，营造氛围，研讨交流，更新理念，改进方法，全面提升教师教学能力，从而引导教师热爱教学、倾心教学、研究教学，更好地潜心教书育人。

4. 促进教师教学投入

制定具体激励办法，在绩效考核及职称晋升方案中鼓励教师投入本科教学，把教学和科研放在同等重要的地位。完善教授、副教授为本科生上课的规定，明确授课学时，提升教授为本科生上课学时数；提升教师本科教育工作在绩效分配中所占比例，加大教师本科教学业绩奖励，完善教学型教授、副教授评聘标准，促使教师安心投入本科教育教学工作；进一步明确学校年度考核、聘期考核中本科教学工作业绩考核内容，将其纳入绩效考核管理，严格执行，奖惩分明，切实提高教师本科教育教学投入。

5. 加强课堂教学管理

修订完善课堂教学规章制度，进一步明确教师课堂教学职责，严格学生课堂纪律要求，强化课堂教学的监督检查，加强课堂教学过程管理，维护良好的教学秩序，树立严谨的校风、优良的教风和学风，保证课堂教学效果，提高课堂教学质量。课堂教学过程中，教师必须全面贯彻党的教育方针和政策，弘扬社会主义核心价值观，严格遵守教师职业道德规范及教学工作要求，按照教学大纲推行基于学情分析的教学设计，实施集体备课，科学合理地组织教学。

（六）加强学生学习过程管理

1. 加强课程内涵建设

依托在线开放课程不断加强课程内涵建设，提升学生学业挑战度。加强学习过程管理，严格规范学习过程考核，提高过程考核比例，有效增加课程难度；及时引进学科前沿知识和领域最新科研成果，积极拓展课程深度；合理导入关联学科相关知识，有效拓宽课程广度，通过课程内涵建设，逐步打造一批校内优质品牌课程。进一步加强任意选修课建设和管理，继续引进校外优质课程资源，引入竞争机制，促进任意选修课的建设和质量提升。对于学习过程要求宽泛、过程考核流于形式、课程内容陈旧乏味的任意选修课予以淘汰，对于连续超过2个学期未达到选课开班人数要求的课程予以停开。

2. 建立学业预警与学业指导体系

遵循教育规律和人才成长规律，按照静态管理与动态跟踪相结合的原则，建立学校学生学业预警与学业指导工作体系。依据本科专业人才培养方案有关要求和学籍管理办法等相关规定，进一步加强本科学生的学业指导与管理，及时掌握学生的学习状况，对全校本科学生各阶段学习情况进行通报反馈，对可能无法顺利完成学业的学生予以警示，并采取有针对性的指导措施，实现对学生学业过程的有效监管和指导。完善学分制，推动健全学分制收费管理制度，充分发挥学校、学生、家庭的合力互动育人作用，促使学生顺利完成学业，帮助学生成人成才。

3. 推进考务改革

构建考务管理平台，推进考务信息化建设，提升考务工作效率，规范考务工作流程，实现考场编排、试卷查重、流水阅卷、形成性成绩自动导入、成绩分析在线生成、师生反馈闭环运行。深入推进形成性考核和终结性考核相结合的学业评价机制，不断完善形成性考试标准，规范形成性考试过程，加大过程考核比重，使过程考核落于实处，杜绝"放水"现象，以考试为抓手，推动教学内容、手段与方法改革，充分发挥过程性考核在培养学生自主学习、主动思考、创新思维、创造思维和终身学习等能力方面的积极作用。严格考试纪律，取消毕业清考，施行课程重修制，促使学生端正学习态度，提高学生学习成效。

4. 提高毕业论文质量

完善本科毕业论文选题开题、论文规范、评审及答辩等方面的规章制度，不断规范毕业论文各环节工作过程管理。加强对选题、开题、答辩等环节的全过程管理，为实习生提前配备毕业论文指导教师，合理规划毕业论文方向，完善选题、开题报告机制，实施校内、校外相结合的双导师制，加强教师指导，加大论文查重力度，规范毕业论文评审及答辩环节。搭建毕业论文管理平台，提升毕业论文信息化管理水平，以信息化提升规范化管理水平。严格毕业论文抽检制度，施行毕业论文校内盲审，探索推进校际间毕业论文互审，严把出口关，切实提高毕业论文质量。

## 二、全面提升保障机制

### （一）组织领导

成立中医药大学振兴本科教育工作领导小组，由学校党委书记、校长担任组长，主管教学的副校长担任常务副组长，其他校领导担任副组长。各职能部门、教学院部党政一把手为成员。领导小组全面指导学校振兴本科教育各项工作，研究制定本科教学工作相关政策，审议振兴本科教育的实施方案，并监督方案的执行和落实。

### （二）加强协作

各职能部门、教学院部党政一把手是本单位和本部门振兴本科教育工作的第一责任人，要进一步牢固树立教学中心地位，以本为本、分工明确，加强协作，形成合力，做到一切工作服务于人才培养，推进振兴本科教育各项工作有序开展，促进学校人才培养能力全面提升。

### （三）经费保障

加大本科教育经费投入力度，优先保障本科教学经费，确保本科教学经费及各项教学条件、教学资源建设经费作为年度财务预算安排的重点，足额安排并及时拨付。充分利用中央财政支持地方高校建设经费、省财政各项专项经费，积极争取社会办学资源，确保本科教学经费逐年增长，为学校本科人才培养提供经费保障。

### （四）督导评价

将振兴本科教育实施方案相关工作纳入教学督导评价体系，实时反馈本科教育工作推进情况及工作成效。完善教学管理评价体系，构建运行高效的教学管理模式，助推本科教育工作有序开展。将本科教育各项建设和提升工作作为各部门、各院部目标任务考核的重要内容，构建振兴本科教育督导评价、绩效考核机制，推进方案顺利实施。

## 三、当下中医本科教育中问诊实训教学改革

### （一）分阶段递进式问诊实训教学

按照学生专业课程的学习安排，对中医诊断学的实训课进行内容和学时的改革，并创新综合实训类课程，拟在实训类课程中分阶段、递进式地不断强化和提升学生的问诊技能。

第一阶段即在大一下学期中医诊断学教学中同步设置问诊实训课，目的在于使学生了解并掌握问诊的内容、方法、技巧、注意事项等基础知识。采用教师创设并录制的问诊规范化及典型错误教学视频，组织学生在课堂观看的方法，此方法能够有效、直观地让学生明确接诊的流程，并且使学生能够对常出现的问诊没有逻辑性、内容不全、使用医学术语、连续发问、医患沟通技巧差等问题进行总结。

第二阶段即在学生大二上学期设置问诊实训，目的在于强化问诊的操作技能，搭建问诊框架。初步训练和要求学生在问诊过程中达到从一般情况到家族史6个方面的全面性问诊的要求，做到熟练问诊，脱口而出。课堂通过教师示范性教学法，使学生熟悉问诊环境，能够敢问、会问。

第三阶段设立在学生大三下学期，在完成西医诊断学学习后进行问诊实训思维训练，此时学生已经掌握了中西医的诊断知识，对诊断和鉴别诊断已经有了初步思维。课堂设立标准化的病例脚本，充分融入中医兼症和鉴别诊断的内容，采用分组角色扮演的方式，学生之间互相问诊，给出最终诊断，充分检测自己问诊内容是否有遗漏和缺失，可以有效解决学生对兼症和阴性症状问诊不足、缺乏针对性等问题，逐步训练和建立学生的中医辨证思维和鉴别诊断思维。

第四阶段设立在学生大四下学期，学生已经基本完成专业课程学习，马上进入临床，在此阶段应以问诊实训衔接理论和临床实际为主。且学生在此阶段要参加执业医师分阶段考试，故需进一步强化学生的问诊技能，提升学生整体职业素养。课堂主要以临床问题为导向，建立各科标准化病例脚本，融入现代医学检查等内容，采取问题式教学方法、情景模拟教学法，引入标准化患者（standardized patients，SP），模拟临床实际接诊情景，按照执业医师考试的规范进行评价，学生应根据采集的病例信息给出诊疗方案，做到边问边辨，问辨结合，不断强化问诊流程和中医辨证思维。

（二）丰富课堂形式，建设SP队伍

在问诊实训过程中，训练的方法尤为重要，灵活丰富的训练方式能够大大提升学生问诊水平，解决学生只停留于课本而对接诊环境陌生、张不开嘴等问题。在问诊实训中可以采用典型视频观摩法、教师示范性教学法、角色扮演法、情景模拟教学法等，让学生从观摩到亲自操作，既能掌握问诊的规范又能提升个人的医患沟通技巧。另外，学生的问诊技能弱与教学环境和临床实际环境存在差异有关，建设一支SP队伍，在实训教学中早期引入SP对于学生水平提高有显著效果。在教学过程中可根据教学阶段和需求采用学生SP、教师SP或标准化培训的SP，当然没有医学背景且经过培训的SP更能准确地模拟患者的症状、体征及病史，充分弥补教学资源的不足和临床环境的空白。在实际教学过程中，以上教学方法和SP的应用多根据学生的水平和教学反馈情况灵活运用，不应过于拘泥。

（三）培养学生岗位胜任力，全面提升职业素养

近年来国家和社会对于医学人才的需求和标准也在逐步提高，所以医学院校应当在教学方面进行相应改革，将培养学生的综合素质和能力作为基本要求。而目前中医本科教学中普遍存在着学生的临床能力下降和中医思维弱化等共性问题，并且学生的自主学习能力差，医患沟通技巧生硬，人文关怀意识不足，综合素养还有待进一步提高。所以问诊实训的内容和形式设置应以培养学生的岗位胜任力为导向，旨在强化学生对中医基本理论的记忆和理解，训练学生运用中医诊断基本技能采集病史信息的能力，建立中医思维，激发学生对诊疗前沿研究的思考和创新，综合培养学生的学习力、思维力和实践力。

## 第二节　中医研究生教育

### 一、中医研究生教育模式优化

#### （一）教学方法

在探讨中医研究生教育模式优化时，要把最主要的着力点放在教学方法的创新上。将被动教育变为主动学习，改灌输式的教学模式为多种模式相结合的教学方式，在研究生教育过程中，充分发挥学生学习的主观能动性。教学方法创新应从研究生成长、成才需求出发，以学生为中心，以提高学生自主研究、自主实践、分析及解决问题的能力为主要目标，促进研究生综合素质的提高，并使其树立终身学习的意识。

目前较先进的中医研究生教学方法包括问题教学法、项目教学法、翻转课堂等。以项目教学法为例，在讲解某一具体的中医知识时，引入与之相关的真实临床案例，学生通过课前自主收集资料、观看相关课件进行预习，以组为单位共享预习资源并研究、探讨项目执行方案，最终进行展示并由导师总结评价。

#### （二）管理方式

高校中医研究生管理方式分为集约式管理和松散式管理。例如，松散式管理以学院及导师为管理主体，配合中医研究生管理有关政策和规范。松散式管理在管理过程中分工明确，但传统管理理念认为研究生的培养工作应由相关学院负责，这使其在管理上存在空档，学生管理主动性及管理成效不足。在"双一流"建设背景下，对中医研究生的教育优化建议是对学生管理方式进行改革。例如，实行分级管理制度，学校、院系与学科三个管理级别相互配合，共同负责研究生管理。实行分层指导制度，学校、院系、学科及导师四个层级共同指导。其中，导师作为指导学生的核心主体，由学科进行辅助，院系和学校予以宏观政策的支持和引导。以上管理方式对中医研究生管理主体的职能进行了重新划分，使研究生管理更加全面、规范，进而为中医人才培养提供更可靠的制度保障。

#### （三）教材选择

中医研究生教育过程中，仍存在教材内容创新性不足、教材版本更换频繁、教材编辑出版主动性不高、缺少针对性教材甚至没有教材等现象。然而教材作为中医研究生教育的核心理论参考，对教学质量的影响程度较高，在教学模式优化中也应被高度重视。例如，可以学科为主体，针对本校中医研究生教育情况，进行教材的自主编写、选择。依照中医课程特点及医疗行业发展状态，有针对性地选择教材内容，并尝试编写教辅资料、教师用书、习题集等。注意网络教学资源的开发，共享各高校中医相关专业的精品课程、学术研究报告及其他资料文献，跨学校进行中医人才培养。同时，学校及学院应出台相应的激励政策，鼓励相关教师积极开展教材编写、创新工作，并通过教材质量评估机制，对其质量进行严格的把控。

努力形成具有区域特色、学校特点的中医研究生教育校本教材，将中医研究生教材创新作为高校长期执行的项目，为研究生教育提供更可靠的理论支撑。

**二、中医研究生教育重心调整**

（一）科研能力

本科教育与研究生教育最大的区别就是对学生科研能力的培养，在"双一流"建设背景下，中医研究生教育的重心有必要进一步向科研能力的培养偏移，促进教育成果转化，实现教育价值反馈。以下中医研究生科研能力的培养措施可供参考：首先，加强学生心理建设。中医科研需耗费大量时间和精力，学生需有足够的毅力和耐心对待每一个微小的实验现象和数据，且能够承受研究失败带来的打击，坚持完成科研项目，并得到相应的成果。其次，加强学生思想作风建设。中医科研工作必须严谨、认真，坚决杜绝一切弄虚作假、抄袭剽窃、徇私舞弊行为，通过对思想作风的引导及对科研违规行为的严厉打击，为学生营造纯净、浓厚的科研氛围，公平、公正地开展项目申报、专利申请等工作。最后，加强临床实践能力培养。中医科研活动为满足临床需求，学生既要具备足够的理论知识储备及科学研究能力，同时还要能将自身所学充分应用到临床实践当中。例如，为学生创造更多到医疗机构实践、参观学习的机会，使学生在实践中挖掘中医科研课题，总结临床实践经验，从需求出发开展科研活动。

（二）德育教育

对中医研究生教育过程中德育教育的强调是为了满足当前医疗服务改革及立德树人教育理念的要求。"双一流"建设过程中，高校教学能力提升与校园风气、文化建设同等重要，反映到中医研究生教育中，即为能力教育与素质教育的融合。中医研究生德育教育应遵循以人为本的原则，重点关注研究生自我约束能力、自我管理能力、自我成就能力的提升，强调诚实、奉献、无私是当代医者必须具备的素养，也是中医文化给中医从业人员提出的必然要求。例如，组织学生到社区、养老院、福利院等开展健康知识讲座及义诊活动，力所能及地为社会弱势群体提供医疗帮助。活动结束后，以公开演讲、主题征文等方式让学生总结活动参与心得，将他们在公益活动中产生的感受感悟上升到思想认识层面，进而树立正确的人生观和价值观，以实践方式对研究生进行德育教育。

**三、中医研究生教育保障完善**

（一）教育评价

中医研究生教育评价多以提交毕业论文的方式进行，缺少过程性考核及评价，在实际工作中，得到优秀的毕业论文数量非常有限，这导致对研究生的教育评价过于片面，也很难发挥出应有的教育敦促、激励作用。为解决以上问题，建议对中医研究生教育评价方式进行改革，以突出过程性评价、丰富评价方式、扩充评价内容为主要切入点。例如，将学生在校期间中医科研项目参与情况、学术竞赛获奖情况、取得科研奖项及奖学金情况、在校科研论文发表情况等纳入评价内容当中，综合评估学生个人能力，并以此敦促其积极参与专业科研活动、实践活动，进行自我完善和提升。

（二）激励方式

研究生激励机制与教学评价发挥类似的人才培养作用，通过各类奖项、奖金的设置，激发学生探索中医新课题、参与科学研究项目的积极性。激励方式的选择应与教育评价相适应。例如，在奖助学金评定时，除考虑学生家庭情况、学习成绩、品德素养外，还应结合学生创新成果、实践成果的获取情况进行综合评估，以奖学金的方式，为研究生的探究、创新等活动的开展提供物质保障。同时引发学生间的良性竞争，使其积极参与中医学科项目实践及科研探索活动，变被动教育为主动提升，进而提高中医研究生教育成效。

### 四、悟性在中医研究生教育中的作用及其提升路径

（一）悟性的内涵

"悟"即是觉醒、明白的意思。悟性是人们基于一定知识基础，经过反复实践、思考而获得的个人层面的灵感、体会，常常表现为渐悟、顿悟，是中医学重要的思维方式。悟性思维产生的认识既是感性的，又是理性的，是感性认识最高级形式的终结点，又是理性认识过程的发端源头和重要组成部分，既不同于"知性"的逻辑概念思维，又不是无逻辑的思维。悟性思维方式源于《周易》，古人法天则地，长期观察万物运行的规律，在实践中不断运用象思维进行推衍、概括、归纳来认识事物，形成了以直觉体悟为主的悟性思维方式。

悟性属于自身的灵感、体悟，可以受到别人的启发，但不能被替代，必须由个人亲自实践、体验，并且多是建立在一定的文化基础之上。中国古代哲学、天文、历法、地理等促进了中医学理论体系的形成，离开了中国传统文化，学习中医的悟性也就无从谈起。

（二）悟性的形成条件

1. 文化底蕴

悟性思维的形成源于一定的文化底蕴。《周易·系辞》中曰："仰则观象于天，俯则观法于地……近取诸身，远取诸物……以类万物之情。"古人认为天地万物皆互相感应，人立于天地之间，一切活动皆关乎天地，故天地之象，人亦应之。《周易·系辞》中所言"夫象，圣人有以见天下之赜，而拟诸形容，象其物宜，是谓之象"，即通过观物取象来探索事物的奥秘，象思维包括三个过程，即物象、具象和意象，这种由物象到意象的过程，需要通过自身的思考与领悟，是悟性思维的一种体现形式。因此，传统文化知识对于悟性思维方式的形成具有潜移默化的作用，是悟性思维形成的重要条件。

2. 亲身实践

实践的过程是灵感体悟产生的量变过程，不断经由实践，丰富人生阅历，是获得真知、悟出新识的重要条件。"悟"字，左为"忄"，右为"吾"，说明悟的主体是自身，是自身

由心而发的感悟，不能为别人的感悟所替代，体现一定的自主性，又称之为体悟。体悟是主体经由体验、觉悟而达到新的精神境界的认识活动，能够表达一种由身到心的完整活动过程，由身到心必须经历的过程即为实践。实践的过程也是个人对已有知识的内化过程，从中可以产生新的灵感、认识。中国传统文化非常重视实践智慧，《荀子·儒效》曰："不闻不若闻之，闻之不若见之，见之不若知之，知之不若行之，学至于行而止矣。"强调人的智慧主要来源于实践。《礼记》中提到"博学之、审问之、慎思之、明辨之、笃行之"，说明不仅要有渊博的知识，还要有一定的思辨能力，勤于实践。明代王阳明提出了"知行合一"本体论，认为知行是一个状态，若知而不行，只是未知，亦肯定了实践的重要性。

3. 静坐宁思

静生智，定生慧。人们在静坐的环境下，心无旁骛，身无所劳，身心和谐，加以思考，灵感易于涌现。曾子在《大学》中曰："定而后能静，静而后能安，安而后能虑，虑而后能得。"悟性的产生离不开思考，思是悟的保证，而思考需要静心，非宁静无以致远。静坐也为功夫论的重要组成部分，是修身的重要技巧。宋代晁迥《昭德新编》中提出："水静极则形象明，心静极则智慧生。"禅宗日常仪式中，每日必有坐禅一项，静坐之时，要求调身、调息、调心，并且排除杂念，以此来更好地禅悟。

（三）悟性在中医成才中的作用

悟性主要是指医家的"体悟、意会、灵感"，常以渐悟、顿悟为主要表现形式，具有"心有意会，难以言传"的个人体悟特点，一定层面上无法用理性思维和逻辑思维来解释，难以被掌握。渐悟和顿悟是悟性认识过程中的两个层次，渐悟是通过长期实践渐进得悟的过程；顿悟常表现为突然领悟，两者之间有量变和质变的关系。近代涌现的大批名老中医，如岳美中、金寿山、董延瑶、杨永璇等，在回顾自己从医经历时，皆强调只有通过博览群书，不断实践，勤思善记，才能逐渐地领悟。

中医十分注重灵感、顿悟等直觉思维方式，清代喻昌在《寓意草》中谓："医者，意也。一病当前，当以意为运量。""意"在中医学中多作为以形象（直感）思维为主的思维模式进行应用，辨证论治是"医者意也"的继承与发展。医者在搜集四诊资料的过程中，会产生关于疾病本身的直觉意会，这种直觉思维方式直接参与诊疗过程，是难以用文字描述和言语传授的知识和体验，也是中医的神韵所在。《古今医鉴》曰："病已将剧，纵有灵丹，难以救治，懵然不悟，迟误所致。"由此可见，作为一种直觉思维方式的悟性，在一定程度上影响着中医临床疗效。

悟性在一定程度上推动着中医学理论的创新发展。中医学理论体系形成的代表作《黄帝内经》是古代医家不断进行临床实践、思考、领悟的成果，是众多医家智慧和经验的集成。医圣张仲景勤求古训，博采众长，加之多年临床实践，大有体悟，著成《伤寒杂病论》，确立了"六经辨伤寒，脏腑论杂病"的辨证论治原则，其方精简而效彰，为后世学习的典范。李东垣基于"火与元气不两立，一胜则一负"，悟出"热性疾病可由元气虚弱所致"，从而创立补中益气汤，甘温以除大热。王清任多年临证中领悟到无论外感、内伤，初病伤人，气血首当其冲，所立诸方皆关乎气血，感悟半身不遂与人体元气偏失相关，立补阳还五汤,救补亡失的五分元气。清代张锡纯据《黄帝内经》"大气"一词,多方考证,结合多年临证心得,首创"胸中大气下陷说"。

(四) 中医研究生悟性培养的提升路径

1. 夯实传统文化基础

悟性思维发源于传统哲学文化,却因其非理性、神秘性长期不被现代教育重视。当今教育体制下,中医专业研究生的古典文学、哲学素养普遍较低,增加传统文化课程十分必要。需全方位提高中医研究生的哲学基础,将传统文化学习和中医理论的掌握紧密联系起来。传统文化课程不能局限于医古文,古代哲学中的象思维被认为是中医学的核心思维方式,对象思维的把握有助于提升中医悟性思维,可以把《易经》作为中医研究生的必修课程之一。中医学理论体系形成于"诸子蜂起,百家争鸣"的文化背景下,精气学说以道家哲学、易学哲学为代表;阴阳学说以《周易》《道德经》为代表;五行学说源于《尚书》;墨家、法家文化对中医辨证思维、治则治法等产生了深远的影响。因此,帮助学生了解先秦文化,具体可从国学经典著作中节选具有代表性的篇目,组成国学经典导读课程内容,以教师为主导,学生为主体,教师讲授并引导学生主动思考、联系中医理论,带领学生融入与中医理论紧密联系的传统文化氛围之中。围绕中医理论体系、思维方式的形成开展相应的传统文化知识讲座,丰富学习的方式与内容。

2. 加强中医经典教学

熟读中医经典是提高中医悟性的必由之路,也是提高中医临床疗效的重要途径。历代中医名家无不熟读经典,即所谓"书读百遍,其义自见",并有常读、常新的感觉。只有丰富的知识积淀,知识与知识之间互相交融与碰撞,才有可能在悟性层面上有所提升。

经典课程的开设应不分学期、由浅入深、循序渐进地进行。第一学年,在本科学习的基础上,经典课程可主要引导学生对经典原文进行熟练的背诵、理解;第二学年可安排研究生到名老中医门诊跟诊,结合实践,加深理解、领悟经典;第三学年回过头来再次学习经典,其领悟能力会有飞跃性的提升。可以通过开展相应的经典知识竞赛,提高学生学习中医的积极性。增加中医经典等级考试,以促带学,以考促学,提高经典等级考试在学业评比中的权重,适当减轻中医专业型硕士研究生的科研压力,可将经典等级考试作为中医研究生毕业考核的重要指标,促进学生形成扎实的中医思维,进而提高对于中医的领悟能力,更好地传承经典。

3. 早临床、多临床、反复临床

中医学是一门实践科学,中医理论经过几千年的临床验证而更加富有生命力。中医经典知识或跟师所学的经验,只有通过在患者身上的验证,并认真观察、反思,个人才能有所体悟,转化成自身的经验理论,即"纸上得来终觉浅,绝知此事要躬行"。

中医教育有别于西医的一个显著特征是隐性知识的传承,中医学核心价值观、隐性知识的传承需要在临床实践中口传、心悟、身行,其中名师发挥了不可替代的作用。悟性为个人的灵感体悟,但可以受到别人的启发,学习中医时常存在深思不得其解的现象,若有名师点拨,常可豁然领悟。拜名师可以与名师近距离接触,跟师进行随诊学习,老师通过口传心授将中医特色、临床经验传承给学生,学生在抄方侍诊中逐渐理解老师的思维方式、治病用药方法,在学习中悟出新意,不断创新。目前多数院校已经探索出院校教育与师承教育相结合的培养模式,采取临床导师制,并取得了一定的成效。在研究生教学安排上,也应为学生创造更多跟诊实践的机会,为中医经典学习与跟师实践提供相应的时间保障。

4. 充分调动主观能动性

中医院校的教学模式存在严重的"灌输式"现象,一味对学生进行知识填塞。这种高输入、低输出的模式,忽略了学生对知识的内化、领悟、升华过程,学生接收到的知识如无源之水、无本之木,很大程度上抑制了学生的主观能动性和学习兴趣,学生普遍存在考试前才突击学习的被动局面,中医的学习也成了死记硬背,这种短期内形成的没有经过理解、沉淀、领悟的知识记忆极易遗忘。

教师在教学实践中应注重引导学生自主学习,激发学生的学习兴趣,增强学生求知欲望,课堂教学适当留出学生自主思考领悟的时间,改变满堂知识点灌注的教育方式。一方面强化学生学习的内在动机,医学的本质是治病救人,学医是为了掌握治病救人的本领;另一方面培养了学生兴趣,坚持临床教学与课堂教学相结合,课堂教学中要引入具体案例分析,增加授课知识的活性。导师指导研究生的过程并不完全是一个"你教我学"的过程,研究生做课题、写论文应该有创新,其中的创新点有些是学生自己悟出来的,有些是在导师指导下悟出来的。只有充分调动主观能动性,积极思考领悟,研究才能有创新。

## 第三节　中医专科教育

### 一、中医学专科教育中建立中医专业课数据库的重要性

#### (一) 中药学专科教育存在的问题

中医学专科教育中存在的主要问题,一是中医专业课程之间重复内容较多,在教学中又难以分割,且中医学专业人为划分的学科和课程,又使学生在学习时难以融会贯通,缺乏整体思维观。二是中医学专业课程是中国传统文化的重要组成部分,其中古代哲学、古汉语等内容较多,要真正掌握中医学基础理论中的精髓,需要较多的时间和精力学习传统文化知识,而专科三年制中医学专业受到学时数的限制,大量的学习内容在课堂中无法完成。三是中医学是一门以抽象思维为主的学科,许多教学内容仅用语言表述是难以理解和掌握的,需要融文字、图像、声音、三维动画于一体的现代教育技术手段的支持。四是中医药数字化的教学资源不多,而现有的数字化资源内容多是依据本科教学大纲和教材内容制作的,与专科教育相差甚远,让教师们难以借鉴。五是由于学校师资水平、管理方式、技术支撑等条件不尽相同,对中医药数字化资源的开发利用不够,不同课程的数字化资源之间联系不多,教学过程直接应用中医药数字化资源的实效不足,特别是针对中医学专科教育的中医药数字化资源还没有形成有机整体等。

## （二）建立中医专业课数据库是解决中医学专科教育的有效途径

针对中医学专科教育的特点，建立中医专业课数据库是中医学专科教育提高质量的必然要求。建立中医专业课数据库，拓宽教学内容的广度并加深其深度，拓宽学生的知识视野，有利于高素质、创新型人才的培养，有利于学生整体学习和理解中医学的基础理论，初步树立中医思维方式。尤其是增加经典著作选读的学习，可以使学生在学习经典选读内容时，寻根溯源，增强理解，有助于学生掌握中医学中许多抽象的思辨方法，带动学生在课余时间大量阅读中医学相关著作，解决学时数受限的问题。特别是利用图像、声音、三维动画等虚拟技术能解决医学活动中需要直接演示的一些模拟情景，生动形象，使学生有身临其境之感，能更直观地理解教学内容，充分调动学生立体感官的作用，加深学生对所学知识内容的理解、掌握和巩固，提高学生的实践能力和知识创新能力。建立和使用中医专业课数据库，能极大地增强教师和学生的信息意识，提高教师和学生收集、选择和利用信息的水平和能力，使学生真正成为教学活动的主体。所以在三年制专科教育中，借助网络技术构建中医专业课数据库，是解决中医学专科教育存在的主要问题的有效办法之一。

## 二、中医专业课数据库的主要特点

### （一）基本特点

中医专业课数据库是以校园网络为载体，以集成性、共享性、快捷性、可维护性和交互性为构建原则，以中医学教育教学服务为目的的数据库。集成性是指尽可能多地汇集中医药各课程教材及内容相关的古医籍、工具书等资源，并将其系统化、数字化；共享性是指校内各信息点均可免费、便捷地使用数据库资源；快捷性是指通过对传统纸质教材等资料信息的数字化、网络化整合，利用搜索引擎能够快速而准确地检索到所需知识；可维护性是指数据库建成后不是封闭、不可更改或难以更改的，而是可随时升级、更新，增加新的模块的，使数据库的资源信息呈动态化；交互性是指任何使用此数据库的人员都可方便地对该库提出意见与建议，并及时反馈到数据库课题组，以利于数据库的完善并及时为师生提供个性化的服务。

### （二）模块特点

中医专业课数据库目前主要包括：中医基础理论、中医诊断学、中药学、方剂学、经典著作选读与工具书等5大模块。中医基础理论、中医诊断学、中药学、方剂学均以新版全国中医药高职高专规划教材的内容为基础，拓展至其他各版的本、专科教材的相关内容，从章节到具体内容逐一展开。在具体内容中对关键知识点做出超链接，点击后数据库可根据预设的关键词进入库中搜索，列出与其相关的参考书中的相应章节和内容，供使用者阅读下载。在具体内容的页面上，除教材内容外，还设有"本节提示"区，言简意赅地介绍本节的重点、难点和学习思路，同时设有与其他各版教材相同或相近章节的链接区，便于使用者参阅各版教材之间的异同。同时还设有"搜索"区，使用者可自定关键词进行搜索，相关内容的搜索结果以一个新的页面有序地显示。如在中药学模块中，涉及的每味药物均附有其原植物（动物、矿物）、鲜品、干品的图片，以及其他有亲缘关系药物的链接。在方剂学模块中，涉及的每味药物均可方便快捷地链接到各版《中药学》教材或工具书中的相关内容，以便使用者快速了解或复习该药的特点，理解药物在方剂中的作用和方药之间的关系等。在经典著作选读与工具书模块中，本着寻根溯源，探查原本的原则。经典著作选读主要是与4门中医基础课教材内容相关的古籍，以便于学生更好地理解教材所学知识点的理论环境和后世的演化过程。主要选择了《黄帝内经》《难经》《神农本草经》和《伤寒杂病论》的原文和注释本，还选择了《景岳全书》《医宗金鉴》《本草纲目》《医方集解》《中医大辞典》《中药大辞典》《彩图辨舌指南》等经典著作和工具书的部分内容。

中医专业课数据库界面友好、形象直观，具有交互式学习的特点，同时该库能通过校园网与公共网络相链接，有利于校际间各种中医药教学资源的合作交流，为打造信息共享的中医学专业教学联盟奠定了基础。

（三）全面性特点

中医专业数据库的首要特点在于其内容的全面性。它不仅收录了中医基础理论、经典著作、临床经验等传统知识，还包括了现代中医研究的最新成果。这种全面性为中医学者和学生提供了一个从古至今、从理论到实践的全方位知识资源，极大地丰富了中医教学和研究的广度与深度。

1. 经典文献的广泛收录

中医专业课数据库的全面性首先体现在对经典文献的广泛收录上。数据库不仅包含了《黄帝内经》《伤寒杂病论》等古代医学典籍，还涵盖了历代名医的著作和注解。这些文献是中医学术研究的宝贵财富，为学生和研究者提供了深入理解中医理论的原始材料。

2. 现代医学研究的整合

全面性还表现在中医数据库对现代医学研究的整合上。数据库收录了大量现代中医研究成果，包括临床试验、药理研究、疾病治疗新方法等，这些内容不仅为中医的现代化发展提供了科学依据，也为传统与现代的结合提供了丰富的实践案例。

3. 药材知识的详尽描述

在中医专业数据库中，药材知识的详尽描述是全面性的又一体现。从药材的来源、性状、性味归经到炮制方法、临床应用等，数据库提供了全面的药材信息，帮助用户全面了解每一种药材的特性和应用，为临床用药提供了科学指导。

4. 治疗方法的系统展示

中医数据库对于治疗方法的系统展示也是其全面性的重要方面。无论是针灸、推拿、食疗还是药物疗法，数据库都提供了系统的治疗方法介绍，包括操作技巧、适应证、禁忌证等，为中医治疗的学习和实践提供了全面参考。

5. 跨学科知识的融合

全面性还体现在跨学科知识的融合上。中医数据库不仅局限于中医领域，还整合了生物学、药理学、心理学等相关学科的知识，形成了一个多学科交叉的知识体系。这种融合有助于用户从不同角度理解中医，促进中医与其他学科的交流与融合。

6. 教育资源的丰富多样

中医专业数据库的教育资源丰富多样，这也是其全面性的一部分。数据库提供了包括教学视频、在线课程、学术讲座、研讨会资料等多种形式的教育资源，满足了不同学习者的学习需求，促进了中医知识的传播和普及。

（四）系统性特点

系统性是中医专业数据库的另一显著特点。数据库按照中医学科的内在逻辑，将知识内容进行系统化分类和组织，形成了一个层次分明、结构严谨的中医知识体系。这种系统性不仅有助于用户快速定位所需信息，也便于用户对中医知识进行整体把握和深入理解。

1. 知识结构的层次分明

中医专业课数据库的系统性特点首先体现在其知识结构的层次分明上。数据库按照中医学科的不同分支，如基础理论、诊断学、治疗学等，进行了细致的分类。每个分类下再进一步细分为子主题，如基础理论下有阴阳五行、脏腑经络等，确保用户能够快速定位到所需的具体知识点。

2. 理论体系的逻辑连贯

系统性还体现在中医理论体系的逻辑连贯上。数据库通过精心设计的知识导航，使用户能够从宏观上把握中医的整体框架，同时在微观上深入理解各个组成部分之间的联系。例如，从病因病机到治疗方法，数据库提供了一条清晰的学习路径，能帮助用户构建起完整的中医知识体系。

3. 信息检索的有序性

数据库的系统性同样表现在信息检索的有序性上。通过建立合理的索引和分类体系，用户可以高效地检索到所需的资料。无论是通过关键词搜索还是通过分类浏览，数据库都能提供有序且准确的信息，确保用户能够迅速找到目标内容。

4. 教学资源的有序整合

在教学资源的整合上，中医专业课数据库展现了其系统性。从基础课程到高级专题，从理论讲解到实践操作，数据库提供了一套完整的教学资源。这些资源按照教学进度和难度进行有序排列，方便教师制订教学计划，也方便学生按部就班地学习。

5. 临床实践的系统指导

系统性还体现在对临床实践的系统指导上。数据库不仅提供了疾病的诊断标准和治疗原则，还包含了丰富的临床案例和经验分享。这些内容按照疾病的类型和治疗的方法进行系统分类，为临床医师提供了一套系统的参考和指导。

6. 学术研究的系统支持

对于学术研究，中医专业课数据库提供了系统性的支持。数据库收录了大量的学术论文、研究报告和学术会议资料，这些内容按照研究领域和时间进行了系统整理。用户可以根据研究兴趣和需要，快速找到相关的学术资源，为学术研究提供有力的支撑。

## （五）更新性特点

中医专业数据库需要具备及时更新的特性，以反映中医学术研究的最新进展。通过定期更新数据库内容，包括最新的研究成果、学术论文、临床报告等，数据库能够为中医学术界提供一个持续更新的知识平台，促进学术交流和知识传播。

### 1. 持续更新的学术动态

中医专业课数据库的更新性特点首先体现在对中医学术动态的持续关注上。数据库通过定期引入最新的研究成果、学术论文和学术会议摘要，确保用户能够及时获取中医领域的最新发展。这种动态更新机制不仅促进了知识传播，也为用户搭建了一个紧跟学术前沿的学习平台。

### 2. 临床实践的实时反馈

更新性还表现在对中医临床实践的实时反馈上。数据库收录了最新的临床案例、治疗方案和治疗效果评估，这些内容反映了中医临床实践的最新进展。通过不断更新这些临床资料，数据库帮助医师和学生了解和掌握最新的治疗技术和方法。

### 3. 药材信息的即时更新

中药材作为中医治疗的重要组成部分，其信息的更新至关重要。数据库对药材的产地、采集时间、炮制方法等信息进行即时更新，以反映药材市场和使用的最新情况。这种更新性确保了用户能够获取到最准确的药材信息，为临床用药提供了可靠的参考。

### 4. 治疗方法的不断创新

中医治疗方法的创新是数据库更新的一个重要方面。随着医学技术的发展和患者需求的变化，中医治疗方法也在不断地演进和创新。数据库通过收录新的治疗理念、技术和方法，为中医的现代化发展提供了支持。

### 5. 教学资源的定期更新

在教学资源方面，数据库的更新表现在对教学内容和材料的定期更新上。随着教育理念和教学方法的不断进步，数据库需要不断地引入新的教学理念、教学方法和教学案例，以适应教育发展的需求。

### 6. 政策法规的快速响应

中医领域的政策法规对中医教育和实践有着重要的指导作用。数据库的更新性特点还体现在对政策法规的快速响应上。数据库及时收录和更新国家和地方关于中医的政策法规、行业标准和规范指南，确保用户能够及时了解和遵守相关法规。这种快速响应机制对于维护中医药行业的健康发展具有重要意义。

## （六）多维度性特点

中医专业数据库的多维度特性体现在其能够满足不同用户群体的多样化需求。无论是中医学者、临床医师、学生还是对中医感兴趣的普通读者，数据库都能够提供适合其需求的知识内容和服务。通过个性化推荐、定制化服务等功能，数据库能够为不同用户提供定制化的知识体验。

1. 多维度知识整合的深度

中医专业课数据库的多维度性特点首先体现在其对知识的深度整合上。数据库不仅囊括了中医的基础理论、经典文献、临床经验，还融入了现代医学、药学、生物学等多学科知识，形成了一个立体化的知识体系。这种整合使得中医学习者可以从不同角度深入理解中医的内涵和外延，促进了中医知识的全面性和深度的提升。

2. 跨学科视角的广度

数据库的多维度性还表现在其跨学科视角的广度上。通过整合临床医学、药学、心理学等多个学科的研究成果，数据库为中医学习者提供了一个宽广的学术视野。这种跨学科的视角有助于打破传统学科界限，促进中医与其他学科的交流与融合，为中医的现代化和国际化提供了新的视角和思路。

3. 教学与研究的双重功能

多维度的特点使得中医专业课数据库在教学与研究方面发挥双重作用。数据库中的教学资源和研究资料相互补充，既能够满足教师的教学需求，又能够支持学者的学术研究。这种双重功能的设计，使得数据库成为一个多功能的学术平台，能够满足不同用户群体的多样化需求。

4. 个性化学习路径的定制

数据库的多维度性为个性化学习路径的定制提供了可能。根据不同学习者的学习目标、兴趣和背景，数据库可以提供定制化的学习资源和路径。这种个性化的学习体验不仅能够提高学习效率，还能够激发学习者的主动性和创造性。

5. 临床与科研的紧密结合

多维度性特点还体现在临床实践与科学研究的紧密结合上。数据库中不仅包含了丰富的临床案例和经验，还有大量的科研数据和分析报告。这种结合使得临床医师和科研工作者能够在同一个平台上交流和合作，共同推动中医学科的发展。

6. 文化与实践的相互映照

中医专业课数据库的多维度性还表现在中医文化与实践的相互映照上。数据库不仅收录了中医的理论知识和实践技能，还包含了中医文化、历史、哲学等多个维度的内容。这种文化与实践的结合有助于学习者全面理解中医的精神内核，促进中医文化的传承和发展。

**三、中医专业课数据库的应用**

(一) 教学服务是建库的目的

构建数据库要始终围绕着为教学服务这条主线。课题组在建立中医专业课数据库之初，主要基于校内开展研究，对近几年零星的数字资源进行了系统化整理。按照中医学专科人才培养方案的要求，对照教学大纲和规划教材，联合网络技术部门对中医专业课程进行整体规划。把专业课程教学内容的整合任务落实到具体学科教研室，按照各科课程标准、教材内容和教学特点进行分类整理，并将中医专业的精品课程、优秀教案、多媒体课件、试题库及相关的图文声像各类数字文件汇总后，由课题组重新整合开发，构建出适合中医专科教育的数据库。

## （二）教与学的变化

中医专业课数据库存储于校园网的专用服务器上，通过学校网站主页上的链接，便能快速登录中医专业课数据库。由于学校校园网信息点已覆盖到了教室、办公室、电子阅览室、学生公寓等场所，校园网网管硬件及终端设施的先进，保证了教师在教学过程中能适时使用中医专业课数据库的教学资源。教师可以在课堂教学中充分利用数据库资源，拓展教学的容量，将受时间限制的、无法展开的教学内容，放在课后加以解决。教师利用中医专业课数据库丰富的网络信息资源，把深奥的、抽象的理论制作成生动的、形象的多媒体素材，使中医理论课的内容不再枯燥单调，增强中医专业课的吸引力和感染力。中医专业课数据库融文字、图像、声音、三维动画于一体，改变了传统的、刻板的灌输式教学，使得课堂教学的氛围更加鲜活，教学内容更加丰富多彩，教学方法更加生动有趣，有效地解决了中医学专科教育学时与教学内容不对称的矛盾。

随着学校的精品课程的不断增加，校园网上的中医专业课程数据库资源的建设更加完善，同时也吸引了学生主动使用数据库，以充实鲜活的中医药信息开拓学生视野，提高他们学习中医药专业知识的兴趣。

### 四、建立中医专业课数据库的体会

①建立中医专业课数据库要有一支由懂教学和网络技术人员组成的资源建设团队，包括有中医药专业背景的一线教师和医师、软件制作者等多方面的行家，共同设计、开发适合中医专科教育特点的多媒体素材、软件、电子教材等。

②建立中医专业课数据库要认真分析专科中医学的课程体系，科学设计中医专业课数据库框架，有选择性地将中医药专业知识纸质媒介转换为数字网络化媒介是其数据库设计的核心。

③中医专业课数据库建成后，校园网完备的软、硬件是数据库正常运行和有效使用的前提和保证。

④精通现代教育技术和掌握现代教育特点的教师队伍，是中医专业课数据库发挥作用的关键。教师要熟悉数据库的内容，熟练使用多媒体设备，并在教学过程中把教学和数据库的内容整合起来，以获得信息最大化为目标是数据库发挥作用的关键。

总之，中医专业课数据库的开发和应用，是适应信息技术对知识传播方式的巨大影响，是适应受教育者学习习惯和阅读方式的悄然变化，是适应现代社会生活快节奏中以最少的投入所获取信息量最大化的需求，更是积极探索一条中医特色鲜明、有职业教育特点的中医专科教育模式。

# 第四节　中医教育体系的完善

## 一、中医教育的历史沿革

中医教育源远流长，其教育体系的形成和发展经历了数千年的沉淀。从古代的师徒制到现代的学院教育，中医教育体系不断吸收和融合了各种文化元素。古代中医教育注重实践和经验的传承，而现代中医教育则在此基础上，融入了更多科学的方法和理论体系。这种历史沉淀为中医教育的完善提供了丰富的经验和深厚的文化底蕴。

## 二、中医教育的课程设置

中医教育的课程设置是其教育体系完善的关键。现代中医教育不仅包括传统的中医基础理论、诊断学、方剂学等课程，还涵盖了现代医学知识，如解剖学、生理学等，以促进中医与现代医学的融合。此外，课程设置还应注重培养学生的临床思维能力和创新能力，以适应现代医学发展的需求。中医教育的课程设置是确保学生能够全面掌握中医知识和技能的关键环节。以下是对中医教育课程设置的深入探讨。

### （一）基础理论课程的构建

中医教育的基础理论课程是学生认识和理解中医的起点。这些课程包括中医基础理论、中医诊断学、中医方剂学等，它们为学生提供了中医的哲学基础和治疗方法。课程内容通常从《黄帝内经》等古典文献出发，结合现代科学研究成果，使学生能够在传统与现代之间架起桥梁。

### （二）临床技能的实践教学

临床技能是中医教育中不可或缺的一部分。通过模拟诊疗、临床实习等方式，学生能够将理论知识应用于实际，提高诊断和治疗能力。此外，实践教学还应包括对患者的心理关怀和沟通技巧的培养，以全面提升学生的临床能力。

### （三）现代医学知识的融合

为了适应现代医学的发展，中医教育课程设置中融入了现代医学知识，如解剖学、生理学、病理学等。这种融合有助于学生更好地理解人体结构和功能，以及疾病的发生机制，从而在中医治疗中更精准地定位问题和制定治疗方案。

### （四）跨学科课程的引入

中医教育的课程设置还应包括跨学科课程，如医学伦理学、医学统计学等。这些课程有助于学生培养全面的医学素养，理解医学研究的方法论，并在实践中遵循医学伦理原则。

### （五）创新思维与科研能力的培养

鼓励学生参与科研项目和创新活动，是中医教育课程设置中的重要组成部分。通过科研项目，学生不仅能够锻炼科研能力，还能够培养创新思维，这对于中医的现代化和国际化发展至关重要。

### （六）终身学习的理念灌输

中医教育的课程设置还应强调终身学习的重要性。通过开设继续教育课程和提供在线学习资源，鼓励学生在毕业后继续深造，不断更新知识和技能，以适应医学领域的快速变化。

通过这样的课程设置，中医教育能够培养出既精通传统中医知识，又具备现代医学素养的复合型人才，为中医的传承和发展做出贡献。

## 三、中医教育的师资队伍建设

优秀的师资队伍是中医教育质量的保证。中医教育需要一批既精通传统中医理论，又具备现代医学知识的教师。这些教师不仅要有深厚的学术造诣，还要有丰富的临床经验和教学经验。通过定期的师资培训和学术交流，不断提升教师的专业水平和教学能力。中医教育的师资队伍建设是提高教育质量和培养高水平中医人才的关键。以下是对中医教育师资队伍建设的深入分析。

### （一）师资队伍的专业素养

中医教育的教师需要具备深厚的中医专业知识和丰富的实践经验。他们不仅要精通中医基础理论，还要熟悉各种中医诊疗技术和方法。此外，教师还应不断更新自己的知识体系，以适应医学领域的新发展。

### （二）师资队伍的临床经验

临床经验是中医教师不可或缺的重要素质。优秀的中医教师应该具有丰富的临床工作经验，能够将理论与实践相结合，为学生提供生动、实用的教学内容。同时，教师还应参与临床研究，以提升自己的临床技能和科研能力。

### （三）师资队伍的教育理念

中医教育的教师应具有先进的教育理念，注重培养学生的创新思维和实践能力。教师应采用多样化的教学方法，激发学生的学习兴趣和探索精神，引导学生主动学习和思考。

### （四）师资队伍的学术研究

教师的学术研究能力对于中医教育的发展至关重要。教师应积极参与学术会议、发表论文、申请科研项目等活动，以提升自己的学术影响力和专业地位。同时，教师还应鼓励和指导学生参与科研活动，培养学生的科研兴趣和能力。

### （五）师资队伍的国际视野

在全球化背景下，中医教育的教师应具有国际视野，了解国际医学教育的发展趋势和先进理念。教师应积极参与国际交流和合作，学习借鉴国外先进的教育方法和经验，提升中医教育的国际化水平。

### （六）师资队伍的师德建设

师德是教师职业素养的重要组成部分。中医教育的教师应具有高尚的职业道德，关爱学生，尊重学生的个性和差异，以身作则，为学生树立良好的榜样。同时，教师还应积极参与师德教育和培训，不断提升自己的师德水平。

### （七）师资队伍的持续发展

中医教育的师资队伍建设是一个持续的过程。教育机构应为教师提供专业发展的机会和平台，如定期的培训、学术交流、职称晋升等，以激励教师不断进步和成长。同时，还应建立有效的师资评价和激励机制，确保教师队伍的质量和活力。

通过加强师资队伍建设，中医教育能够培养出更多具有专业素养、临床经验、创新能力和国际视野的中医人才，为中医的传承和发展做出更大的贡献。

## 四、中医教育的临床实践

临床实践是中医教育不可或缺的一部分。通过临床实践，学生可以将理论知识与实际操作相结合，积累临床经验，提高诊疗技能。中医教育应加强与医疗机构的合作，为学生提供充足的临床实习机会，同时，也要注重培养学生的职业道德和责任感。

### （一）临床实践的初步接触

临床实践是中医教育中不可或缺的一环，能让学生有机会将课堂上学到的理论知识应用于实际的医疗环境中。在临床实践的初期，学生通常在教师的指导下，参与门诊服务，观察患者的病情变化，学习如何通过望、闻、问、切等传统方法进行诊断。在这一阶段，学生逐渐建立起对中医诊疗流程的基本理解，为后续的深入实践打下坚实的基础。

### （二）临床技能的系统训练

随着临床实践的深入，学生需要接受更为系统的技能训练，包括针灸、推拿、中药配方等中医特有的治疗技术。通过模拟操作和实际治疗，学生能够熟练掌握这些技能，并在教师的监督下，逐步独立完成诊疗任务。在这一过程中，学生不仅提高了操作技巧，也加深了对中医治疗原理的理解。

### （三）临床思维的培养

临床思维是中医临床实践中的核心能力。学生在面对复杂多变的临床情况时，需要学会综合运用所学知识，进行逻辑推理和判断。通过案例分析、病例讨论等方式，学生能够锻炼自己的临床思维能力，学会在实践中不断反思和总结，形成自己的诊疗思路。

### （四）跨学科的临床实践

中医临床实践不应局限于中医领域，跨学科的实践同样重要。学生在临床轮转中，有机会接触西医诊疗流程，了解现代医学的诊疗方法和理念。这种跨学科的实践有助于学生拓宽视野，促进中西医知识的融合，提高综合诊疗能力。

（五）临床伦理与沟通技巧

临床实践中，伦理和沟通技巧同样重要。学生需要学会尊重患者的意愿，保护患者的隐私，与患者及其家属进行有效沟通。通过角色扮演、模拟对话等教学方法，学生能够提高自己的沟通能力，培养良好的医德医风。

（六）临床研究与创新能力的培养

临床实践不仅是技能训练的过程，也是科研和创新能力培养的过程。学生在教师的指导下，可以参与临床研究项目，学习如何设计研究方案、收集和分析数据。这一过程能够激发学生的科研兴趣，培养他们的创新思维，为他们将来的学术发展奠定基础。

**五、中医教育的科研创新**

科研创新是推动中医教育发展的重要动力。中医教育应鼓励学生参与科研项目，培养他们的科研兴趣和创新能力。通过科研项目，学生可以更深入地了解中医理论的科学内涵，探索中医与现代医学的结合点，为中医的发展贡献新的思路和方法。

（一）科研创新的基础建设

科研创新是中医教育发展的重要驱动力。基础设施建设包括完善的实验室设施、先进的研究设备及充足的研究资金。这些基础条件为教师和学生提供了探索未知、验证假设的物质保障。实验室不仅是科研实践的场所，也是激发创新思维的孵化器，学生在这里可以自由地进行实验设计和数据分析，培养严谨的科研态度和创新能力。

（二）科研项目的设计与实施

科研项目的设计与实施是中医教育科研创新的核心环节。项目选题应紧密结合中医领域的热点问题和实际需求，鼓励跨学科的合作，促进中医与现代医学的融合。在项目实施过程中，教师和学生共同参与，通过文献综述、实验操作、数据分析等环节，锻炼科研能力，推动中医理论的深化和实践的创新。

（三）科研思维的培养与激发

科研思维的培养是中医教育中不可忽视的一环。通过开设科研方法论、统计学等课程，引导学生掌握科学研究的基本方法和逻辑。同时，鼓励学生提出问题、质疑现有理论，培养独立思考和批判性思维的能力。这种思维的培养有助于学生在科研过程中发现问题、提出解决方案，推动中医学科的发展。

### （四）科研成果的转化与应用

科研成果的转化与应用是衡量科研创新成效的重要标准。中医教育应注重科研成果的临床转化，将实验室的发现应用于实际治疗中，提高中医治疗的针对性和有效性。同时，通过专利申请、技术转移等方式，将科研成果转化为社会和经济效益，推动中医药产业的发展。

### （五）学术交流与合作的平台搭建

学术交流与合作是科研创新的重要途径。中医教育应搭建学术交流的平台，鼓励师生参加国内外学术会议，与同行进行深入的交流和讨论。通过合作项目、联合实验室等形式，与国内外高校和研究机构建立合作关系，共享资源，共同推进中医科研的创新与发展。

### （六）科研伦理的教育与实践

科研伦理是保证科研创新健康发展的基石。中医教育中应加强对科研伦理的教育，让学生了解科研活动中的伦理规范和责任。在科研实践中，教师应以身作则，引导学生遵守伦理规范，诚实守信，尊重知识产权，维护科研的公正性和诚信性。通过科研伦理的教育与实践，培养学生的社会责任感和职业道德，为中医科研创新提供坚实的道德支撑。

## 六、中医教育的国际交流与合作

在全球化的背景下，中医教育的国际交流与合作显得尤为重要。通过与国际医学教育机构的合作，中医教育可以吸收国际先进的教育理念和教学方法，提升教育的国际化水平。同时，国际交流也有助于推广中医文化，增强中医在国际上的影响力和认可度。

### （一）国际视野的拓展

中医教育的国际交流与合作首先体现在国际视野的拓展上。通过与世界各地的医学院校和研究机构建立联系，中医教育机构能够引入国际先进的教育理念和教学方法。学生和教师有机会参与国际会议，与全球同行交流最新的研究成果，这不仅丰富了他们的知识体系，也拓宽了他们的国际视野。

### （二）文化交流的平台搭建

中医教育通过国际交流与合作，搭建了一个文化交流的平台。中医作为中国传统文化的重要组成部分，其在国际交流中的推广有助于增进世界对中国文化的理解和认同。同时，中医教育机构通过举办国际研讨会、文化节等活动，促进了中医文化的国际传播和多元文化的交流。

### （三）教育资源共享

在国际交流与合作中，中医教育实现了教育资源的共享。这包括教材、课程、研究数据及教学经验等。通过与国际伙伴的合作，中医教育机构能够获取更多的教学资源，提高教育质量，同时也为学生提供了更多元化的学习机会。

（四）国际标准的对接

中医教育在国际交流与合作中，努力与国际医学教育标准对接。这意味着中医教育不仅要传授传统的中医知识，还要融入现代医学的元素，确保教育内容和方法与国际医学教育保持一致，提高中医教育的国际认可度。

（五）国际合作项目的开展

中医教育通过开展国际合作项目，加强了与国际医学界的联系。这些项目可能包括联合研究、学生交换、教师互访等多种形式。通过这些项目，中医教育机构能够与国际伙伴共同解决医学领域的难题，同时也为学生提供了宝贵的国际学习经历。

（六）国际认证与资质互认

为了提高中医教育的国际地位，中医教育机构积极参与国际认证，争取资质互认。通过获得国际认证，中医教育的学位和证书能够得到更广泛的认可，这不仅有助于提升中医教育的国际形象，也为中医专业人才的国际流动提供了便利。

# 第四章　中医人才培养的国际视野

## 第一节　中医国际化

### 一、中医国际化进程的路径选择

（一）中医所承载的文化力分析

文化是一种客观存在，但只有它为社会发展提供巨大的推动力时，才能称之为文化力。中医是我国传统文化的瑰宝，其发挥的巨大而深远的作用，形成了所谓的中医文化力，是我国经济、科技乃至社会发展不可忽视的动力之一。

1. 中医核心价值体系文化力

中医药文化的核心价值，主要体现为"仁、和、精、诚"，即以人为本、医乃仁术、调和致中、大医精诚等理念，共同构筑起中医核心价值体系。与当今医界推崇的希波克拉底誓词一样，中医核心价值体系在医学伦理、病理、治疗等方面对医者进行制约。中医核心价值体系文化力体现在古代和现代的互动、文化和科技的沟通、传承和创新的结合中，它拥有更易传播的受众、市场和前景。改革开放以来，人们对中医文化传承与创新过程较少关注，对其中的理论依据、范式模式、策略机制等的归纳整理少之又少，导致对中医文化传统机制的研究出现断层，对其发展规律认识不透，特别是对传承与创新的互动循环、师承家授模式的归纳研究极少，亟需抢救性发掘，不利于中医文化的传承发扬。

2. 中医辨证思维文化力

以中国古代朴素的唯物论和自发的辩证法思想即气一元论、阴阳学说、五行学说为哲学基础构建的理论体系，形成了独有的中医辨证体系。其文化力最具影响的有三种：一是整体思维，也可以称为系统思维，是中医理论建构的重要基础，依此中医建立了藏象理论，成为中医诊断学的重要理论。而今人将整体思维用到了社会发展的各方面，大至探月项目、三峡工程，小至团队建设、个人思想，整体思维都产生了巨大的效能。二是相成思维，即以相互联系、相互依赖、相济互补的观点看待对立的两个方面或对立的两种事物的思维方式。"辨证之首，注意主症；辨证之性，注意兼症；辨证中证，注意联系。"西方人很难理解中医医脚治头痛的道理，而这种事物间相互联系、依赖、影响的辩证思维正是中医的精髓，它与西方科学研究中割裂的、局部的、细微的分类研究原则大有不同，但又殊途同归。三是易变思维。变易思维是以变化的观点考察一切事物的思维方式，中医辨证论治是以疾病的运动变化为其基础的。而今，中医辨证文化仍具有顽强的生命力，部分精华已被西方哲学吸收，成为西方文化的一部分。

（二）中医文化的国际化路径选择

1. 运用整体思维，完善中医文化核心价值体系

中医学重视人本身的统一性、完整性，形成了中国特色的整体思维，当代中医的核心价值体系正需要整体思维来重铸。当今，有人认为中医空虚神秘，无法实证，近似"巫术"，于是鼓吹"去中医论"。然而事实是，中医药的种种不解现象，通过中外的科学研究，正被逐渐揭开神秘面纱，中医所面临的科学实证难题，越来越被认为是当今科学局限性所致。因此，政府部门要坚定地为中医文化的繁荣撑腰打气，积极发挥牵头作用；高校、医院、社会团体等组织应该发挥不同优势，相互协作，尤其是要发挥中医药高等院校的作用，培养好中医文化继承和发展的重要力量，使其成为中医文化的智慧源泉；要启动国家层面的中医文化核心价值体系建设，明确发展目标、纲要、规划，制定中医国际化实施方案，确定突破目标、精细部署、分步实施，本着先易后难的原则有计划、有步骤地将中医文化、医疗进行推广普及。

2. 运用相成思维，推动中医药理论、实践体系的中西分合

运用相成思维，是指在医学精神的大旗下，和谐融合不同文化基础上的中、西方医学。要坚持三分法：一是按西医药系统标准培养一批。不论是同仁堂以品质塑造品牌的模式，还是天士力以复方丹参滴丸敲开美国食品药品监督管理局大门的科技领先模式；不管是韩国"高丽参国家营销规划"，还是日本"汉方药的国家发展规划"，都是按照西方标准改造中医药，主动融入西方医药系统的好办法。二是按照中医理论独立研制一批。祖国医学文献记载了几千年来积累的医药科学知识和医疗实践，数量大，内容丰富。要参照国际化质量标准，按中国医学体系对这些医学知识去芜存菁，归纳整理，建立有相关要素指标和评价指标的中医国际化的评价指标体系，构建中医国际化评价计算模型，为中医国际化程度的定量评价提供解决方案。三是中西医学合作融合一批。要加强国际间中医药合作，开展国际医药经济合作、科研合作与技术合作，继续与世界各国、地区达成中医药合作协议，就教育、科研、医疗服务、人才交流和信息传播等方面开展合作，扩大中医药国际合作的规模，定期召开国际中医学术交流研讨会，在全球范围内宣传中医药；提请世界卫生组织推动传统医药的发展，通过人才的交换学习，促进传统医学和西医的相互理解和认同；要以国家政府行为为保障，推动中医文化为世界所接受，将中医纳入世界各国的药品管理体系，承认中医的合法地位。

3. 运用人文思维，建立中医人才培养机制

中医的魅力往往体现在独有的个人医疗能力上，中医及其文化的繁荣，归根到底需要一批以推动中医学为使命的人来完成，建立人才培养制度也必须尊重中医人才的个性化需求。要兼容并举建立好人才培养规划：建立"国医"制度，帮助一批著名中医建立"实验室"，培养中医硕士、博士；要建立中医骨干体系，培养一批医德高尚、理论功底深厚、临床疗效好、群众公认的优秀中医临床人才；要在居民点、社区建立中医保健中心，立足末端需求，将农村和城市社区卫生服务所需要的中医服务打通"最后一公里"；同时也要注意加强中医药管理人才、复合型人才、外向型人才等的培养。

**4. 运用思辨思维，推动中医国际化进程**

用思辨思维推动中医国际化进程，就是要用西方老百姓能够接受的逻辑方式，推动中医普及。一是立足孔子学院开展中医文化普及工作。要开展大规模志愿服务活动，在西方社会建立对中医有一定认同或有参与热情的居民档案，找出具体医疗指向人群，开展有参照系的中医"未病先治"普及活动，让西方人切实认识中医疗效；要在有一定基础的社区，将中医锻炼方法、中医药使用、医疗药膳等养生保健和预防疾病的知识，在实践中通过多元主体及路径，推广到各类人群中去；要从实现中医文化价值的高度，推出具有中医文化特色的社区健康管理模式。二是依靠走出去的机构、人员系统推广。中医作为我国传统科学，理应由中国人向全世界传播，要树立传播本国科学文化的自豪意识，立足华人、华侨聚居地向外辐射，让其在全球各地开花散叶。

## 二、中医国际化创新

### （一）合法地位得到承认，临床作用日趋明显

中医的合法地位是中医药国际化的重要前提和核心问题。长期以来，中医药国际化进展缓慢的直接原因，就是中医在世界上大多数国家和地区都未取得合法地位。进入21世纪以来，这方面取得了一定成果，世界上已经有很多国家的政府正式承认中医的合法地位。其中，泰国、澳大利亚、马来西亚、印度尼西亚、越南等国家围绕中医、中医诊所、诊断管理、中医教学及中医从业人员等制定了一些法规，中医的医疗行为得到保障，中医获得了与西医同等的地位。此外，英国、美国部分州也在进行中医的整体立法。

由于西医在治疗慢性病方面具有一定的局限性和不良反应，而中医在治疗慢性病方面有其独特的优势，近年来中医临床疗效的彰显也加速了其国际化。目前，国外中医临床上主要使用针灸方法，中药的应用范围也在逐渐拓展。其中，针灸对疼痛的控制作用已被广泛接受，在肿瘤治疗中的参与（如抑癌治疗、免疫治疗、放化疗后毒副作用的调理）也取得了非常好的效果，同时中医对皮肤病的治疗也凸显了其独特的临床价值。此外，国外不少妇产科医师已积极推荐在试管婴儿治疗前后进行针灸的相关干预。依靠中医的临床疗效，中医在国际上初步产生影响。

### （二）加大创新是中医国际化的必由之路

虽然中医国际化趋势喜人，但仍是"路漫漫其修远兮"。我国中医药行业国际化发展滞后的根本原因是创新力度不够，加大创新力度是推动中医国际化的必由之路。

**1. 国外布局的模式创新**

不同国家发展程度不同，政治、经济、文化及医疗环境等千差万别，使得中医国际化面临着极其复杂的环境。对于中医行业，其国际化首先要加大国外布局的模式创新，将已有的"点、线、面"结合起来，共同推动发展。

首先，要以已有和即将建设的中医国外中心为战略支点，充分发挥其在促进医疗、保健、科研、教育、产业、文化协调发展方面"六位一体"的功能，打造民心工程，通过这

一支点来推动中医在这些国家和地区的推广,提高大众对中医的认知,从而逐步有序地提升中医在这些国家的影响力,为中医在更大范围内的推广和发展奠定民众基础。

其次,"一带一路"倡议及其几条经济走廊的建设为中医国外布局提供了很好的契机和极大的发展空间。要充分利用这些"线"的作用,积极融入、主动对接"一带一路"的国家顶层设计,分享"一带一路"的红利,开拓中医国外发展的新领域和新途径。

最后,要充分利用中国外交积累下来的多边合作机制这一"面"的作用,推动中医在国外布局。"一带一路"倡议实施以来,我国政府已经将中医药合作纳入与沿线国家多、双边合作机制,中医行业要通过这些合作机制加快其推广。

2. 国际标准的推陈出新

"一带一路"倡议的实施加速推动了中医国际化的进程,但国际标准缺失、质量控制指标难以规范、质量控制难保障等问题,使中医无法适应国际化的需求。当前,全球缺乏一套统一认证的中医药国际标准,应完善中医药行业"走出去"的顶层战略设计,加快中医药国际标准的推陈出新,引领建立中医药国际标准,抢占中医药国际化制高点。

目前,我国国家层面、地方层面和行业层面的中医相关标准数量众多,不同标准存在很多冲突的地方,"定而不用""用而不一"的情况在中医临床中普遍存在,严重影响了中医自身的发展,也制约了中医的国际化进程。积极推进中医国际标准的建设,是对中医行业国际化的有效保障和加持,将成为推动产业发展的最强驱动力,同时可以更好发挥"以外促内"的作用。目前多个国际组织都在对中医制定国际标准,如世界卫生组织(World Health Organization, WHO)主导的《针灸实践标准》正在制定。在中医国际标准的制定上中国应发挥引领作用,中国政府要加强与相关国际组织的信息沟通,设立中医标准化的国际组织合作协商平台,寻找合作和共识,加强资源共享和相互借鉴,提高中医国际标准的规范化、科学化程度,让中医行业持续成为我国具有原创优势的科技领域。

3. 传播途径的载体创新

目前,中医在国外的推广面临诸多问题,应转变传播思路,创新传播载体,探索并开拓新的传播途径,打造响亮的"名片",才有机会掌握国际话语权。

一是加强自我宣传。中医的国际化发展必须从整治和治理中医行业的乱象入手,如数年前由"鸿茅药酒"引发的国内对中医的质疑等,唤起了更多人对中医真伪的思考。要依法规范发展,去伪存真,提高中医药产品质量、疗效和安全性,做好中医传承与文化传播。在此基础上,充分利用网络、新媒体等途径,锁定国外中医"粉丝",让更多的国外人士正确认识中医,认可中医,夯实中医国际化的群众基础。

二是海外推广展示。要充分利用中医海外中心、国际医疗博览会、国际中医药文化节、海外巡回展等活动在推动中医国际化方面的作用,加大中医在海外的推广展示力度。其中,要加大国务院侨务办公室"海外惠侨工程——中医关怀计划"的推广展示范围,在全国范围内选派知名中医师,通过举办国外慰侨义诊、中医文化宣传及健康讲座等活动,并走进社群,广泛地向世界传播中医药知识,普及中医药医疗保健常识,弘扬中医文化。

三是国际组织传播。争取国际组织(如 WHO 全球传统医学中心)的话语权,不仅是争取权益,而且要用更宽广的胸怀,积极主动地参与到国际组织推广中医的工作中去,为中医

## 第四章 中医人才培养的国际视野

在世界上更好地发展贡献中国智慧。"中医人"要站在战略的高度,采取有效措施提升中医在 WHO 的地位,争取中医在 WHO 的话语权,充分利用国际组织来传播和推广中医。

4. 交叉领域的业态创新

中医药行业并不是一个独立的行业,它与国民经济息息相关,与我国政府正在大力推动的供给侧结构性改革密切相关,本身有着去产能、去库存、去杠杆、降成本、补短板的内在需求,是推动我国国民经济持续发展的重要支柱之一。中医行业的国际化发展,必须要立足自身实际,顺应我国供给侧结构性改革的趋势,不断优化自身,为更好的国际化奠定基础。

与其他战略性新兴产业的发展相同,我国中医药行业在交叉领域的创新滞后,因此,要因势利导加大中医药在交叉领域的业态创新。中医还可以联合很多产业共同发展,如发展中医药文化创意企业,推进中医药产业与旅游业融合发展;打造中医药产业链数据库集群,借助"互联网+"为中医行业提供全面、智慧的服务,这些都属于跨领域的业态创新。要推动中医国际化的快速发展,必须抓住时代机遇,充分利用科技创新、"互联网+"等的机遇,实现中医领域的业态创新,为中医发展提供新的动力。

中医国际化挑战与机遇并存,创新是加速推动中医走向国际的根本保障。要不断提高中医行业的创新发展能力,立足自身实际,加快"走出去"布局模式的创新,与相关国际组织和部门积极沟通合作,引领建立中医药国际标准,加强宣传传播,不断推进中医文化普及。此外,要加大交叉领域的业态创新,促使中医在不同行业体系中发挥更加积极的作用。

### 三、国际化视野下中医传承管理发展的建议

为充分发挥中医药在我国医疗卫生服务体系中的作用,落实中西医并重的卫生政策,我国将继续加大对中医药的政策支持力度,建立健全相关法律和法规。我国将高度重视中西医结合,支持中医药事业发展,努力加强中医药服务体系建设,尽快完成中医院大楼的改造,改善设施条件和就医环境,积极投入科研项目,加大人才培养和重大项目投入,开展基地建设和科研,激发科技创新活力。加强医院内部建设,提高专科中医药服务能力,建设区域综合医院和中药房。广泛传播中医药适宜技术,建立乡镇卫生中心。以专业技术人员为核心的医疗设备和必要的中成药、中药基本落实,每个城市社区卫生服务中心至少提供一项服务,每个村卫生室至少提供一项服务。同时努力稳定现有中医药人才库,提高中医师的业务水平,改善其生活条件,加强专业技术培训,提高中医药人才质量。

在国际化视野下,中医药文化知识的传播内容包括政策信息、新闻信息、知识、个人交流内容和互联网网站等。考虑现代通俗语言对中医文化知识的理解,帮助人们准确想象,在传播中医知识时可以适当娱乐,中医知识以文化故事、术语、典故、宣传图片、绘画等形式传播,使大众对中医药文化品格的理解变得通俗易懂、有趣,可以帮助人们更好地了解中医药的文化知识。此外,针对中医药文化知识缺乏和制度约束等问题,应进一步规范中医药文化知识传播。加快完善中医药管理体系。按照中医药治理体系和治理能力现代化要求,创新管理模式,建立健全国家、省、市、县级中医药管理体系,进一步完善领导机制,切实加强中医药管理工作。

# 第二节 全球化与中医药文化

## 一、中医药文化发展路径

### (一) 改革创新多元发展

1. 加强中医药文化内涵研究

要厘清中医药文化的内涵、核心理念和价值观念，重点探讨中医药文化的基本精神和特征、思维方式和价值取向、核心价值体系和当代价值；梳理中医药文化的源流脉络，注重凝练中医药文化的精神实质，构建蕴含时代精神的中医药价值体系。在全国范围内开展中医药、民族医药普查，查清文献、文物、古迹等资源，挖掘其蕴藏的人文精神。特别要注重对中医药非物质文化遗产的普查，推动中医药项目列入国家级非物质文化遗产代表性项目名录、人类非物质文化遗产代表作名录及《世界记忆名录》等。

2. 加快中医药文化人才队伍建设

要注重培养、选拔高素质的中医药文化人才，构建由高层次人才引领、专门人才充实的完备的中医药文化人才体系；对中医药从业人员要加强中医药文化培训，努力提升中医药从业人员的文化素养；组建各级中医药文化专家团队，对中医药文化建设、科普工作进行指导和评价；开展中医药文化名家工程，遴选并培养国家级、省级中医药文化科普名家，组建中医药文化传播专业团队；尝试创立人才激励机制，激发中医药文化人才的积极性和创造性，保障中医药文化建设工作顺利开展；加大科研支持力度，倡导中医药专家学者传承、创新、宣传、推广中医药文化，使民众能够获得更加权威、准确的中医药健康养生知识；加强中医药文化相关课程、教材建设，强化对中医药院校学生的中医药文化教育，坚定其中医药文化自信。

3. 巩固中医药文化机构和设施建设

要积极推动国家、省级中医药、民族医药文化宣传教育基地建设，普及、展示、传播中医药文化；在推进文化体制机制改革中，积极探索，努力形成以中医药报社、杂志社和出版社为主的文化机构发展新机制；积极推动中医药、民族医药文化研究与传播专门机构的建设，特别是中医药院校要利用好研究中心和研究所等平台，使之成为传播中医药文化知识的重要平台和载体，开展中医药文化培训和学术交流等活动，打造中医药文化传播的主阵地；探索建立社会力量参与中医药文化机构建设的新模式。

4. 重视中医药文化保护和传承

中医药文化保护和传承工作要正确处理民族性与时代性的关系。民族性和时代性并不是截然对立的两种事物，而是同一事物的两个方面，二者密切相关。这不仅关系到如何评价中医药文化，还与中医药事业在现代化建设中走什么样的道路和如何传承与创新等密切相关。从价值取向和价值判断总的趋向看，对待中医药文化的态度主要有三种倾向：一种观点持全盘否定态度，认为中医药是没有系统性也没有价值的文化。另一种观点持全盘肯定态度，认为中医药文化是中国传统文化的重要组成部分,是中华民族智慧和力量的源泉,在现代化建设中,它将发挥巨大作用。再一种观点持折中态度,认为中医药文化是一个整体,既有积极因素,也有消极因素,全盘肯定和全盘否定都有失偏颇,因此,必须科学对待中医药文化,取其精华,去其糟粕,深入挖掘并传承中医药文化中的精髓。建议设立中医药文化保护传承专项经费,资助中医药文化建设重大项目,加大濒临失传的中医药文化遗产的抢救性保护工作力度,建设有代表性的中医药文化宣传教育基地,推动中医药文化遗产的活态传承,推广数字化、影像化记录方式。

5. 推进中医药文化宣传普及

在中医药文化宣传普及方面,既要保证内容的科学准确、通俗易懂,又要注重形式的新颖和多样。此外还需积极拓宽宣传渠道和方式,特别是短视频、社交网络平台等新兴媒体。要推动中医药高等院校的中医药博物馆建设,通过举办中医药文化主题的讲座、会议、培训及比赛等活动传播中医药文化。联合报刊、影视、网站等主流媒体及其相关单位,开设电视专题节目、咨询服务热线、摄制专题片,构建中医药文化宣传普及长效机制,从社区、校园等微观主体入手,通过科普巡讲、展示宣传、亲身体验等方式,使中医药文化融入百姓生活。

6. 推动中医药文化产业发展

要立足新发展阶段,坚持贯彻新发展理念,构建新发展格局,以传承创新发展中医药为主线,促进中医药文化的健康持续发展。将中医药文化置于中医药事业格局内,置于国家文化建设的宏观背景下,置于"一带一路"倡议和构建人类卫生健康共同体的世界格局中,一手抓中医药文化事业,一手抓中医药文化产业,既要满足公众医疗卫生和健康需要,又要促进经济发展。深入挖掘中医药文化资源,依靠科技创新带动中医药文化产业提档升级。发展中医药文化相关的动漫、游戏等新兴文化产业,以市场需求为核心,开发建设中医药文化特色鲜明的健康产品、主题公园、旅游线路、养老康乐机构等,形成较为完整的中医药文化产业链。

(二)推动中医药基础理论和临床应用的发展

20世纪末,中医药界对一些传统的中医理论,如气的本质、经络实质、阴阳、五行、藏象及中医哲学观等有了新的认识,这是对中医基础理论的创造性发展。这一时期的理论创新成果主要包括气本质的现代解说、阴阳的现代定义、中医分形等。现代中医在诊疗方式和手法上既继承了传统中医的精髓,又与时俱进,借鉴和学习现代诊疗方式,提高了中医诊疗的效果。在诊断治疗疾病时,中医主要采取辨证论治的方法,通过望、闻、问、切四诊收集病状和体征,加以分析,辨清病因、性质、病变部位及正邪之间的关系,综合判定为某种性质的"证",根据"证"所反映的疾病确立治疗原则和治疗方法。

中医治疗方法很多,大体可分为药物疗法和非药物疗法两大类。药物疗法又包括内治法和外治法,所谓内治就是药物内服,外治有外敷、热熨、熏洗等方法。非药物疗法主要包括以药膳为代表的食疗和通过刺激经络、穴位等达到治疗目的的针灸、推拿等疗法。中医疗法的目的是平衡人体阴阳,在具体治疗方式和用药选择上,根据病情的不同或攻或补,或攻补兼施，中医的"汗、吐、下、和、温、清、消、补"八法一直沿用至今。同时，中医治疗以整体观为指导，关注的不仅是祛除疾病，还特别注重患者自身功能的提升，所以治疗过程往往辅以情绪调控方面的指导和运动建议，以恢复患者身心健康为目标。

随着中西医结合的不断深入，中医也从西医学中借鉴了许多诊断、治疗方式，或利用现代检测方法辅助辨证诊断，兼用中西药进行治疗，或利用中西医结合点创新药物用品和治疗工具，像小针刀、传统药物注射针剂等都是在中西医结合的生长点上不断推陈出新的产物。在疗效的验证上，现代中医学建立了多种实验动物模型或开展临床人体试验，以验证中药或方剂的疗效，有力地促进了中医的发展和学科建设。中医基础理论、中医诊断学、中药学、方剂学、温病学等基础学科和中医内科、外科、妇科、儿科、眼科、耳鼻喉科、针灸科、骨伤科、推拿科，以及中西医结合、气功、中医护理等都有了相当的发展，各级中医医院和综合医院的中医门诊与病房得以建立，并在许多病证的治疗上显示出了西医难及的优势。因此，中医只有找准自己的定位，才能在西医学占据主流的情况下实现可持续发展。现阶段，中医在实现现代化、国际化方面尚存在不少现实困难，但随着社会的进步和科学的发展，中医传统理论和技术的科学性必将显现出来并得到传承，其优势也将更多地得以彰显。

（三）实现中西医文化结合

1. 正确对待中西医文化及其差异

对中医药文化在当今的价值和作用的评价，是中医药文化讨论中最重要的问题之一。中医药文化所体现的哲学体系、思维模式、价值观念在推动中医药事业全面协调可持续发展、建设中华优秀传统文化传承体系、发展先进文化、增强中国文化软实力等方面的价值不言而喻。因此，要深入挖掘中医药文化的内涵和时代价值，充分发挥其作为中华文明宝库"钥匙"的传导功能，加大中医药文化保护传承和传播推广力度，推动中医药文化贯穿国民教育，融入生产生活，促进中医药文化创造性转化、创新性发展，为中医药振兴发展、健康中国建设注入源源不断的文化动力。

对待西医文化，简单的"中体西用"或"西体中用"思想尚不能很好解决中西医结合的问题。结合不是简单的联系或一方屈从于另一方，而是彼此融合，形成一个整体。中西优秀文化可以相互结合，这个结合的基础就是文化的普遍性。

文化的普遍性来源于人类的共性，这是文化能够传播、融合的基础。而文化又具有特殊性，这源于民族文化的自然选择、社会选择，这是民族得以独立生存和发展的条件之一。因此，在文化传播与交流的过程中，一方面不能简单粗暴地拒绝、排斥外来的先进文化；另一方面又要传承本民族的优秀文化。一切先进的科学文化只有民族化才能扎下根来，中国优秀的民族文化只有走向世界才能传播出去。现代化的信息传播方式和全球化的经济进程使得东西方文化和科学技术的差距日益缩小，科学的多元性逐渐被认同和接受。中医药独具特色的医学体系已逐渐得到世界认可，丰富和发展了世界医药学。

2. 中西医文化结合的必然

中西医结合虽然已经走过了半个世纪的漫长历程，但至今社会各界仍对此褒贬不一。多年来，我国始终坚持中西医结合方针，开办中西医临床专业，构建了完备的本、硕、博学科和课程体系，培育了众多中西医结合专门人才；创办了中西医结合学术刊物，出版了相关论著，成立了中西医结合学术团体。目前，我国已经形成了完整的中西医结合学术体系。严格地说，在西医学占据主流的背景下，中医从业者所从事的无论是医疗还是科研均属于中西医结合的范畴。但是此种结合程度有限，尚未触及根本。从整个医学体系和医疗卫生事业角度看，中西医结合在广度、深度及普遍程度方面的进一步发展任重而道远。对于中西医结合的总体目标、思路方法也尚未形成共识，也还没有建立起中西医结合的最佳模式，尤其是对中西医文化的结合有待深入探索。

中西医结合不仅是学科机构、人才队伍等的结合，最根本、最核心的是中西医两套理论体系和技术方法的结合，而其背后体现出来的是两种文化的渗透、互融、结合。中医和西医各有优势和特色，也都存在着局限与不足。作为人类防病治病的智慧结晶，中西医进行互融与渗透、互补与借鉴也就成为人类社会进步和科学技术进步的必然，这既是临床诊疗的客观需要，也是中华优秀传统文化和谐、包容的价值体现。

曾经主要以西医为治疗手段的疾病也已成为中医的治疗目标，包括临床诊疗、疗效评价、新药研制等。因此，只有不断吸收现代医学的最新成果进行创新，中医诊疗才能适应时代的要求。在诊疗方法上，中医学既要发挥自身的特色优势，又要借鉴现代科学手段；在理论上，要与西医学进行融合和印证，使中医成为开放包容、兼收并蓄的学术体系，促进中医的发展。中西医结合也是中医借鉴最新医学成果的有效途径。

此外，随着饮食结构、生活方式、生存环境等改变，处于亚健康状态的人不断增多，人类的疾病谱也在发生大的变化。加之全球老龄化进程的加快，特别是医学模式和健康观念的转变，出现了许多西医解决不了的难题。如抗生素和抗病毒药物的广泛应用所导致的病原微生物变异和耐药问题、肿瘤化疗和放疗的毒副反应问题、手术后的康复治疗问题、多种疾病的药物依赖问题等，而对此中医有独到的见解和治疗方法，中医可以从这些问题入手进行中西医方法和技术上的借鉴与互补。

中西医学虽然理论体系不同，思维方式有别，诊疗模式存在较大差异，但二者针对的客体、治疗的目标、研究的目的却是一致的。中西医都是在同疾病斗争的实践中产生和不断发展的，二者对人体生理病理、发病规律、防治原则等基本问题的认识在本质上是相近、相符甚至是相同的。

如消渴之于糖尿病、哮喘之于喘息性支气管炎、腹泻之于结肠炎等疾病，中西医也都有大致相近的认识，痢疾与菌痢则几乎相同。对这些疾病，中医分别采用生津止渴、化痰平喘、健脾止泻及清肠解毒等药物进行治疗。其他如中医用麻黄汤宣肺平喘，西医用麻黄素松弛支气管平滑肌；中医止泻重用黄连，西医治肠炎用黄连素等。对于闭合性骨折，采用X线下手法整复、针灸与电疗结合、中药离子透入、中药介入等，日益显示出中西医结合简便易行、富于实效的优势。可以说，无论在理论层面还是在实践层面，中西医结合都已具备坚实的基础。

目前，在方法和内容上，中西医结合已有许多成功的经验，如辨证与辨病相结合、宏观与微观相结合、临床观察与实验研究相结合等。在制定"证"的客观化标准时，将西医学的生物化学、免疫学、影像学、病理学、分子生物学检测等作为中医望、闻、问、切四诊的延伸，将其结果作为证候标准的补充内容，使"证"更能反映疾病的本质；将中药药理学结论作为中药性味归经、功效主治的有益补充；临床用药时，在不违背中医辨证论治的原则和前提下，适当选用某些对某种疾病、某一环节或某一病变实质有改善作用的药物，以提高临床疗效，避免用药的盲目性。

中西医结合的关键是实现中西医理论的有机融合，深入探索中西医在生理、病理、临床等方面的内在联系，从中选取互融点进行理论融合。同时加强实践层面的相互渗透，将中医的理法方药、辨证论治原则和方法与西医学的诊疗手段有机结合；将中医历代医家经验与西医学的新成果、新经验有机结合；将中医治法学、方药学与现代中药药理学、毒理学结论紧密结合；将临床诊治规律与实验研究结论紧密结合，通过彼此的借鉴补充、取长补短，满足现代临床研究的各种需求。通过中西医理论互融和实践渗透，构建中西医结合的双重诊疗体系，这是中西医结合的终极目标，也是实现创立我国统一的新医学、新药学理想的唯一正确途径。如在诊断上，既有西医病的诊断，又有中医证的分析。在治疗上，充分体现中西医治疗的疗效评判标准，确定中西医的恰当疗程、停药标准、减药标准、调方指征，中药服用还要有相对统一的剂量标准和煎药方法要求，根据病情的不同阶段和不同环节需要，或单用中药或西药治疗，或先西药后中药，或先中药后西药，或中西药并用；或以西药为主导、中药为辅助，或以中药为主导、西药为辅助，取长补短，最大限度地发挥中西医结合治疗的增效、减毒、纠偏作用。一病双诊双治，方案明确具体，可操作性强，从而发挥综合疗效的优势。

如果中西医在广泛趋同性和一致性的前提下能够实现理论、实践和实验等方面的结合，那么中医药文化的世界视野和全球意识必然得以彰显。

## 二、中医药文化传播与交流

### （一）中医药文化传播与交流的必要性

1. 现实需要

自近代西医强势进入中国后，关于中医的存废之争不绝于耳，中医药发展几度陷入困境。中华人民共和国成立以来，在国家的大力扶持下，中医药得到了不断发展。但一直以来，以西医学为标准、否认民族医学的声音依然存在，在一定程度上影响了海外中医药的传播和全球化发展进程。

随着老龄化社会的到来，在日益沉重的医疗负担的严峻现实下，加之化学合成药物所造成的药源性疾病和医源性疾病，以及诸多西医束手无策的疑难杂症，国际社会将目光转向安全有效的传统医学和天然药物。以植物药为标志的中药和与现代医学模式一致的中医理念越来越受到人们的青睐。中医文化中"治未病""整体观"等核心理念，彰显了中医的科学性。因此，将中医药文化与技术相结合进行国际推广来展现中医药独特的医学价值和文化魅力，将为中医药在全球范围内的传播带来新的契机。另外，人口老龄化的加剧，以及世界经济复苏乏力，使得许多高福利政策国家已不堪重负，迫切需要降低医疗费用支出。相对于西医高昂的医疗成本，有效、价廉、安全的传统医药成为更好的选择。包括中医药在内的传统医药正日益受到世界卫生组织及各国政府的重视,很多国家已经着手开发传统医药产品,并在政策、法律上给予中医药更大的生存发展空间。

2. 文化思考

美国著名传播学家、文化历史学家詹姆斯·凯瑞(James W. Carrey)"传播与文化是同构关系"的观点得到了许多人的认可。凯瑞认为,传播与文化互为一体,文化是人类生存的方式,是传播的内容;传播是文化的形态,是文化延展的途径;文化是传播着的文化,没有传播,文化便失去了生命;传播是文化的传播,没有文化,传播便失去了根本,也就失去了存在的必要。文化的传播是一种行为方式,或更准确地说是一种互动。它不仅仅是再现或描述,事实上它是对世界的形塑与建构。

作为中华优秀传统文化的瑰宝,中医药文化所具有的先进性为其跨文化传播提供了可能。中医药文化所独具的人文特性、哲学优势和生命智慧,决定了它必然成为打造国家文化软实力必不可少的组成部分。几千年来,中医药在对外传播中为世界人民医治疾病,同时中医药文化所蕴含的哲学思想、价值观念也随之传播开来,表现出地域性、阶段性和多样性等特征。改革开放后,中医药不但在中国得到健康发展,而且凭借治疗疑难杂症和传染病的优异表现,在世界范围内也开始加速传播。在防治禽流感和艾滋病等过程中,中医药彰显出独特优势。当前,世界各地成立了众多的中医药学术团体、医疗机构和科研机构,中医药国际教育也在快速发展。世界各国已有十几种文字的中医、针灸杂志和书籍出版;科研交流、医学教育在不同区域进行个性化完善;国际性、区域性学术团体不断建立。目前,全球接受过针灸、推拿或气功治疗的人数已达世界总人口的1/3,以中医药为代表的传统医学正为促进人类健康发挥积极作用。

推动中医药文化传播既要注重国际化人才的培养,也要不断拓展传播媒介和手段。一方面,随着中医药对外交流的日渐频繁,中医药院校人才培育应强化国际化目标。中医药人才进入国际社会后,必将对中医药文化的对外传播形成强有力支撑。另一方面,在现代科技快速发展的今天,传播媒介和手段的多元化也将成为中医药文化对外传播的助推器。要充分利用互联网、手机等新兴媒体,通过音频、视频多维度展示中医药文化,或通过以中医药为主题的影视作品和访谈节目,使中医药文化传播获得更多的机会和渠道,提高传播效率。

(二) 中医药文化传播与交流的主要内容

中医药文化既蕴含了中华文化的宇宙观和人生观,也包含了认知事物的思维方式。中医药文化传播与交流的内容可归纳为以自然观、阴阳平衡的生命观和以和为中的人文观为主的整体调和观;以脏腑经络系统观、四诊八纲方法学和理法方药控制论为基础的辨证论治的思维方式;以仁爱修身品德志向、济世为本致用情怀和德身双修精神风范铸就的仁术济世的道德取向;具有我国传统真、善、美艺术品格的文物、器具和体现中医药文化的书画、雕刻、诗文、音乐、舞蹈、影视等艺术。

1. 整体调和的医学观

整体调和的医学观主要包括自然观、阴阳平衡的生命观和以和为中的人文观。中医秉持"整体调和"的观点,用阴阳平衡来阐释人体及疾病之间的关系,对人体和自然保持着敬畏，由此产生了自然观，并以"致中和"作为中医文化的最高境界。

中医不但把人体本身看作一个有机整体，而且把人与自然、社会也当作一个统一体。以人为中心，以自然和社会环境为背景，中医用系统论的整体性、联系性原则阐明健康、疾病及生命之间的关系，揭示了人体内部及人与自然、人与社会之间的整体性联系。

中医学认为，人体是由气血、津液、经络、脏腑等组织构成的密不可分的整体，以五脏为中心，配合六腑，联系五体、五官九窍等，并通过经络纵横分布，以贯通内外上下，运行气血津液，滋养并调节各组织器官的活动。各组织器官生理功能各异，但相互协调，彼此联系，在病理变化中也互相影响。同时，中医关注人与自然环境的密切联系，认为人与自然也是一个整体。晨昏昼夜、季节气候、不同地域等自然界的变化都会对人体产生生理或病理的影响，因此，中医强调"人与自然、社会也当作一个统一体"，治疗也需"因时、因地、因人制宜"。

中医在强调人是一个整体的同时，又用阴阳来表明人体及疾病现象的属性。如体表属阳，体内属阴；六腑属阳，五脏属阴等。但阴阳并不是绝对的，是可以相互转化的。生命就是阴阳构成的平衡体。阴阳平衡，人体各种功能与物质协调，人则健康长寿，疾病是阴阳失衡的结果。中医治疗疾病的过程就是调节阴阳平衡的过程。

"中和"思想在中医各流派中皆有体现。中医治病，以"中"为度。而人的阴阳、气血、经络、脏腑、心神都处于"和"的状态，就意味着身心健康。"和"就是人体处于动态平衡、健康舒适的理想状态。中医素来有"持中守一而医百病"的说法，意指身体一直保持中和之气，便百病全无。因此，中医以平为期，以和为重。中医所说的"阴阳和合""阴平阳秘"等就是以和为中思想的体现。中医治疗疾病亦追求"致中和"。"中和"是世间万物的一种理想状态，达到"中和"，天地各得其所，万物升发，自然处于动态平衡之中。人与天地相参，天地"中和"，人也身心和谐。

2. 辨证论治的思维方式

辨证论治的思维方式主要包括脏腑经络的系统观、四诊八纲的方法学和理法方药的控制论。辨证论治，亦称辨证施治，包括辨证和论治两部分，是中医认识和治疗疾病的基本原则。辨证论治强调以人为本和个性化治疗，是中医最具特色的诊断和治疗方法。

中医把人体的各脏腑看作一个有机系统，各个脏腑都是这个系统的一个组成部分，只有与其他脏腑配合协调才能发挥作用。因此，一旦患病，各脏腑间会相互影响。此外，脏腑与体表之间也存在着联系。中医学认为，人体脏腑之气由经络输注，可在体表找到相应部位。这些部位与人体内部的脏腑之气相通，通过外部表征可以了解体内的健康状况及疾病变化。

望、闻、问、切是中医诊察收集病证的基本方法。中医通过望、闻、问、切四诊诊察疾病，运用阴阳、表里、寒热、虚实八纲对疾病进行分析辨别。人体作为一个有机整体，局部的病变可以影响全身，全身的病变也可在局部有所反应。采用望、闻、问、切四诊可以客观地诊察疾病的症状、体征，为辨证论治提供依据。八纲辨证是中医各种辨证的总纲。辨证的过程，是以脏腑、经络、气血津液、病因等理论为依据，对通过望、闻、问、切四诊所搜集的症状、体征等资料进行综合、归纳、分析、推理、判断，辨明其内在联系，以及各种病变相互之间的关系，从而认识疾病，做出正确的诊断。

理、法、方、药是中医学关于诊断与治疗操作规范的四大要素。辨证论治是理法方药运用于临床的过程。理，指根据中医学理论对病变机制做出的准确的解释。法，指针对病变机制所确定的相应治则治法。方，是根据治则治法选择最恰当的代表方剂或其他治疗措施。药，指对方剂中药物君、臣、佐、使的配伍及其剂量的最佳选择。中医学的理、法、方、药是一个环环相扣的完整体系，其中理、法是方、药之据，方、药是理、法之具。

3. 仁术济世的道德取向

仁术济世的道德取向主要包括仁爱修身的品德志向、济世为本的致用情怀和德身双修的精神风范。中医药文化中蕴藏着博大精深的哲学思想、伦理道德和高尚的人格精神。纵观历代医家，多以仁善为先，怀恻隐之心，认为"医乃仁术"，立志用自身所学济世救人，普济众生。仁爱修身的品德志向、济世为本的致用情怀和德身双修的精神风范构成了大医"仁术济世"的人格境界。

在中国传统文化中，"仁"的核心就是爱。中医药文化继承了传统文化中"仁"的价值理念，蕴含着仁爱、慈悯、好生等含义。"仁"是内生于心的信仰，而外寄于医术即为"仁术"。因而，医术常被称为"仁术"，即施行仁爱的方法、手段。中医药文化中，素有"良医良相"之论。良相辅政，功在社稷；良医救人，亦为济世。达则为良相，穷则为良医，二者之心均在济人，故有良医功同良相之论。中医讲求医术和医德，提倡"大医精诚"。医德修养注重"精""诚"二字。"精"为精湛、专一，精益求精，即要求医者要有精湛的医术，以胜任"至精至微之事"，还要孜孜不倦地探索，以不断提升医术。"诚"则要求医者要具备崇高的道德修养，真诚对待患者，竭诚为患者服务。

4. 中医药文化艺术

中医药文化艺术主要包括具有我国传统真、善、美艺术品格的文物、器具和体现中医药文化的书画、雕刻、诗文、音乐、舞蹈、影视等艺术。源远流长的中华优秀传统文化，历经数千年而未曾中断，表现出强大的生命力。同时，在形成和发展过程中形成了独有的文化气质和文化特色。经过几千年的历史发展，中国在广袤的国土上最终形成了统一的多民族国家，显现出中国传统文化的多元性。中医药文化是中华优秀传统文化的瑰宝，与古代文学和传统艺术有着密切联系。因此，中医药文化的传播与交流，既要重视中医理论、技术等的传播、交流，也要注重具有我国传统真、善、美艺术品格的文物、器具和体现中医药文化的书画、雕刻、诗文、音乐、舞蹈、影视等艺术所发挥的作用。

无论是整体调和的医学观念、辨证论治的思维方式，还是仁术济世的道德取向都是抽象的中医药文化，在跨国交流中推广传播存在诸多困难，而将这些抽象的文化具象为文物展示、器具体验或影视作品等则传播与交流会收到事半功倍的效果。例如，我国第一部反映中医药文化的系列纪录片《本草中国》就以"本草"为切入口，通过凝练的镜头语言、国际化的叙述方式、灵活的剪辑和水墨画般的画面质感，传递了中医药以人为本、人与自然、社会也当作一个统一体的思想，在世界观众面前展现了中医药文化的重要意义，让世界人民能够更好地了解、认识中药，有力地推进了中医药文化的传播和交流。

## (三) 中医药文化传播与交流的方法和途径

### 1. 纳入国家文化战略布局

发挥政府主导、引领作用，把中医药文化发展纳入文化强国战略进行顶层设计，协调推动中医药的全方位发展。加大政策扶持力度，统筹规划中医药文化产业布局，深挖中医药文化潜力，推动中医药文化大发展、大繁荣，促进中医药文化走出国门。对中医药文化传播的内容进行提炼和把关，把握传播内容的成熟度、准确度和战略高度，要尊重事实，实事求是，使之经得起时间检验。加强同各国政府和组织的交流与合作，借助孔子学院、海外中国文化中心及中外互办的"国家年"等平台，建立多渠道、多层次、多形式的中医药文化国际传播体系。

### 2. 语言转换与文化对接

语言体现使用者的思维方式，因此各种语言都有其规律和特点。东西方文化存在的巨大差异，增加了西方民众对中医药文化理解和认同的难度，这对中医药文化翻译的准确性提出了更高要求。根植于中华传统哲学和文化的中医药是独特的医学体系。中医药理论和语言既是中医药知识的载体，又是中医药文化传播的媒介。中医术语多为晦涩、含混的"理念"，有的并没有清晰的定义；而西医术语多为准确、具体的"概念"。因此，中西医在语言转换上存在不对等性，这便增加了理解不确定性的风险。为此，要注意不同语言、词语之间的关系，制定中医药名词术语翻译标准，做好中医药教材、古典医籍和现代科研成果的翻译工作。在强调语言转换科学严谨的同时，注重文化对接，注意受传方语言禁忌和风俗习惯。

第一，要做到语言文字的规范。这是任何一门语言教学的基础，否则很容易造成教学上的失序和语言上的混乱。在中医对外汉语教学方面，语言文字的规范主要包括两方面的内容：一是现代汉语的规范化，二是中医学术语言的规范化，两者缺一不可。现代汉语的规范是基础，中医学术语言的规范是核心，只有二者紧密结合，才能确保中医对外汉语教学工作的顺利进行。第二，要加强中医药对外翻译的语言文字建设，这是中医药文化对外传播和交流的关键。虽然近些年中医药对外翻译工作取得了重要的进展，但还存在专业翻译人才匮乏，翻译的科学化、规范化欠缺，质量不高等问题。因此，要在发挥"中国特色"和"中医药特色"的同时，加大中医药翻译人才的培养力度，加强中医药术语翻译的科学化、标准化和规范化研究。

要通过语言和文化的双重传播与交流，提升国际社会对中医药文化的认同，增强国家文化软实力。要防范中医药文化在国际上的文化失语，增强中医药名词术语国际标准化制定和实施中的话语权和影响力。结合国家语言战略发展，提升汉语的媒介语言地位。以汉语为载体，推进中医药文化的国际交流和传播，丰富中医药文化传播渠道，积极参与中医药形象在全球的塑造与传播。

### 3. 多渠道推广交流

中医药文化在对外传播的过程中，既要注重发挥政府的主导作用，统筹规划，也要引导相关组织、机构和个人从中医药产业、教育等方面整合资源，形成跨学科、跨领域、跨行业的中医药文化对外传播新格局。

传播媒介在中医药文化对外传播中起着重要作用。中医药图书是中医药文化传播的重要途径。特别是近些年的养生热，使中医药拥有了大量渴望获得更多中医药相关信息和知识的读者。这就促进了中医药文化方面的图书日益增多，不少中医药文化相关的图书登上畅销榜单。这一方面体现了有关专家和学者对中医药文化研究越来越关注；另一方面也体现了民众对中医药文化相关知识的迫切需求。虽然目前只有少量刊物专门研究和传播中医药文化，但由于中医药文化受众越来越细化，专门传播中医药文化的杂志会越来越多。网站是传播速度最快、传播面最广、最有效的传播平台，有利于中医药文化的传播和交流。如中国中医药网站的建立，使广大的用户能够从中得到丰富多彩的中医药文化精神食粮。中医药文化产品是体现中医药文化价值的最鲜活形式，在现实生活中，广大民众接触中医药文化的最直接方式就是体验中医药文化产品。因此，可通过精选中医药文化产品提升传播效果。此外，还应注重公众的视觉媒体传播，如音像材料等。公众的视觉媒体因其强大的视觉冲击力、直观形象的画面而容易引起广大受传者的兴趣，从而达到更广泛的传播效果，要组织编制高质量的中医药文化对外宣传材料，利用现代信息技术和传播手段，丰富中医药文化海外传播的内容、形式和渠道，提高中医药文化国际影响力。

中西方文化存在的客观差异及中西医文化的巨大差别给中西医学的交流带来了障碍，但这种差异也为交流与合作提供了空间与张力。博大精深的中医药文化彰显了中华民族深邃的哲学思想、高尚的道德情操及卓越的文明智慧。在21世纪的今天，中医药文化在现代化发展的道路上必将继续传承精华、守正创新，为构建人类卫生健康共同体贡献中国智慧、中国方案和中国力量。

## 第三节　中医人才国际化培养

### 一、中医药国际化人才培养的机遇

（一）为中医药国际化带来新的发展环境

在抗击疫病的过程中，中医药不但在国内发挥了独特的优势和作用，在全球抗疫中也发挥了重要作用。全球卫生治理在各个层面都对我国中医药国际化进程提出了更高要求，人类卫生健康共同体的构建为我国中医药融入国际化协作创造了新的环境，促进了我国中医药与各国医疗事业实现互惠互利与人才共享，以有效应对重大突发公共卫生事件，促进全人类的健康福祉。

（二）为中医药人才搭建更广阔的平台

千秋基业，人才为本。中医药国际化的进程必然少不了人才的支撑。中医药人才逐渐走出国门，在国际医疗援助、药物研发合作、健康保健等领域发挥着愈发重要的作用。随着人类卫生健康共同体的构建，当今世界需要更多的中医药事业管理人才走向台前，需要中医药文化推广人才进行宣传，中医药人才参与国际合作的地域只会更广、领域只会更宽，中医药人才的发展必将有着更广阔的平台。

### (三) 为推进中医药院校海外办学创造有利条件

人类卫生健康共同体需要更多的中医药国际化人才，而"闭门造车"显然不行，海外办学无疑是培养国际化人才的重要路径。海外办学更能契合办学地的人才需求，能实地参与当地医疗卫生事业，方便中医药与当地医学进行交流合作。越来越多的国家和地区参与到人类卫生健康共同体的构建中，无疑为中医药院校的海外办学创造了更为有利的政策优势、更优越的地理位置、更频繁的人才交流机会。

### (四) 国际形势较好

全球化发展时代下我国和世界各国的交流频率逐渐提升，较好的国际形势助推中医药走向世界，有利于我国中医药国际影响力的提升。随着社会发展与生活习惯的改变，有一些疾病西医治疗效果不理想，中医学界着重研究慢性病、复杂性疾病的治疗方法。例如，肿瘤、高血压等老年病发病率正在逐渐上升，由于这些疾病的发病因素较多，因此治疗相对困难，且医疗费用高。且过度检查会在消耗医疗资源的同时增加患者痛苦。而中医药具有日常预防和治疗的不良反应小等优势，借助中医药学解决现阶段遇到的医疗难题，既能使全球加强对中医药学的关注，又能基于世界人民对中医药的需求助推我国中医药行业不断发展。当前有约 40 亿人曾经使用过中医药产品，中医药产品交易额的逐年递增也为中医药发展带来更多机会。中医药既能维护人类健康，又能拓展疾病预防与治疗方法。以针灸为例，目前针灸已在新加坡、泰国等国家受到重视，这有助于中医药业的全方位发展。故此，国际形势的变化使我国开始推动中医药行业向国际化发展，培养中医药国际化人才，既能助推行业发展，又能使中医药惠及全球。

### (五) 国家政策扶持

随着我国不断发展，中医药相关的国际交流也越来越多，我国为推动中医药国际化发展颁发了一系列政策文件，这为中医药国际化人才培养奠定了良好基础。多元化的政策文件既强调了人才培养的重要性，又鼓励培养中医药国际化人才。强化对国家政策的科学化利用，积极培养具有国际视野的专业人才，不断与国际交流平台进行合作，既能打破传统人才培养模式的束缚，又能优化人才培养层次，满足不同人才发展所需。国家政策的扶持为中医药事业带来新的发展机遇，在推动中医药发展过程中应积极加强教育交流合作，吸引更多留学生来华留学，借助多元培训模式满足人才发展诉求，以此打破人才培养限制，使更多国家学者了解与中医药专业相关的知识。比如，我国借助"一带一路"倡议不断与沿线国家进行合作，将中医药融入沿线国家的教育体系中，借助专业教育和继续教育推动中医药教育发展和优化，提升中医药的影响力和辐射力，进而借助多种渠道培养影响力较强的国际化人才，打造一支高素质复合型中医药国际人才队伍。由此可见，国家政策既能提升对中医药事业的扶持力度，也能为国际化人才培养保驾护航。

## 二、中医药国际化人才培养的路径

### (一) 推动教育改革，创新人才培养架构

中医药国际化人才培养过程中助推教育改革，从多维角度入手创新人才培养架构，有利于人才培养质量的提升。首先，我国可借助"一带一路"倡议强化对中医药的宣传，提升中医药辐射力，扩大中医药教育规模。在依据"一带一路"倡议加大宣传力度时，也需加强对来华中医药留学生的关注，优化人才培养层次，借助多维教育手段引导人才在了解中医药专业时切实领会中医药文化。我国可积极与国际组织进行合作，制定统一的来华留学生学分制度与学位认定标准，进而推动中医药国际化人才培养规范化发展。其次，强化对不同医学教育模式的借鉴。为培养国际化人才我国可了解不同国家的医学生培养模式，从培养形式、管理模式及教学模式等方面进行了解，加强教育改革，以此在借鉴先进教育模式时推动我国教育质量提升。目前，我国中医药大学已开始积极与美国、澳大利亚等国家合作，开展联合培养项目，以提升学校的海外影响力，并为人才培养质量提升助力。最后，积极加大对中药专业的投资力度，在建设高素质复合型师资团队的同时，完善学生管理制度，强化对学习者的规范化管理，激发来华留学生学习积极性，使其成为中医药的传承者与发扬者。例如，我国可将传统文化融入中医药教学中，引导来华留学生在了解华夏文明的基础上，进行文化交流，进而扩大中医药影响力，推动中医药事业国际化发展。

### (二) 创新教育模式，优化人才培养体系

"一带一路"倡议的提出为中医药国际化发展奠定了良好基础，在中医药发展过程中应抓住时代发展机遇，既要在对外交流过程中加快国际化发展步伐，也应带动传统文化走出国门，持续提升我国影响力。一是我国应从宏观角度出台与国际化人才培养相关的制度与文件，为中药专业教育发展提供财力与物力支持。获得政府支持有利于中医药国际化人才培养机制的优化和创新，既能为国际化人才培养保驾护航，又能调动不同主体实现资源共享，完善人才培养力量，进而形成教育合力。教育主体需加强对教育经费的合理化安排，既要提升资金使用质量，也要优化人才培养环境，提前明确人才培养目标，才能在政策支持下推动人才培养工作发展。二是中医药专业发展时需进一步明确人才培养目标，强化对国际化人才培养的重视和关注，健全人才培养体系。例如，学校可以国际化发展为导向，强化对师资力量、课程安排方面的科学规划，创立符合国际化人才发展的教学模式，强化对教学资源的科学分配，优化人才培养体系，进而推动人才培养工作持续创新。三是基于社会所需科学化培养中医药国际化人才。加强对中医药事业发展的了解和认知，切实培养中医药医疗、科研、文化等领域的国际化人才，既能推动中医药事业不断发展，也能借助高素质复合型人才，优化中医药发展架构。四是加强对不同国家办学理念的借鉴。部分发达国家在培养国际化人才方面拥有独到的理念，我国可加强对不同国家办学理念的借鉴，基于我国国情设置相关国际化课程，在培养国际化人才时不断地与不同国家交流和合作，借助合作办学模式，推动国际化人才培养工作优化和创新。中医药国际化人才培养对国家发展和行业进步具有重要影响，

借鉴不同国家办学理念的同时，学校也需加强对我国中医药特点的充分考量，摸索一条特色化教学发展道路，打造"双师型"教师团队，积极与实践基地联合，将基地高级管理人员和技术人员引入课堂，开展"双师型"课堂教学，从教学规划及课程体系方面入手，优化人才培养模式，才能增强人才培养质量，提升中医药专业国际化人才培养效率。

（三）加强标准建设，规范国际中医药人才培养工作

目前国际中医药教育已走向不同国家，但缺少统一的教育标准，导致教育机构参差不齐，缺乏标准的教育机构，既会影响中医药教育信誉，又会影响中医药发展。我国在培养国际化人才过程中需加强标准建设，才能在规范人才培养工作的同时提升中医药教育的竞争力，进一步开拓国际市场，提高人才培养质量。一是我国应积极参与国际标准的制定。作为中医药的起源国家，我国中医药使用范围相对较广，既是教育大国也是应用大国，应担负起标准制定责任，组织不同国家建设中医药教育标准，发挥常任理事国作用，积极参与国际标准建设、政策修改等，以提升我国在中医药方面的影响力，争取掌握标准制定权力。二是推动标准制定工作不断发展。我国可依据国际医药教育的基本诉求了解中医药教育的发展状态，把握发展趋势，了解各项国际协议规则，制定被不同国家接受的学术标准和管理规范，扩大标准的适用范围，进而逐渐构建具有我国特色的国际中医药教育体系。三是制定统一教材，为中医药国际化人才培养蓄力。教材是人才培养的基础，更是推动教育发展的重要工具，教材质量关乎人才培养质量。我国在加强教材定制的同时，也需积极与不同国家的课程专家进行沟通与交流，构建普遍符合国际发展需要的中医药教材。四是我国应适当开展与中医药相关的认证，借鉴国际认证经验引领中医药行业不断发展，确保中医药教育机构规范化运转的同时提升中医药影响力。加强标准建设是我国可借助孔子学院推动中医药专业发展的途径。孔子学院属于具有中国特色的学院，是汉语推广的中坚力量，可借助其推动中医药文化传播，实现中医理论的快速普及，加强学历教育建设，能在推动孔子学院发展的同时，为不同国家的中医药教育机构提供借鉴。

（四）实现合作办学，推动中外交流沟通

中医药国际化人才培养具备较强的复杂性，我国可与不同学校合作，借助"一带一路"倡议优化人才培养途径，提升国际化人才培养的开放性，进而实现中医药教育的国际化发展。"一带一路"倡议涉及国家较多，我国可在"一带一路"倡议支持下抓住中医药行业发展机遇，推动中外合作办学，在吸收不同办学理念的同时，强化经验积累，构建优质课程资源，进一步提升我国学校的办学能力，培养竞争力较强的国际化人才。中医药院校在进行中外合作办学时，也需加强对自身特殊性的考量。随着科学技术不断发展，中医药教育在借鉴不同国家发展经验时，也需积极主动构建主体多元、形式多样的合作模式，开辟新的办学局面，增强我国中医药教育实力。一是我国应加强宏观引导。借助宏观调控强化对中医药教育的监管，明确不同部门权力与责任，建立统筹管理体制，借助法律法规确保中外合作办学的有序发展。二是构建相关合作交流项目，拓展我国与国外的合作，借助我国法律法规明确中医药教育准入机制，促进不同国家间相互理解，形成良好合作氛围，营造良好教育环境。三

是借助"一带一路"倡议加大宣传力度,为合作办学蓄力。借助"一带一路"倡议加强宣传,组织中医药展览、宣传等活动,引导沿线国家的民众加强对中医药的认知,可吸引更多国外学校与我国学校进行合作。四是构建专项合作基金打破传统发展模式束缚,鼓励企业和社会力量参与中外合作办学,并利用国际组织开拓办学格局,以此增强投入力度,为中外合作办学奠定良好基础。五是加快合作步伐,抓住时代发展机遇,在优化教育结构与提高教育质量的同时,培养一批高素质复合型国际化教师团队,加强学科建设,完善中外合作办学管理规章,借助优质资源吸引更多知名高校与我国中医药学校进行合作,建立稳定的人才培养体制。

# 第五章　中医与现代融合的新篇章

## 第一节　中医与现代医学的结合

### 一、中医对现代医学的启示

现代医学是一门建立在严格实验基础上的科学，但也因此忽略了哲学层面的分析和指导，导致其在方法和策略上容易陷入误区。中医基于中国古代的哲学思想，以长期实践经验总结为基础，用远低于现代医学的技术成本完成了对疾病的诊断和治疗。尤其在现代医学较为棘手的功能性疾病的诊疗方面更凸显优势。这充分说明了中医的科学性和与现代医学的互补性。而中医所蕴含的哲学思想和诊疗理念，尤其是其整体观、系统观和平衡观正是现代医学所欠缺的，将中医理念进行合理的运用和借鉴有助于对现代医学的补充和改进。

#### （一）强调整体性和系统性

还原论的方法是目前医学研究中最重要的方法，传统中医与现代医学均在直接或间接地应用。其指导思想是将高层次的、复杂的对象分解为较低层次的、简单的对象进行处理，是一种对复杂系统非常有效的研究方法。然而，现代医学研究容易陷入一个误区，即分解得越细越好，认为只有分解得越细，才能研究得越深入，从而忽略了相关功能联系和调控关系的探讨。

人体是个极为复杂的大系统，各部分间除了纵向的分解细化，还有横向的复杂联系和调控关系，每一个成分结构的变化都可能引起相关结构的连锁改变，即"牵一发而动全身"。在技术水平和条件无法阐明这些关系之前，抛开整体谈局部则有失严谨。只简单地、割裂地分解会造成信息的严重失真，这也是大部分体外实验或动物实验有效而在人体应用时却无效的一个重要原因。

相比之下，中医亦有将复杂对象分解为简单对象处理的过程，尽管受限于科学技术水平，仅将人体简单的分为精、气、血、津液、神、五脏、六腑等，但古人智慧地将整体观贯彻其中，通过五行生克、经络腧穴、阴阳相制、表里相关等将各个部分关联成一个有机整体。故这种分解虽较为简单粗糙也不够精确，但却非常实用，足以用来描述和解释通过"四诊"所能感知的身体异常，并有效地指导诊断和治疗。

这说明，对复杂对象的分解并非越细越好，而应根据实际情况和需要，选择合适的分解层次。而结合整体观，构建系统的相互作用和调控网络亦是推进医学发展及应用的一个重要方法和步骤，历代医家总结的人体系统相互作用关系可以为中医临床工作提供参考。

## 第五章 中医与现代融合的新篇章

### （二）重视症状体征

得益于科学技术的迅猛发展，现代医学的诊断越发依赖各种仪器设备的检查结果。尽管目前的实验室检查已深入到分子水平，影像学检查也已精确到毫米级别，但由于人体结构和疾病发生的复杂性，辅助检查并不能明确结果。对于功能性疾病（如亚健康状态），患者有强烈的不适感，辅助检查却无法探知任何器质性病变，此时，通过中医四诊获取简单信息，即能对该类疾病进行较为有效的诊断和治疗，必定有值得探讨和借鉴的地方。

对中医四诊获取的相关信息进行分析可发现，其大致相当于现代医学的症状和体征，只不过中医的划分更加细致，并依据中医理论构建了机体的相互关联网络，在此基础上形成了"证"的概念。症状体征在中医的诊疗中发挥了关键性作用，而在现代医学中，其作用有被弱化的趋势，甚至有时只是为进一步辅助检查提供指引，因而有必要重新审视其在诊疗中的价值。

症状是患者向医师陈述（或是别人代述）的自身的不适表现，体征则是医师给患者检查时发现的具有诊断意义的证候。概括来说，症状和体征主要来自两方面，一是患者感官系统感觉到的信息；二是机体各部分呈现的异常征象。这两方面是疾病最根本的表现形式，治疗的目的是令这两方面恢复到正常状态，故其对诊疗的价值不言而喻。

然而，由于人体调控的精密性及系统的相对封闭性，在功能性疾病或疾病发展的早期阶段，有些感官系统感受到的信息及各脏器的轻微功能改变难以通过第三方手段进行精准的监测，而只能通过患者的直观感受及疾病相关脏器状态的异常体现，这在目前及今后相当长一段时间都是难以改变的，因此症状体征在诊疗中的价值不该被弱化。除对症状体征进行细分和对获取渠道进行拓展外，还应对症状体征所反映的机体功能状态进行深入探讨，构建适应现代医学的证候体系，从而解决现代医学在某些功能性疾病诊治方面的短板问题。

### （三）平衡观指导治疗

疾病的发生主要是两方面因素，一是机体自身的功能紊乱和代谢失调，二是外在致病因素对机体的损害和影响，这两方面因素在发病过程中极为关键且相互影响。机体自身失调易导致外在致病因素的侵袭，而外在致病因素的侵袭，又可加重机体的功能紊乱和代谢失常。治疗时要综合考虑并进行同步治疗和调节，较单方面治疗更能取得好的效果。

目前，将机体调节作为疾病治疗主要靶点的研究和应用仍然较少，最常见的是通过接种疫苗改善机体的免疫状态，从而预防某些疾病的发生和发展。在临床上，更多的是强调对致病因素的祛除，鲜有针对机体功能和代谢的治疗措施。这种单纯祛除致病因素的治疗方法，虽然短期效果不错，但从长期来看，可能导致机体的免疫和调节能力下降及耐药性的产生。

相比较之下，中医治疗强调的是扶正祛邪和调整阴阳，扶正祛邪是兼顾两方面因素，并基于机体的功能状态来选择扶正或祛邪为主的治法。若机体免疫力和调节功能较差时，应以增强免疫、改善调节功能的扶正为主，兼以祛邪；当机体状态较好、致病因素也较强时，则选择消除致病因素的祛邪为主，兼以扶正。扶正的方法主要为调节阴阳，即根据机体阴阳双方的偏盛或偏衰情况，选择损其有余或补其不足，使之重新达到平衡。

中医的治疗不仅兼顾了疾病两方面的因素，还提供了针对机体功能和代谢紊乱的治疗策略，原则上可总结归纳为以平衡的观念（扶正与祛邪的平衡和机体的阴阳平衡）贯彻治疗的始终。人体中存在大量的平衡调节系统，如交感－副交感平衡、酸－碱平衡、免疫增强－抑制平衡等；而人体与外界之间亦存在各种平衡关系，如正常菌群与免疫系统的平衡、体温与环境温度的平衡等。这为借鉴中医治疗理念，从平衡的角度探讨疾病的病因病机，并用于指导疾病的治疗提供了条件。治疗时，应以重建系统的平衡为度，扶正祛邪均不宜太过，太过则导致新的不平衡。故机体的功能状态及其调节作为疾病治疗的一个重要组成部分，其研究和应用应被重视。

## 二、现代医学视角下中医"脾主运化"

### （一）中医"脾"的解剖实体

中医学对脏腑的认识同样起源于解剖，《内经》中对脾的位置已有描述。《素问·太阴阳明论》云："脾与胃以膜相连耳。"关于脾的位置，文献中亦有居左、居右两种不同看法，公元944年我国现存最早的人体解剖图《内景图》中显示肝在左上，其下为胆，脾在右上；而宋代庆历年间成书的《欧希范五脏图》所记载的"脾则在心之左"，图中各脏器的解剖位置和现代解剖知识基本一致。

《难经·四十二难》云："脾重二斤三两，扁广三寸，长五寸，有散膏半斤"，记载了脾的大小和重量，按西汉度量衡单位换算，脾长约11.8 cm、宽约7.1 cm，重量约为547 g，散膏的重量为125 g。多数医家认为散膏即指胰腺，王清任《医林改错》曰："脾中有一管，体像玲珑，易于出水，故名珑管。"《难经正义》曰："胰，附脾之物，形长方，重约三、四两，横贴胃后。"由此推测，古代医家在人体解剖中已发现了胰，但仍将其归于脾。

关于脾的颜色及形态，古代医籍中有多种描述，《医贯》曰："其色如马肝紫赤，其形如刀镰"；《医学入门》曰："形扁似马蹄，又如刀镰"；《医纲总枢》曰："形如犬舌，状如鸡冠"。

脾和胰在解剖结构上紧密相连，易被认成一脏。结合中医古籍关于脾的描述与胰、脾器官位置、大小、重量、色泽及形态等进行综合比较，推测中医脾的解剖实体为脾脏和胰腺，但中医脾的功能不能简单地归结为其生理功能之和，中医"脾"是一个完整的功能系统，具有整体性及模糊性的特点，以下将着重探讨"脾主运化"的理论及科学内涵。

### （二）"脾主运化"的理论内涵

"脾主运化"最早见于宋代严用和的《严氏济生方》中"盖胃受水谷，脾主运化"，其完整内涵包括脾对水液和饮食水谷的运化。饮食水谷必须依赖脾的运化功能才能将其化作精微物质，并经脾气升清散精作用输送至心肺，通过肺朝百脉，输精于皮毛及周围组织加以吸收，从而为机体提供物质能量。《素问·经脉别论》曰："饮入于胃，游溢精气，上输于脾，脾气散精，上归于肺，通调水道，下输膀胱，水精四布，五经并行"，提出脾对水液的运化功能。而当水液代谢异常则多属于脾病，《素问·至真要大论》云："诸湿肿满，皆属于脾。"《脉经·肾膀胱部》又云："脾主水谷，其气微弱，水谷不化，下痢不息，清者，厕也，溲从水道出，而反清溲者，是谓下痢至厕也。"脾虚会导致水谷不化。"脾主运化"的内涵包括运化水谷精微，还蕴含将产生的糟粕排除体外的含义，正如《医述》云："脾之所以消磨水谷者……食物之精得以尽留，至其有质无气，乃纵之使去，幽门开而糟粕弃矣。"

（三）从现代医学角度解读"脾主运化"的内涵

脾所运化的水谷精微物质，从现代医学角度来看可以理解为糖类、脂类、蛋白质、维生素和各种微量元素等营养物质的总和。而脾主运化可拆分理解为"脾主运"及"脾主化"，"运"是指对营养物质的消化、吸收，"化"则是指转化散精，即将营养物质输布、气化。结合现代临床发现，"脾主运化"功能包括了胰腺、肝脏、肠道菌群在内的基本生理功能。

1. 胰腺的内、外分泌功能

胰腺是人体第二大消化腺，兼具内分泌和外分泌功能。胰腺的外分泌功能主要依靠胰液，胰液含胰淀粉酶、胰脂肪酶、胰蛋白酶和糜蛋白酶等多种消化酶，用来分解食物中的淀粉、脂肪及蛋白质等，以利于小肠吸收，符合中医"脾助胃消磨水谷"的认识。当胰腺外分泌不足或缺乏时，其主要临床表现为腹痛、腹泻、腹胀、食欲减退及消瘦等，与中医脾虚证的症状基本相同。

胰腺的内分泌腺分泌胰高血糖素、胰岛素、生长抑素、胰多肽、血管活性肠肽、胃泌素等。胰岛素可增加水谷精微的主要成分葡萄糖的利用，分解释放能量，供细胞活动及生命活动所需，并将多余的糖合成肝糖原。此外，胰岛素还可促进脂肪、蛋白质和核酸的合成，体现了"脾气散精，化生气血津液，营养脏腑，灌溉周身"的生理功能。胰腺内分泌功能障碍，表现为体内胰岛素摄取和利用葡萄糖功能下降，导致葡萄糖不能被充分利用而在体内堆积，诱导机体代偿性分泌更多的胰岛素，形成胰岛素抵抗，从而发展为糖尿病，即脾失健运、精不正化，正如《灵枢·本脏》所云"脾脆则善病消瘅易伤"。

2. 肝脏的合成、解毒功能

肝脏是人体最大的化学加工厂，承担合成、加工、解毒等重要功能。人体的蛋白质、脂肪、葡萄糖等精微物质均在肝脏中合成、储存，另外，肝脏还与激素和维生素的代谢密切相关，这些营养物质经肝脏处理和再加工转化后输送至全身各个组织，发挥濡养滋润的作用，体现肝生化万物的功能。当脾虚失运时，其他在肝脏中合成、代谢的代谢物同样会发生异常变化，借助代谢组学研究发现，脾虚证大鼠血浆及肝脏中甘油磷脂代谢、酮体的合成和降解、脂肪酸代谢、脯氨酸的合成、亮氨酸和异亮氨酸的降解等代谢通路发生了异常，使用健脾中药四君子汤干预，可有效回调异常代谢物及代谢通路。肝脏除执行中医脾"运化水谷精微"的功能，还可分泌胆汁，胆汁可乳化脂肪，帮助脂肪在肠内的消化和吸收，还可将某些代谢产物排出肝脏，体现了"脾助胃消磨水谷"的功能。此外，肝脏还具有解毒功能，可通过鸟氨酸循环将有毒的氨合成无毒的尿素，肝脏的解毒功能与中医"脾主运化"中将糟粕排出体外的观点相吻合。

3. 肠道菌群的营养代谢和维持肠道稳态功能

肠道菌群寄居在小肠、大肠内，其平衡与失调直接反映了中医脾的功能状态。肠道菌群是机体获得营养的重要场所，参与营养物质的消化、吸收和合成，如分解复杂的碳水化合物、蛋白质、脂类，合成多种维生素、胆汁酸、有益的短链脂肪酸，以及促进铁等金属离子的吸收等。肠道菌群在食物的消化、营养的吸收、水液代谢及粪便的排出等方面发挥重要作用。维持肠道微生物稳态是脾主运化的重要生理功能，《素问·阴阳应象大论》云："清气在下，则生飧泄，浊气在上，则生䐜胀。"当脾虚失于健运，小肠清浊不分，合污而下，故成泄泻，或是水湿停聚，升降失常，精微无以输布，糟粕难以下导，而致便秘。泄泻及便秘患者多存在肠道菌群失衡的问题，致病细菌属短螺旋菌属，通常不存在于人类肠道菌群中。

经历了由解剖实体到功能脏腑的演化过程，在涉及"器"与"象"的关系时，古人先贤着重是其"象"，而并非其"器"，由此中医的脾的功能实体范畴也逐渐扩大，脾不再是单一的脾，而是多脏器功能的集合。"脾主运化"理论内涵是指对营养物质的消化、吸收、转化精微、输布，并将糟粕排出体外的过程，从现代医学角度解读，即胰腺的内、外分泌功能，肝脏的合成、解毒功能，肠道菌群的营养、维持肠道稳态功能等，从而维持着人体消化系统的生理平衡。

### 三、中医音乐治疗的现代医学价值与文化内涵

中医音乐治疗以生命科学为基础，将人文精神融合到医学治疗活动中，应用音乐节奏、音色、韵律等因素，产生对人情绪的调节作用，形成对患者脏腑及生命机体的影响和刺激作用，以达到治疗某种疾病的目的。中医音乐治疗采用民族调式音乐，现代医学在借鉴传统中医五行音乐治疗的基础上，融合现代心理学理论，形成现代音乐治疗学的相关理论，在亚健康状态调节等方面可以产生较为理想的治疗效果。对中医音乐治疗的现代医学价值与文化内涵进行探讨，对于现代音乐治疗学的发展具有现实意义。

(一) 中医音乐治疗简述

中医音乐治疗最早起源于我国经典医学著作《黄帝内经》中的"五音疗法"，所谓"五音"是指宫、商、角、徵、羽的民族调式音乐，并根据其五音表现，将其分为土音、金音、木音、火音、水音五种调式类型，根据人体五脏的生理特征，结合中医文化中按照五行对人体体质进行划分的特点，针对不同患者施用不同的音乐治疗调式，以达到促进五脏气血循环的诊疗目的。

1. 中医音乐治疗的调式类型

（1）土乐

土乐主要以宫调为基础，在五音通五脏理论中，宫调对脾脏功能具有调节作用，宫调音乐多给人以泥土一般的厚实之感，音乐曲调多悠扬沉静而庄重，典型曲目有《黄庭骄阳》《十面埋伏》等。

（2）金乐

金乐主要以商调为基础，在五音通五脏理论中，对肺脏功能具有调节作用，在中医治疗活动中对于肺功能的诊疗效果较为明显。金乐多呈现出铿锵嘹亮的音乐风格，典型曲目有《阳春白雪》《秋风清露》等。

(3) 木乐

木乐主要以角调为基础，在五音通五脏理论中，对肝脏功能具有调节作用。木乐的风格悠扬，曲调爽朗豁达，典型曲目有《胡笳十八拍》《碧叶烟云》等。

(4) 火乐

火乐主要以徵调为基础，在五音通五脏理论中，对心脏功能具有调节作用。火乐多具有层次分明的旋律特征，节奏轻快活泼，对于人的情绪能够产生明显的调节作用，典型曲目有《紫竹调》《荷花映日》等。

(5) 水乐

水乐主要以羽调为基础，在五音通五脏理论中，在肾功能及泌尿系统的调节方面能够发挥作用。其具有苍凉柔润的唯美之感，行云流水般的韵律可以直接对人的思维产生影响，典型曲目有《梅花三弄》《伏阳朗照》等。

2. 中医音乐治疗的机制

中医音乐治疗具有几千年的发展历史，古代音乐治疗认为音乐为"和合之气"，天地之间需要阴阳和谐，人体也需要阴阳和谐，人体出现某种疾病往往是由于阴阳之气不和谐所致，而音乐可以发挥调和阴阳的作用，以达到"必先五胜，疏其血气，令其调达，而致和平"的效果，达到人体阴阳和谐的治疗目的。音乐的旋律、节奏有助于刺激人体大脑，促进乙酰胆碱、去甲肾上腺素等神经递质的释放，以达到改善大脑皮层功能的目的。同时音乐可以直接对人体主管情绪的下丘脑及边缘系统产生作用，从而实现调节情绪的目的，进而通过治疗机制，对部分疾病产生良好的治疗效果。

(二) 中医音乐治疗的现代医学价值

1. 可作为现代医学治疗手段的有效补充

近年来现代医学治疗技术得到不断发展，各种医学治疗方案也不断得到应用和拓展，但是依然存在部分疑难杂症难以取得理想治疗效果的情况。中医音乐治疗方法不拘一格，诊疗方案也较为多样，因而其应用于现代医学治疗活动中，可成为现代医学治疗手段的有效补充。

对于部分疾病，诸多患者由于长时间未取得良好的治疗效果，对各种现代医学技术及诊疗手段便会产生一定程度的抵触情绪，部分患者甚至会出现厌食、厌药等情况，对患者疾病的治疗产生不良影响。而将中医音乐治疗方法应用于治疗方案中，便可以采用音乐等方式缓解患者因为久病不愈而出现的焦虑、不安情绪，加之其他治疗技术的应用，以达到理想的治疗效果。音乐虽然不具有语义性，但是旋律、节奏、歌词都能够演变成具有交流功能的信息传递给听众，其与传统的语言交流存在较大差异，虽然不以普通的语言交流方式呈现，但是却能够产生具有社会交往价值的信息传递功能。中医音乐治疗将音乐元素作为沟通媒介和载体，实现与患者内心的沟通，以刺激其大脑神经，达到与治疗对象深度交流的目的，可与现代医学治疗手段结合形成有效的治疗体系。

2. 弥补现代医学治疗手段对患者人文关怀的不足

现代医学治疗手段强调各种临床医疗技术的应用及病理指数实证等内容，此种治疗方式往往会因其权威意识使患者在治疗过程中缺乏亲近感,患者的自我感受鲜少受到关注和尊重。而将中医音乐治疗方法融入到治疗活动中,会有效减少治疗活动的"正式感",应用相对非正式的方法拉近治疗活动与被治疗对象之间的距离,更加关注患者的内心和情绪变化,人文关怀的气息更浓,患者对治疗方法的接受度也会相对提高,因而中医音乐治疗能够弥补现代医学治疗手段对患者人文关怀不足的问题。

(三)中医音乐治疗的文化内涵

1. 中医音乐治疗与中国传统文化具有相同的价值观

中国传统文化中倡导"以人为本"的观念,在几千年的发展进程中,人们在生产生活、社会治理中也将"以人为本"作为基本理念,"天地人和"更是中国传统文化中推崇的主导思想,也是中国传统文化中的核心价值观念。而中医音乐治疗尊崇"天地人和"的思想内涵,如在五音应用中,不仅要考虑患者自身的症状,同时也要关注患者所处的环境,温度、湿度等因素都会对患者的病证产生影响,顺应"天""地""人"开展针对性的治疗活动,能够设身处地了解患者的基本信息,从而达到理想的治疗效果。部分中医音乐治疗方案中会应用古琴等传统乐器,而乐器本身存在的"中正平和"的美学特征,有助于实现患者生理状态与心理状态的平衡。音乐美学中强调的"乐而不淫,哀而不伤",即强调将音乐作为一种情绪表达的途径,同时在表现情绪的过程中也要重视节制,构建"大音希声"的意境,充分发挥音乐修身养性的艺术作用,达到人与自然和谐统一的状态。故而中医音乐治疗与中国传统文化具有相同的价值观。

2. 中医音乐治疗尊重人的生命意识

尊重生命是中国伦理道德观的基本内容,而对生命的尊重,既要重视尊重其特定的生活方式,也要重视尊重其个人的自我表达。中医音乐治疗关注人在疾病治疗过程中的心理诉求,应用内调外养的方式,以相对艺术化的路径迎合人对于健康意识、生命意识的需求,通过音乐元素调节情绪,从而激发人向往健康、向往生活的潜在心理。中医音乐治疗的实践,使中国传统文化中的生命意识得到彰显。应用现代医疗技术进行疾病治疗,需要以各种生理化验指标为基础,而分析生理化验指标的过程是相对理性的,选择治疗方式也单纯从疾病本身出发,难免造成患者"身心分离"的窘境,在治疗过程中仅重视生命的肉体,而忽视生命的自我意识与精神诉求。应用中医音乐治疗,则能够体现"身心合一"的生命属性,在关注肉体疾病的同时,也关注患病者的自我意识,更加契合生命的本质特征,体现出对人生命意识的尊重。

## 第二节 中医与现代科技的应用

### 一、中医理论的数字化解读

随着科技的发展,中医理论的数字化解读正在成为现实。通过大数据分析和人工智能技术,中医的诊断方法如脉象、舌象等,可以被转化为可量化的数据,从而实现更精确的疾病诊断和治疗建议。例如，利用图像识别技术对舌象进行分析，可以识别出不同的舌质和舌苔，进而为中医辨证提供依据。

**二、中医药现代化的路径探索**

中医药的现代化是一条充满挑战的道路。现代科技，如基因组学和蛋白质组学，为中药成分的深入研究提供了新的视角。通过这些技术，可以揭示中药成分在分子层面的作用机制，为中药的临床应用和新药开发提供科学依据。此外，现代提取和制剂技术的应用，也在提高中药的疗效和安全性方面发挥着重要作用。

（一）中医药成分的分子生物学研究

中医药现代化的路径探索首先体现在对中药成分的深入研究上。现代分子生物学技术的应用，使得科学家们能够从分子层面解析中药成分的作用机制。例如，基因芯片和蛋白质组学技术能够帮助科学家们识别中药中的活性成分，并研究它们如何在分子层面上与人体相互作用，从而为中药的疗效提供科学依据。

（二）中医药的标准化与规范化

中医药的标准化与规范化是实现现代化的关键步骤。通过建立统一的质量控制标准和生产流程，可以确保中药产品的质量和疗效。这包括对药材的种植、采集、加工、储存等各个环节进行严格规范，以及对中药复方制剂的剂量、配伍和疗效进行标准化管理。

（三）中医药临床试验的科学化

中医药临床试验的科学化是提高中医药疗效证据质量的关键。采用随机对照试验等现代临床研究方法，可以更准确地评估中医药的疗效和安全性。同时，通过多中心、大样本的临床研究，可以增强研究结果的普适性和可信度。

（四）中医药信息管理系统的构建

中医药信息管理系统的构建是中医药现代化的重要组成部分。利用信息技术，可以建立中医药数据库，收集和整理中医药的文献、方剂、临床案例等信息。此外，通过人工智能算法，可以对这些数据进行分析和挖掘，为中医药的临床应用和科学研究提供支持。

（五）中医药与现代医疗技术的整合

中医药与现代医疗技术的整合是推动中医药现代化的重要途径。例如，将中医药与现代医学影像技术、生物技术等相结合，可以为疾病的诊断和治疗提供更全面的视角。这种整合不仅能够提高中医药的治疗效果，还能够促进中医药与现代医学的交流和融合。

（六）中医药国际交流与合作的拓展

拓展中医药国际交流与合作是提升中医药全球影响力的重要手段。通过参与国际会议、发表学术论文、建立国际合作项目等方式，可以向世界展示中医药的独特价值和现代研究成果。同时，通过与国际医学界的交流，可以吸收和借鉴国际先进的医学理念和技术，促进中医药的创新发展。

### 三、中医诊疗设备的智能化

在中医诊疗领域，智能化设备的应用正逐渐普及。智能脉诊仪、舌象分析仪等设备，通过高精度传感器和算法，能够辅助医师进行更准确的诊断。这些设备不仅提高了诊疗效率，还有助于中医诊疗流程的标准化，减少人为因素的干扰。

#### （一）脉诊仪的智能化发展

脉诊仪作为中医诊疗中的重要工具，其智能化发展正逐步实现传统"三指脉诊"的自动化。现代脉诊仪通过高精度的压力传感器捕捉脉搏的微妙变化，结合先进的算法分析，能够提供更为精确的脉象数据。这种智能化设备的应用，不仅提高了脉诊的效率，还有助于减少人为因素对诊断结果的影响，为中医的精准治疗提供了技术支持。

#### （二）舌象分析技术的创新应用

舌象分析技术在中医诊疗中占据着重要的地位。随着图像处理和机器学习技术的进步，智能化舌象分析系统能够对舌质、舌苔等特征进行自动识别和分类，从而辅助医师进行更准确的辨证。这种技术的应用，使得中医舌诊的标准化和客观化成为可能，为中医诊断提供了新的视角。

#### （三）中医问诊系统的智能化升级

中医问诊系统的智能化升级，通过自然语言处理技术，能够实现与患者之间的自然对话，自动提取关键的健康信息。这种系统能够根据患者的描述，智能生成问诊记录，并结合中医理论进行初步的辨证分析。智能化问诊系统的运用，极大地提升了中医诊疗的效率和质量。

#### （四）智能穿戴设备在中医健康管理中的应用

智能穿戴设备，如智能手环、智能手表等，在中医健康管理中的应用日益广泛。这些设备能够实时监测用户的生理参数，如心率、血压、睡眠质量等，并根据中医理论提供个性化的健康建议。通过与中医诊疗系统的结合，智能穿戴设备为用户带来了更为便捷和精准的健康管理体验。

#### （五）中医治疗设备的智能化革新

中医治疗设备的智能化革新，体现在对传统治疗手段的现代化改造上。例如，智能针灸仪能够根据患者的具体情况，自动调节刺激的强度和频率，实现精准治疗。此外，智能艾灸仪等设备的应用，也使得中医治疗更加安全、舒适和有效。

### （六）中医诊疗大数据平台的构建

中医诊疗大数据平台的构建，是智能化中医诊疗系统的重要组成部分。通过收集和整合大量的中医诊疗数据，平台能够运用数据挖掘和机器学习技术，对中医诊疗规律进行深入分析，为临床决策提供科学依据。同时，大数据平台还能够对中医诊疗效果进行评估和优化，推动中医诊疗技术的持续进步。

## 四、中医健康管理的信息化

中医健康管理的信息化是现代科技与中医结合的又一重要领域。通过穿戴设备和移动应用，用户可以实时监测自身的健康状况，并根据中医理论进行个性化的健康管理。信息化手段的应用，使得中医健康管理更加便捷和个性化，有助于提高人们的健康意识和生活质量。

### （一）中医健康管理信息化的基础设施建设

信息化基础设施是中医健康管理信息化的基石。随着云计算、物联网等技术的发展，构建一个稳定、安全、高效的中医健康管理信息平台成为可能。该平台能够整合医疗资源，实现数据的集中存储、处理和分析，为用户提供个性化的健康管理服务。通过这一平台，医师和患者可以实时访问健康数据，进行远程咨询和治疗，极大地提升了中医健康管理的便捷性和效率。

### （二）中医健康数据的智能分析与应用

中医健康数据的智能分析是信息化进程中的关键一环。通过应用机器学习和数据挖掘技术，可以对大量的健康数据进行深入分析，识别健康趋势和潜在风险。例如，智能算法能够根据用户的生活习惯、体质类型和季节变化，提供定制化的养生建议和治疗方案。这种智能化的数据分析不仅提高了中医健康管理的科学性，也为预防医学的发展提供了新的思路。

### （三）中医健康管理移动应用的创新

移动应用在中医健康管理信息化中扮演着重要角色。随着智能手机的普及，中医健康管理类 APP 为用户提供了便捷的健康监测和咨询服务。这些应用通常包含健康日记、饮食建议、运动指导等功能，能够根据用户的具体情况提供个性化的健康管理方案。此外，一些应用还集成了在线咨询和远程诊断功能，使得用户能够随时随地享受到专业的中医服务。

### （四）中医健康管理的智能化设备集成

智能化设备在中医健康管理中的应用，为用户提供了更为精确的健康监测手段。例如，智能手环和智能秤可以实时监测用户的心率、血压、体重等生理指标，并将数据同步至健康管理平台。通过这些设备，用户可以更好地了解自己的健康状况，及时调整生活习惯，预防疾病的发生。

## （五）中医健康管理的个性化服务模式

个性化服务是中医健康管理信息化的核心。通过收集用户的生理数据、生活习惯和个人偏好，中医健康管理平台能够为用户提供定制化的健康管理方案。这种服务模式不仅包括饮食、运动、睡眠等方面的建议，还包括情绪管理、压力调节等内容。个性化服务模式的应用，使得中医健康管理更加贴合用户的实际需求，提高了健康管理的效果。

## （六）中医健康管理的跨领域融合

中医健康管理信息化的发展，需要跨领域的知识和技术的融合。例如，结合心理学、营养学、运动学等领域的知识，可以为用户提供更为全面的健康管理服务。此外，通过与智能硬件、移动应用、社交媒体等技术的结合，可以拓展中医健康管理的服务渠道和形式，提高用户的参与度和满意度。跨领域融合为中医健康管理信息化提供了更广阔的发展空间。

## 五、中医教育与传承的数字化

中医教育和传承在数字化时代迎来了新的发展机遇。利用虚拟现实（virtual reality，VR）、增强现实（augmented reality，AR）等技术，可以模拟中医诊疗场景，为学习者提供沉浸式的学习体验。此外，数字化的教材和在线课程，也为中医知识的传播和普及提供了新的途径。

### （一）数字化教材在中医教育中的应用

数字化教材正在中医教育领域发挥着越来越重要的作用。通过电子书籍、在线课程和互动式学习软件，中医学生可以随时随地访问丰富的学习资源。这些教材不仅包含了对传统中医理论的详尽解释，还融入了现代研究成果，使得学习内容更加全面和前沿。数字化教材的互动性特点，如在线测试、虚拟实验等，也为学生提供了更加灵活和个性化的学习体验。

### （二）虚拟现实技术在中医技能训练中的应用

虚拟现实技术为中医技能训练提供了一个全新的平台。通过模拟真实的中医诊疗环境，学生能够在虚拟空间中进行脉诊、针灸等操作练习。这种沉浸式学习方式不仅提高了学习效率，还降低了实际操作中的成本和风险。此外，虚拟现实技术还能够模拟不同的病例和治疗场景，帮助学生更好地理解和掌握中医诊疗技巧。

### （三）在线中医教育平台的发展

在线中医教育平台通过整合各类教育资源，为中医学习者提供了一个便捷的学习渠道。这些平台通常包含视频讲座、专家论坛、学术交流等功能，使得学生能够与中医专家进行实时互动，获取最新的行业动态和学术知识。在线平台的发展，打破了地理和时间的限制，促进了中医知识的传播和普及。

## （四）中医知识管理系统的构建

中医知识管理系统的构建，旨在系统化地收集、整理和分享中医知识。通过数据库、搜索引擎和推荐算法等技术，这些系统能够为中医教育者和学习者提供快速准确的信息检索服务。此外，知识管理系统还能够根据用户的学习进度和兴趣，提供个性化的学习路径和资源推荐，从而提高学习效率。

## （五）中医远程教育的实践与挑战

中医远程教育通过互联网技术，使得中医教育资源得以跨越地域限制，服务于更广泛的学习者群体。然而，这一模式也面临着诸多挑战，如教学互动性不足、学习效果难以保证等。为了提高远程教育的质量和效果，需要不断优化教学方法，加强师生互动，以及完善学习支持服务。

## （六）中医教育游戏化的趋势

中医教育游戏化是一种新兴的教育模式，它通过将中医知识融入游戏设计中，激发学生的学习兴趣和参与度。教育游戏不仅能够以轻松愉快的方式传授中医理论，还能够通过游戏机制检验和巩固学生的学习成果。随着游戏化学习理念的普及，中医教育游戏化有望成为中医知识传承和普及的有效途径。

## 六、中医研究的跨学科融合

中医研究的跨学科融合是推动中医现代化的关键。结合生物学、物理学、信息科学等多个学科的研究成果，可以更全面地理解中医的科学原理。例如，通过生物信息学分析中医方剂的作用机制，或利用物理学原理研究针灸的疗效，都是跨学科研究的典型案例。这种融合不仅拓宽了中医研究的视野，也为中医的创新发展提供了新的动力。

### （一）中医药与生物信息学的交叉探索

中医药研究正与生物信息学领域发生深度融合。生物信息学通过分析基因序列、蛋白质结构等生物大数据，为中医药的有效成分和作用机制提供了新的解析途径。例如，通过基因表达谱分析，研究者能够揭示中药对疾病相关基因的影响，从而在分子层面上理解中医药的治疗效果。

### （二）中医理论与系统生物学的整合研究

系统生物学为中医理论研究提供了一种全新的视角。系统生物学强调整体性和相互作用，与中医的整体观和辨证论治原则相契合。通过构建疾病和中药作用的网络模型，研究者能够从系统层面探讨中医治疗方法对机体功能的影响，推动中医理论的现代化和科学化。

## （三）中医药与纳米科技的创新结合

纳米科技在中医药领域的应用为药物传递和疗效提升开辟了新路径。利用纳米载体技术，可以改善中药成分的溶解性、稳定性和生物利用度，实现靶向给药和控制释放。这种跨学科的结合不仅提高了中医药的治疗效果，也为中药现代化提供了技术支撑。

## （四）中医临床研究与流行病学的结合

中医临床研究与流行病学的结合，为中医疗效的科学评价提供了方法论支持。流行病学研究方法，如队列研究、病例对照研究等，能够帮助研究者评估中医治疗方法在不同人群中的效果和安全性。这种结合使得中医研究更加严谨和客观，提高了中医临床研究的国际认可度。

## （五）中医药与心理学的交叉应用

中医药与心理学的交叉应用，为心身疾病的治疗提供了新的视角。中医强调情志对健康的影响，而心理学研究情绪、认知与行为的关系。两者的结合能够帮助研究者更全面地理解心身疾病的发生机制，并开发出综合治疗方案，提高治疗效果。

## （六）中医药与环境科学的协同发展

中医药与环境科学的协同发展，关注中药资源的可持续利用和生态环境保护。环境科学提供了评估中药种植、采集和加工过程中对生态环境影响的方法和工具。通过这种跨学科合作，可以优化中药资源的管理和利用，保障中医药事业的可持续发展。

# 第三节 中医药的现代化道路

## 一、中医药发展的必由之路

### （一）现代科学技术革命为中医药现代化提供了新的时代条件

科学技术是推动医药学发展的强大杠杆。20世纪开始的现代科学技术革命开辟了复杂性研究，提出了迥异于西方传统的理论和方法，与中医药的理论观点和思维方式正相吻合，提供了正确理解和研究中医药的思想、理论和方法。20世纪后期开始孕育新的医学革命，在理论上正从"生物医学"模式转向"生物-心理-社会医学模式"，在方法上正从还原论转向系统论。中医药学从理论到方法，正符合这一潮流的最新要求，所以在世界上出现了"中医热"。中医药正走向世界，而只有现代化才能使中医药真正走向世界，现代化是当代世界对中医药的要求。

### （二）中西医之争使中医必须独立地走现代化道路

"西学东渐"以来的一百多年，中西医之争经历了三个阶段：一是中西医汇通，结果是

# 第五章 中医与现代融合的新篇章

"汇而未通";二是废止旧医,结果是"废而未止";三是中西医结合,结果是"结而难合"。实践表明,中医学术包含着客观真理,是消灭不了的,但它与西医是两个不同的学术体系,只有在未来科技发展到全新的水平上才可能实现统一目标。因此,西医要现代化,中医也要现代化。特别是改革开放以来,中医药现代化被列入国家发展战略,成为国家倡导和支持、社会推动和保障的一项伟大事业。

（三）现代化是中医药学术发展的内在要求

中医药学术历来是一个开放的体系,是在开拓创新中持续发展的,中医药学在古代达到了当时世界医学最高发展水平。在近代,中医药没有走上西方医学那样的发展道路,保持了中医药的传统特色。而在现代条件下,中医药不但显现出特色,更显现出新的发展优势,中医药现代化是中医药自身发展的水到渠成的自然之势。

## 二、揭示中医药学的特色和优势

（一）认清中医与西医的区别

要发扬中医的特色和优势,就必须认清什么是中医的特色和优势,这需要通过比较才能认清,最重要的是将中医与西医进行比较,认清中医与西医的差别,从中分析和判断中医的特色和优势。这两个概念是"西学东渐"后才出现的。中国人对从西方传入的医学,曾称为"西医""洋医""欧罗巴医道""西国医士"等,到19世纪下半叶逐步规范化为"西医"概念。而中医学在几千年发展史上,从未被称为"中医",只是在西医传入的情况下,为区别称谓而用"中国医学""祖国医学""中医""国医""华医"等概念,"中医"的概念在法律上正式提出是在20世纪30年代中期颁布的《中医条例》中。到20世纪80年代,随着研究的深入,人们逐步取得共识,为"中医"和"西医"两个概念提出了明确的定义。代表性的是《现代汉语词典》的解释。中医是"中国固有的医学";西医是"从欧美各国传入中国的医学"。此后,有人从这两种医学的起源和发展的历史出发,对这两个概念的内涵进行了更深入的阐释。"中医"指的是起源和发展于中国的医学体系,是对于在中国起源、经过几千年发展所形成的整个医学体系的抽象和概括;"西医"指的是起源和发展于西方的医学体系,是对于起源于古希腊、在西方发展几千年所形成的整个医学体系的抽象和概括。

"中医""西医"的概念其实与"中学""西学"所强调的"中""西"的差别是一致的,界定的是起源和发展的地域性差别,一个是起源和形成于中国的医学体系,一个是形成于西方的医学体系。从"中医"与"西医"这两个学术体系来讲,其差别却是广泛和深刻的,在学术思想、基础理论、临床防治、技术规范、方法手段、行为方式、概念术语等各个方面都鲜明地体现出来。其中最为突出的差别是,在理论基础上有元气论与原子论的差别,在思维方式上有系统论与还原论的差别,在学术内容上有以功能为基础认识生理病理的过程与以解剖研究为基础认识生理病理的过程的差别,在治疗手段上有中药方剂治疗与化学治疗的差别。

但按照科学分类原则,在现代科学技术体系中,医学只是一门以人的健康与疾病为研究对象的科学。中医与西医的研究对象是同一的，都是研究人的健康与疾病，只是由于各自所处的历史时代、经济政治、科学技术、思想文化环境不同，所以分别以不同的立场、观点、方法，研究不同的方面和层次，发现不同的现象和规律，从而形成了不同的学说和理论体系，发展成为今天所见的两种医学。

（二）阐明中医药学的两大特色

1. 整体观

整体观是中医学的首要特色。中医学非常重视人体本身的统一性、完整性及与自然界的相互关系，认为人体是一个有机的整体，构成人体的各部分之间在结构上是不可分割的，在功能上是相互协调、相互作用的，在病理上是相互影响的。同时中医还认识到，人类生活在自然界中，其生理功能和病理变化不断受到自然界的影响，在能动地适应和改造自然的斗争中，维持着机体的正常生命活动。整体观包括两个方面的内容，一是人的整体性，二是人与自然界的统一性。

（1）强调人的整体性是中医学整体观的基本点

中医学认为，人的生命只存在于整体当中。中医讲的气、阴阳、经络、藏象、六经、证等，都存在于整体（或亚整体）水平，是不可分割的。一旦把机体分解为各个部分，它们就不复存在了。这就是系统论揭示的"整体大于部分之和"的规律，是只存在于系统整体水平的"系统质"。这是中医整体观所特有的，在西医的视野中是完全不存在的。按照西医的还原论观点和方法，不承认人有这种"系统质"，即使在人身上客观存在，也要通过分解、还原把它破坏掉。人的整体之所以不可分解，在于它的元整体性。世界上有两种整体，一种是由分散存在的各部分组合而成的，称为"合整体"，西方的原子论、还原论认识到这种整体及其特性，西医以此来理解人的整体性，称为"合整体观"。另一种是由混沌未分的原始整体分化出的各部分，形成一个系统整体，这种整体称为"元整体"，中国的元气论、系统论认识了这种整体，中医按这种观点来理解人的整体性，称为"元整体观"。从根本上说，中医的"元整体观"才真正符合人的实际，中医对人的整体不可分解性的理论是深刻和科学的。

（2）深化对人与自然的统一性认识

"天人相应"是中医整体观的又一基本点。它强调"人以天地之气生，四时之法成""人与天地相参""人能应四时者，天地为之父母""从其气则和，违其气则病"等。其核心思想是把天、地、人统一起来，把人作为"天"的一个子系统，强调人与"天"的相应性，要求把人的健康与疾病放到这个相应关系中来认识和处理。中医现代化研究运用现代科学的宇宙学、天文学、地理学、生命科学等方面的成就，来研究中医的"天人相应"学说，证明这一思想完全正确，并将其与现代科学的"人天观"融合起来，从现代宇宙学关于宇宙的创生和演化的研究成就，深入地认清了"人以天地之气生"的事实。生命和人类是宇宙物质演化到一定阶段而形成的，"人择原理"论证了人类只能产生和生存于宇宙演化到150亿年所形成的特定条件，从宇宙条件说明了人与自然的相应关系——人生于地，悬命于天。从现代天文学研究天体起源和演化的成就，更深入地认清了人类是太阳系演化到特定时刻、地球演化到特定时刻、化学元素起源和演化到特定时刻所产生的特殊的物质演化形态，是地球特定的天文、物理、化学等条件产生并养育了人类。这就从根本上阐明了人类是地球这一母系统分化出来的子系统，其相应性是与生俱来的。生命科学研究生物进化的成就证明，人类是地球生物进化到高级阶段的产物。地球生命从化学起源，到化学过程产生出生物大分子蛋白质和核酸，再由其相互作用形成统一体，最后产生生命现象，然后在此基础上展开生物进化运动，经过35亿年，演化出最高级的生命——人类。事实证明，人是生命系统分化出来的一个子系统，与地球生命系统不可分割地联系在一起。

中医的"天人相应观"与现代科学的"人天观"相契合，正在建立和发展现代天人相应理论体系。这种研究的内容和进展主要有建立现代"天人相应"观点，包括人是宇宙演化的产物的观点；"天人相应"的本质是人与产生人类的宇宙条件相应的观点；"天人相应"是一种物质关系的观点；"天人相应"中人具有主动性的观点；"天人相应"是影响人的生理、病理的基本因素之一的观点等。调节"天人"关系的理论和方法主要是发挥人的主观能动性，掌握天地运行规律及其影响人的机制，掌握对人的"应天"能力进行调节的途径、方法和手段等，对当代与"天人相应"有关的医学问题给出中医的现代解释，特别是与环境因素相关的大病、新病、难病的中医防治等。"天人相应"观被整个医学界接受，由此形成了诸多分支，如宇宙医学、环境医学、气象医学、时间医学等。

2. 辨证论治

辨证论治是中医的又一特色，是中医临床诊治与西医不同的根本特点。中医辨证论治与西医辨病论治的区别在于中医之"证"与西医之"病"的不同。西医认为，疾病在本质上首先是器质性的，功能性疾病是由器质性病变引起的，最终都可找到器质性病变的根据。而中医以"证"为核心认识疾病，认为疾病在本质上是功能性的或是以功能性病变为主轴的，虽然也包含众多器质性疾病，但却是把它放到功能性病变的背景中来看待。中医之"证"与西医之"病"的根本区别在于"证"是在西医的视野之外，认识到更为复杂的病变，主要包括人的不可分解的整体性功能异常、器质性疾病的前驱性功能异常、非解剖结构的功能性或结构性异常。如"熵病"包括热熵病和关系失调引起的失序熵病。总之，中医之"证"不仅驾驭着器质性病变，更重要的是驾驭着器质性病变之上、之前、之外的多种复杂功能性病变，从更宽的视野和更深的层次，更全面地反映着人的病变谱系。

现代科学对"证"的研究发现，它是人的整体性功能异常。现代人体科学专门研究人体功能，提出了人体功能态学说，认为人是功能系统，其功能态是亚稳态，是可变、可调的，正常人一般有三类基本功能态：一是健康态，包括醒觉态、睡眠态、警觉态、应激态等；二是异常态，包括催眠态、气功态、特异功能态等；三是疾病态，包括多种多样。中医辨证所辨的各种"证"就是各具特征的疾病功能态。现代研究得出的基本观点是"证是人体异常功能态的反映""中医辨证论治的'证'，用系统、科学的语言来说，就是功能状态"。从现代科学的角度看，人体功能的研究才刚刚开始，许多奥秘还远远没有揭开，中医的辨证论治为打开人体功能的奥秘提供了一把钥匙。坚持和发展中医的辨证论治，不但会促使整个医学发生变革，还会使人体科学研究取得突破。

## (三) 揭示和发挥中医药学的优势

中医药现代化之所以必要，在于它在现代条件下具有发展优势、比较优势。

### 1. 发展优势

在医学的未来发展中，中医占有先机，主要是其理论和方法反映了人的健康与疾病的深层复杂机制和规律，而这是医学乃至整个科学未来发展的目标。中国科学技术大学原校长朱清时明确地指出，"中医是复杂性科学""中医可能是科学发展的新前沿"。

### 2. 比较优势

在医学和科学的未来发展中，中医与西医相比，具有更大的发展潜力和更广阔的发展空间。一方面，中医理论所提出的诸多"不知其所以然"的问题，完全超出西医学的视野，足够现代科学困惑和解答一两个世纪；另一方面，中医学的朴素系统论思维和方法，与现代科学正在发展的系统论相契合，更超出西医学的还原论。我国著名科学家钱学森院士就明确指出："说透了，医学的前途是中医现代化，而不在什么其他途径……西医也要走到中医的道路上来""科学也要在中医现代化中革新，很可能要爆发一场科学革命，系统科学是个引火线"。

所以中医药文化的物质价值更有助于我们认识中医药学对推动人类文明进步的重要作用和中医药活动的社会意义，进而在中医药实践过程中自觉地弘扬中医药文化价值的真、善、美。

# 第六章　中医基础理论

## 第一节　中医学的宗旨和价值观

### 一、中医学的医学宗旨

健康是民生的基本需求。中医学的宗旨是维护和保障人类的健康，而不是行医牟利。中医学的宗旨是使百姓无病，子孙无忧，上下和亲，德泽下流，使民族繁衍昌盛。所以中医一直被称为"悬壶济世"的行业。

医学是关系民生，关系国泰民安的大事，而不是牟利的手段。因而决定了中医学以治愈疾病、维护人的健康为核心价值观。

当前，国民医疗保障已成世界性执政难题。西医学的技术主体化、资本主体化，已经使医学的宗旨从维护人的健康，异化为逐利的手段，危害了人类的健康事业，所以全球掀起了医改热潮。中医学的医学体系不需要大量的资本投入，所以没有资本的基因，足见中医学是值得在全球发扬光大的。

从中医学的宗旨出发，《内经》提出了治病求本的要求。《素问·阴阳应象大论》说："治病必求于本。"很明确地指出治病是为了治本愈病，而不是治标安慰。这是从医学维护和保障人类健康的使命出发的。《素问·四气调神大论》说："圣人不治已病治未病。"

根据汉字字义，病字从疒，丙声。《说文》言："丙位南方，万物成，炳然""炳，明也"。故丙是彰显之象。"疒"与"丙"联合起来表示人体疾病加重，病变显著。所以"病"是指明显的有形的病变，而"未病"是指未明显的未成形的病变，就是指功能性疾病和功能病变阶段的器质性疾病。未病并不是指没有疾病或没有发病。

"治未病"是指逆转疾病的进程，消弭疾病于初始阶段，保护和恢复患者的健康。

等待病变明显了再治疗的"治已病"的医学不是高明的医学。因为疾病越接近终点，病变越明显，越难以治愈。对患者来说是大祸临头，对社会来说是巨大损失，只有对医疗市场的垄断者来说，是利好机遇。对疾病早发现、早治疗，是医学精诚（精，技术精深；诚，诚心）的表现，是医学的价值所在。

治已病有无价值？《素问·汤液醪醴论》言："帝曰：形弊血尽而功不立者何？岐伯曰：神不使也。帝曰：何谓神不使？岐伯曰：针石，道也。精神不进，志意不治，故病不可愈。今精坏神去，营卫不可复收，何者？嗜欲无穷，而忧患不止，精气弛坏，营泣卫除，故神去之而病不愈也。"明确指出病情到了"神不使"时，病是不可愈的。治已病已经丧失了治愈疾病的机会，远离了治愈疾病的目标。因此，不治未病治已病，中医学认为是下工的做派，不符合中医学的宗旨和价值观。

## 二、中医学的价值观

医学的宗旨决定了医学的价值取向。《素问·四气调神大论》曰:"圣人不治已病,治未病;不治已乱,治未乱。"《灵枢·九针十二原》强调:"粗守形,上守神。"《灵枢·逆顺》明确提出:"上工,刺其未生者也;其次,刺其未盛者也……上工治未病,不治已病,此之谓也。"故中医临床医学经典《金匮要略》开篇就强调"上工治未病"。

上工是指高明的医师,下工是指平庸的医师。强调能治未病的医术是上等的医术,不能治未病的医术是下等的医术。因为治已病的医学就脱离了治愈疾病、恢复健康的目标。"上工治未病"是中医学的医学宗旨所决定的价值取向。中医学一以贯之地强调安全、有效。也正因为此,中医学才成为"酒香不怕巷子深"的医学。有些人认为医药的价值取向是高科技,这必然遭到人民的唾弃,老百姓追求的是安全、有效、简便、廉价的医药服务。要深入批判医学以高科技诊断疾病为价值取向,不以疗效为价值取向的错误价值观。

值得关注的是,中医药的治疗方法之所以"简、便、廉、验",一是采用中药治疗,中药有四气五味、十二经归经的天然药物。二是针灸、推拿等疗法,是根据人体经络进行治疗的。中医学所采用的都是自然的疗法,可见中医药安全且"简、便、廉、验"都与中医学敬畏自然、顺应自然有关。中医药一以贯之地以人为本,坚信人的自然生命力是健康和病愈的内因,坚信人类同自然和谐相处,才有人类健康的保障。天人合一、阴阳五行就是这一理念的哲学基础。

## 三、治病求本必须个体化医疗

《内经》提出"治病必求于本",既提出了医学的目标是治病求本,又指出了治病求本的方法,即从宇宙、生命本始物质的阴阳病变表型入手,调节机体的阴阳表型,使机体恢复阴阳平衡。《素问·异法方宜论》和《素问》七篇大论,强调中医诊疗要因时、因地、因人制宜。中医学一以贯之地选择因时、因地、因人制宜的个体化医疗,从《伤寒杂病论》可以看到中医临床经典是以《内经》为基础理论,以特定的脉(脉象)、症(特征性症状)、因(病因)辨病辨证,并写出确定的治法、确定的方剂,这属于群体化医疗,适用于大样本疗效检验。但《伤寒杂病论》同时又对具有个体化的自然病情演变或治疗病情演变实行辨病脉证并治,这是群体化医疗与个体化医疗相结合的医疗模式。后世中医临床以因时、因地、因人制宜的个体化医疗为主。个体化医疗可以提高疗效,故中医典籍大多以"医案"传世。个体化医疗为何能治本?虽然疾病的发生与外因有关,但是发病与否、病情进展情况与个体遗传因素(内因)密切相关。因为"证"是病因损伤和机体抗损伤能力相争的表型,通过辨证,掌握造成机体损伤的病因和机体抗损伤及修复能力的表型。针对病因病机而制定治疗方案,这是对环境因素与遗传因素相结合的病因的治疗,这也是中医学辨证论治的实质。辨证为何将脉诊放在首位?因为脉象真实地反映了个体的内环境状态,为个体化医疗提供了诊疗依据。正因为中医学的核心是辨证论治,才有个体化医疗。

个体化医疗的样本量太小不适合用来做疗效检验。中医个体化医疗方法让一些不择手段谋财的假大师有机可乘；也给否定中医的一些人提供口实。

由于医疗市场是一个供需双方信息不对等的卖方市场，在医疗市场中推行过度医疗或虚假广告追逐暴利者比比皆是，特别是从逐利的角度出发，出现假大师并不奇怪。21世纪分子生物学的发展已经证明个体化医疗是医学的必然选择，而个体化医疗正是世界卫生组织所倡导的21世纪医学的发展方向。

所以，21世纪中医学正在循证医学化，既从个体化医疗转为大样本辨证的群体化医疗，又从大样本辨证的群体化医疗结合个体化的辨证论治医疗。大样本辨证的群体化医疗既有现代医学的病因、病理、生理特征，又有中医的病因、病机（病理生理）特征。由于辨证是辨人体生命终极物质病变的阴阳表型。由此发明适用于大样本的群体化治疗的专方专药，并通过实验室实验，必然靶点准确，而个体化辨证论治的实质是将疾病的靶点作为疾病的网点予以以点带面的论治，疗效明显。中医学本就是群体化医疗与个体化医疗相结合的医学，在中医专方专药不断研发的同时，中医专方专药研发者强调临床个体化的辨证论治仍然不可或缺，专方专药只针对病因、发病机制的某一环节。这正是中医学的优势所在。所以，《内经》《伤寒杂病论》所确立的中医学因时、因地、因人制宜的个体化辨证论治原则和方法，是医学发展的正确方向。目前，在市场上兜售伪劣中药品、保健品的宣传，都有一个共同的特征，就是都没有标明辨证论治的程序或病因治疗的药理，公众是可以识别的。

## 第二节　中医学疾病观

### 一、病因

#### （一）外感病因

**1. 六淫**

六淫，即风、寒、暑、湿、燥、火六种外感病邪的统称。正常情况下，风、寒、暑、湿、燥、火是自然界正常的气候变化，称为"六气"。六气是自然界万物生长变化的基本条件。人生活在自然界，依靠自然界环境而生存，并通过调节自身的变化以适应四时的气候变化。但在六气变化异常，超越了人体的适应能力，或人体正气不足，抵抗力下降，不能适应六气变化，导致疾病发生时，则成为致病因素。此时，伤人致病的六气称为"六淫"或"六邪"。

六淫的形成必须具备六气异常和人体正气亏虚两个基本条件。六气变化异常，包括六气太过或不及，如冬天过于寒冷、夏天过于炎热，则容易导致伤寒或中暑；或非其时而有其气，如春天气候干燥，则外感燥邪，多见胸闷、干咳等；或气候变化过于急骤，如暑天天气炎热而突发暴风骤雨，则常易伤寒感冒。正气亏虚，包括各脏腑功能异常，人体抵抗力下降，导致邪气侵袭人体而引发疾病。六淫致病的共同特点如下。

其一，外感性。六淫致病，其侵犯途径多从肌表、口鼻而入，或两者同时受邪。由于六淫邪气均是自外界侵犯人体，故称其为外感致病因素，所致疾病即称为"外感病"，临床多见恶寒、全身酸痛、发热头痛、鼻塞流涕、舌苔薄白、脉象浮数或浮紧等表证。

其二，季节性。六淫致病常有明显的季节性，如春季多风病、夏季多暑病、长夏季节多湿病、秋季多燥病、冬季多寒病等。六淫致病与时令气候变化密切相关，故其所致病变又称为"时令病"。

其三，地域性。六淫致病与生活、工作的环境密切相关。如西北多燥病、东北多寒病、江南多湿热为病；久居潮湿环境多湿病，高温环境作业多致燥热或火邪为病等。

其四，相兼性。六淫致病可以单独致病，如伤风、中暑、燥邪犯肺、寒邪直中等；也可以两种或两种以上邪气侵袭，相兼致病，如外感风热、寒湿困脾、风寒湿痹等。

六淫致病从现代医学来看，除气候因素外，还包括生物（细菌、病毒等）、物理、化学等多种致病因素作用于机体所引起的病理反应。六气异常，对病原微生物的繁殖、疾病传播及人体抵抗力等，皆有不同程度的影响。如现代医学研究证明，风邪常以"气溶胶"的形式存在，而通过气溶胶方式引起疾病的病毒有上百种，如流行性感冒病毒、腺病毒、柯萨奇病毒和埃可病毒等，因此，风邪可被认为是"传染性微生物气溶胶"。

2. 疠气

（1）疠气的性质和致病特征

①传染性强，易于流行：疠气具有强烈的传染性和流行性，可通过空气、食物、接触等多种途径在人群中传播。当处在疠气流行的地域时，无论男女老少、体质强弱，凡触之者，多可发病。疠气致病既可以散在发生，如一户一村；也可大面积流行，如一镇一国，甚至在全世界范围内流行。

②发病急骤，病情危笃：疠气多属热毒之邪，其性疾速暴戾，且常挟毒雾、瘴气等秽浊之邪，故其致病具有发病急骤、来势凶猛、变化多端、病情险恶的特点。常见热盛、扰神、动血、生风、剧烈吐泻等危重症状。

③一气一病，症状相似：疠气种类繁多，不同种类的疠气感人致病其传染途径、传播方式也各异，临床表现也各不相同。但同一种疠气所致的疫病，其临床症状基本相似，都有其自身的临床特征和传变规律，即所谓"一气致一病"。如痄腮，无论患者是男是女，是老是少，一般都表现为耳垂之前口角之后部的肿胀疼痛。说明某种疠气可专门侵犯某脏腑、经络或某一部位而发病，所以"众人之病相同"。

（2）影响疠气形成和疫病流行的因素

①气候变化异常：疠气存在于自然环境中，在环境的剧烈变化，自然气候反常，如久旱酷热、水涝、非时之气等，均可滋生疠气而导致疾病的发生。《证治准绳》指出："时气者，乃天疫暴厉之气流行，凡四时之令不正者乃有此气。"

②环境饮食污染：环境卫生恶劣，如水源、空气污染也会滋生疠气。如《医学入门》说："东南两广，山峻水恶，地湿洳热，如春秋时月，外感霜毒，寒热胸满不食，此毒从口鼻而入也。"同样，食物污染、饮食不洁也可引发疠病。临床上见到的疫毒痢，就是疠气随饮食进入人体而发病的。

③预防隔离不当：感染疠气的患者，应立即进行隔离，防止其在人群中传播。对于易感者，应采取积极的预防措施，如进行体育锻炼、饮食调养、针药治疗或药物预防，以提高人体的正气，预防病邪入侵。因此，《松峰说疫》明确提出："凡有疫之家，不得以衣服、饮

食、器皿送于无疫之家，而无疫之家，亦不得受有疫之家衣服、饮食、器皿。"

④社会因素影响：疠气的发生和流行与社会因素密切相关。若战乱连年，社会动荡不安，生活贫困，卫生环境恶劣，则容易发生疫病流行。若社会安定，经济繁荣，国家注重卫生保健预防工作，采取积极有效的预防和治疗措施，疫病的发生率会显著下降。

（二）内伤病因

内伤病因是相对外感病因而言的。此类病因直接伤及脏腑，导致气血阴阳失调、脏腑功能紊乱而发病，非外邪所致，故称为内伤病因，主要包括七情内伤、饮食失宜、劳逸失度等。由内伤病因引起的疾病，统称为内伤病。

1. 七情内伤

（1）七情内伤的概念

七情内伤，指喜、怒、忧、思、悲、恐、惊七种内伤致病因素。七情，是指喜、怒、忧、思、悲、恐、惊七种正常的情志活动，是人的精神意识对外界事物的反应，一般不会导致疾病。只有突然强烈或长期持续的情志刺激，超过了人体的适应范围，使人体脏腑气机紊乱、阴阳气血失调，才会导致疾病的发生。七情能否致病，除与情志本身反应强度、方式有关外，还与个体的心理特征、生理状态有密切的关系。七情致病不同于外感六淫，六淫主要从口鼻或皮毛肌表侵入人体，而七情则直接影响相关的内脏而发病，故七情致病称为"七情内伤"或"内伤七情"，是造成身心疾病等内伤疾病的主要致病因素之一。

（2）七情内伤的致病特点

①直接伤及内脏：首伤心神。心藏神而为脏腑之主，所以情志所伤，首先影响心神，然后波及相应脏腑。如《类经》说："情志之伤，虽五脏各有所属，然求其所由，无不从心而发。"心主神明，为五脏六腑之大主，心神受损可损及其他脏腑。《灵枢·口问》说："心者，五脏六腑之主也……故悲哀愁忧则心动，心动则五脏六腑皆摇。"

损伤相应之脏。七情过激或持久刺激可直接伤及相应脏腑，影响脏腑功能而产生病理变化。不同的情志刺激伤及不同的脏腑，产生不同的病理变化。故《素问·阴阳应象大论》中有"怒伤肝""喜伤心""思伤脾""悲伤肺""恐伤肾"等。过喜伤心，可见心神不宁、心悸、失眠、健忘，甚至精神失常等；过怒伤肝，可见两胁胀痛、善太息、咽中异物感、痛经、闭经等；过思伤脾，可见纳呆食少、脘腹胀满、大便溏泄等；悲忧伤肺，可见咳嗽、胸闷、气短、乏力等；惊恐伤肾；可见滑精、二便失禁等。易伤心、肝、脾。七情过激虽可伤及五脏，但与心、肝、脾的关系尤为密切。心主血而藏神；肝主疏泄，可以调畅气机，调节情志，故肝失疏泄、气机紊乱又是情志性疾病发生的重要因素；脾主运化，为气机升降的枢纽和气血生化之源，所以七情内伤以心、肝、脾三脏病证和气血失调为多见。

由于情志的复杂性，七情内伤既可能是一种情志伤人，也可能是两种以上情志交织伤人致病，如忧思、郁怒、惊喜、惊恐等。情志交织致病，可损伤一脏，也可伤及多脏。如大惊过喜，或猝受惊恐，既可伤心，又可伤及肾；忧思过度，既可伤脾，也可影响心、肺等脏。此外，情志内伤还可以化火，即"五志化火"，久之可致阴虚火旺等证，或导致湿阻、食积、痰饮等诸郁为病。

②影响脏腑气机：七情内伤致病，主要是通过影响脏腑气机，导致气机失调、气血逆乱而发病。《素问·举痛论》说："余知百病生于气也，怒则气上，喜则气缓，悲则气消，恐则气下，寒则气收，炅则气泄，惊则气乱，劳则气耗，思则气结。"

怒则气上。气上，即气机逆上。怒则气上，指过度愤怒可使肝气疏泄太过而上冲，甚则血随气逆、并走于上，可见面红目赤、头晕耳鸣，甚者呕血或猝倒昏厥等症，临床可用龙胆泻肝汤加减治疗。如《素问·生气通天论》说："大怒则形气绝，而血菀于上，使人薄厥。"《素问·举痛论》说："怒则气逆，甚则呕血及飧泄。"若肝气横逆，可兼见腹痛、泄泻等症，临床可用痛泻要方加减治疗，以抑肝扶脾。

喜则气缓。气缓，即气机涣散。喜则气缓，指暴喜过度，可使心气涣散，神不守舍，如《灵枢·本神》所谓"喜乐者，神惮散而不藏"。临床可见精神不集中、神志失常或狂乱等症，可用养心汤或朱砂安神丸加减治疗。

悲则气消。气消，即气的消沉或功能减退。悲则气消，指过度悲忧可使肺气耗伤、意志消沉。临床可见气短胸闷、精神萎靡不振、乏力懒言等症，可用百合地黄汤或参苓白术散加减治疗。

恐则气下。气下，即气机下陷。恐则气下，指恐惧过度，可使肾气不固，气泄于下，二便失禁；或恐惧不解则伤精，发生骨酸痿厥、遗精等症，可用金锁固精丸加减治疗，以固肾涩精。

惊则气乱。气乱，即气机紊乱。惊则气乱，指突然受惊，致心神不定、气机逆乱，可使心无所倚，神无所归，虑无所定，惊慌失措。可见心悸怔忡、惊恐不安等症，可用安神定志丸加减治疗。

思则气结。气结，即气机郁结不畅。思则气结，指思虑劳神过度，可伤神损脾，致气机郁结。由于思发于脾而成于心，故思虑过度不但耗伤心神，也会影响脾气的运化。思虑过度，劳伤心脾，暗耗阴血，心神失养则心悸、健忘、失眠多梦，可用归脾汤加减治疗，以补益心脾；气机郁结阻滞，脾的运化无力，胃的受纳腐熟失职，便会出现纳呆不饥、腹胀便溏，甚至形体消瘦等，临床可以归脾汤合逍遥散加减治疗，以健脾养心，疏肝理气。

③多发为情志病：情志病，指发病与情志刺激有关或具有情志异常表现的病证。七情致病不仅可引起胸痹、真心痛、眩晕等以躯体疾患为主的心身疾病，还常可致郁证、癫证、狂证等以精神失常为主的精神病。

④影响病情变化：病势变化与情志活动关系密切。情绪积极乐观，七情反应适当，当怒时怒而不过，当悲时悲而不消沉，有利于病情的好转乃至痊愈。若情绪消沉，悲观失望，或七情异常波动，可使病情加重或恶化。如素有阴虚阳亢、肝阳化风的眩晕患者，若遇事恼怒，肝阳暴涨，气血冲逆于上，则可见眩晕加重，甚至突然昏厥、半身不遂、口眼歪斜。七情内伤导致肝气失调出现的梅核气、胃脘痛，以及腹痛泄泻等病证，往往会因情志刺激而病势加重；患有胸痹、真心痛、消渴等病的患者，也常因情志波动使病情加重或迅速恶化。

2. 饮食失宜

(1) 饮食不节

饮食不节是指饮食没有规律。主要包括过饥与过饱两个方面。

①过饥指摄食不足，或饥不得食，或过度限制饮食，或因脾胃功能不足而不思饮食等。长期摄食不足，则化源缺乏，气血化生不足，久之必然亏虚为病，可见形体日渐消瘦。故《灵枢·五味》说："谷不入半日则气衰，一日则气少矣。"如婴幼儿因母乳不足，营养不良，可影响其正常生长发育。气血衰少则正气不足，卫外无力，易感外邪或继发其他病证。此外，还有部分患者，为了某种目的过度节食减肥，导致气血化生不足，变生诸病，严重者可发展成厌食等较顽固的身心疾病，临床可用补中益气汤加减治疗，以健脾益气。

②过饱指饮食过量。长期饮食过量，超过脾胃的运化功能，影响饮食物的腐熟和运化，以致阻于体内，形成宿食积滞，可见脘腹胀满疼痛、呕吐泄泻、嗳腐吞酸、厌食纳呆等，可选用保和丸或山楂丸等治疗，以消食和中。故《素问·痹论》说："饮食自倍，肠胃乃伤。"长期过饱，还可引起营养过剩而发展为肥胖、消渴、胸痹等病证。过食肥甘厚味，易于化生内热，甚至引起痈疽疮毒等病，即如《素问·生气通天论》所说"膏粱之变，足生大丁"。因小儿进食缺乏规律性，且脏腑娇嫩，形气未充，脾胃较成人为弱，若幼儿食积日久，可积而化热，形成"疳积"，出现手足心热、心烦易哭、脘腹胀满、大便溏泄、面黄肌瘦等症，临床可用消积散加减治疗，扶脾健胃，磨积消食。

(2) 饮食不洁

进食不洁净或有毒的食物，可引起多种肠胃道疾病，出现腹痛、吐泻、痢疾等，或引起寄生虫病，如蛔虫、蛲虫等，临床见脐腹时痛、嗜食异物、面黄肌瘦等症。若蛔虫窜进胆道，还可出现胁腹剧痛、时发时止、吐蛔、四肢厥冷的蛔厥证，临床可用乌梅丸加减治疗，以缓肝调中，清上温下。若进食腐败变质有毒食物，常出现剧烈腹痛、发热吐泻等中毒症状，重者可出现昏迷甚至死亡。

(3) 饮食偏嗜

饮食偏嗜是指特别喜好某些食物或专食某些食物。饮食偏嗜日久，可导致人体阴阳失调，或缺乏某些营养而发生疾病。饮食偏嗜主要表现在寒热偏嗜、五味偏嗜、食类偏嗜等几个方面。

①寒热偏嗜：饮食宜寒热适中。《灵枢·师传》云："食饮者，热无灼灼，寒无沧沧，寒温中适，故气将持，乃不致邪僻也。"指出饮食过冷过热，皆不相宜。如多食生冷寒凉，可伤脾胃阳气，导致寒湿内生，发生腹痛泄泻等症，临床可用良附丸合正气天香散加减治疗，温中导滞；若偏食辛温燥热，可使胃肠积热，出现口渴、腹满胀痛、便秘或酿成痔疮，临床可用大承气汤加减治疗，以泄热通腑、行气导滞。若嗜酒成癖，久易聚湿、生痰、化热而致病，甚至变生癥积，临床可用膈下逐瘀汤合六君子汤加减治疗，以祛瘀软坚，扶正健脾。

②五味偏嗜：五味指酸、苦、甘、辛、咸。五味与五脏，各有其所喜，《素问·至真要大论》说："酸先入肝，苦先入心，甘先入脾，辛先入肺，咸先入肾。"五味各有不同作用，不可偏废。若五味偏嗜，则致脏气偏盛偏衰，久之可传变而发生疾病。如多食咸味，会使血脉凝滞，面色失去光泽；多食苦味，会使皮肤枯槁少津，汗毛脱落；多食辛味，会使筋脉拘急而爪甲枯萎；多食酸味，会使皮肉萎缩，口唇干薄；多食甘味，会使骨骼疼痛而头发脱落。由此可见，若长期偏嗜某种性味的食物，既可引起本脏功能失调，也可导致"伤已所

胜"之脏而出现各种变证。

③食类偏嗜：指偏食某种或某类食品，或厌恶而不食某类食物，或膳食中缺乏某些营养物质等，久之也可成为导致某些疾病发生的原因，如瘿瘤（碘缺乏）、佝偻病（钙磷代谢障碍）、夜盲（维生素A缺乏）等。人的膳食结构应谷、肉、果、菜齐全，且以"五谷为养，五果为助，五畜为益，五菜为充"（《素问·藏气法时论》），调配合理，才有益于健康。若饮食结构不适，调配失宜，有所偏嗜，则味有所偏、脏有偏胜，从而导致脏腑功能紊乱。

3. 劳逸失度

劳逸结合是指动静结合，动以养形，静以养神，适当劳作与适当休息，方能形神俱养，有助气血流通、阴阳平和，有利于身体健康。而劳逸失度，可损伤机体而引发疾病。劳逸失度，包括过劳和过逸两个方面。

（1）过劳

过劳指劳动或思考过度，包括劳力过度、劳神过度和房劳过度。

①劳力过度又称"形劳"，指长时间的过度用力，劳伤形体或病后体虚，勉强劳作而致病。过度劳力易耗气伤形，致使脏气虚少，功能减退。临床可见少气懒言、神疲消瘦，可用补中益气汤加减以健脾益气。《素问·举痛论》说："劳则喘息汗出，外内皆越，故气耗矣。"劳力过度也可致筋骨损伤，出现肢体的肿痛、功能受限等，如《素问·宣明五气》说："久立伤骨，久行伤筋。"此外，若突然用力过度或用力不当，造成持重扭伤，导致气耗，同时可致局部气血阻滞而出现气短乏力、局部疼痛等症状，可用红花油外敷。

②劳神过度又称"心劳"，指思虑太过，劳伤心脾，积劳成疾。由于心主血而藏神，脾在志为思，思虑劳神过度，则耗伤心血，损伤脾气，可出现心神失养的心悸健忘、失眠多梦，以及脾不健运的纳呆不饥、腹胀便溏等症，临床可用归脾汤加减，以益气补血，健脾养心。

③房劳过度是指性生活不节，房事过度。肾藏精，为封藏之本，肾精不宜过度耗泄。若房事太过，或妇女早孕、多育等，皆易耗伤肾精。常见腰膝酸软、眩晕耳鸣、精神萎靡、性欲减退，或遗精、早泄、阳痿，或月经不调，甚则不孕不育等，临床可用肾气丸加减以补益肾气。

（2）过逸

过逸是指过度安闲，长期不劳动，又不运动锻炼。人体每天需要适当的活动，气血才能流畅，阳气才得以振奋。若安逸少动，易致气血不畅，同时脾胃运化功能呆滞，化生气血减少，日久渐趋虚弱，出现精神不振、食少乏力、肢体软弱，或发胖臃肿，或脉络阻滞不通，或动则心悸、气喘及汗出等，或继发他病。临床可用四君子汤或参苓白术散加减治疗，以健脾补肺、扶助正气。正如《素问·宣明五气》所说："久卧伤气，久坐伤肉。"此外，长期用脑不足，可致神气衰弱，常见精神抑郁、健忘、反应迟钝等，临床可用还少丹进行治疗，以补肾健脾、益气生精。

## 二、病机

### (一) 邪正盛衰

1. 邪正盛衰与虚实变化

在疾病过程中，正气和邪气这两种力量不是固定不变的，而是在其不断斗争的过程中，不断发生力量对比的消长盛衰变化。体内邪正的消长盛衰变化，形成了疾病的虚实病机变化。

(1) 虚实病机

虚和实是相比较而言的病证，如《素问·通评虚实论》说："邪气盛则实，精气夺则虚。"

①实证病机：实指邪气盛，是以邪气亢盛为矛盾主要方面的病理状态，"邪气盛则实"。实证多由外邪侵袭，或痰饮、食积、瘀血等滞留体内所致，多见于外感病的初、中期，或病理产物积聚的内伤病证。实的病机特点是邪气亢盛，正气未衰，邪正斗争剧烈。临床常见壮热狂躁、声高气粗、痰涎壅盛、腹痛拒按、二便不通、脉实有力、舌苔厚腻等表现。

②虚证病机：虚是指正气不足，是以正气虚损为矛盾主要方面的病理状态，"精气夺则虚"。虚证多由先天禀赋不足，或久病重病损伤正气引起，多见于疾病后期及体质虚弱者。虚的病机特点是正气亏虚，邪气已退或不明显，正邪斗争不剧烈。临床常见神疲体倦、面色无华、自汗盗汗、声低气微，或五心烦热，或畏寒肢冷、脉虚无力等表现。

(2) 虚实变化

邪正的消长盛衰不仅可以产生比较单纯的虚或实的病理变化，而且在病程较长、病情复杂的疾病中，还会出现虚实之间的多种变化，主要有虚实错杂、虚实转化及虚实真假。

①虚实错杂指在疾病过程中，邪盛和正虚同时存在的病理状态。邪盛正伤，或疾病失治、误治，以致病邪久留，损伤人体正气；或因虚体受邪，正气无力祛邪外出；或本已正虚，又兼内生水湿、痰饮、瘀血等病理产物凝结阻滞，而致虚实错杂病变，包括虚中夹实和实中夹虚两种情况。

虚中夹实，是指以正虚为主，又兼有实邪为患的病理变化。如脾虚湿滞证，由于脾气不足，运化无权，而致湿邪内生，阻滞中焦。临床上既有属脾气虚弱的神疲肢倦、食欲不振、食后腹胀、大便不实等，又兼见属湿滞病变的口黏、脘痞、舌苔厚腻等症状，可用二陈汤合平胃散加减治疗。

实中夹虚，指病理变化以邪实为主，又兼有正气虚损的病理变化。如在外感热病发展过程中，由于热邪伤津耗气，可形成邪热炽盛、气津两伤的病证。其表现既有高热气粗、面红目赤、尿赤便秘、苔黄脉数等实热症状，又兼见口渴引饮、气短心悸、舌燥少津等津亏气虚之症状，临床可用白虎加人参汤加减治疗。

②虚实转化在疾病发展过程中，可出现由实转虚和因虚致实的病机变化。

由实转虚，是指实证或因失治、误治等原因，病程迁延，致使由实证转化为虚证的病变过程。

因虚致实，指以正气虚为主的虚性病变，转变为邪气盛突出的实性病变过程。其机制多由于脏腑功能减退，而病理产物停聚；或正虚，外邪侵入，虚实并存，邪盛突出。因虚致实的病变，正虚仍然存在，此时实性病机占突出地位。

③虚实真假指在某些特殊情况下，疾病的临床表现可出现与其病机的虚实本质不符的假象，主要有真实假虚和真虚假实两种情况。

真实假虚，是指病机的本质为实，但表现出"虚"的临床假象。一般是由于邪气亢盛，结聚体内，阻碍经络，气血不能外达所致，故真实假虚又称为"大实有羸状"。如热结肠胃，腹痛硬满，发热汗出，而见泻下稀水臭秽，《伤寒论》称为"热结旁流"，病机属真实假虚，可用大承气汤加减，以峻下热结。

真虚假实，是指病机的本质为虚，但表现出"实"的临床假象。一般是由于正气虚弱，脏腑经络之气不足，推动、激发功能减退所致，故真虚假实证又称为"至虚有盛候"。如脾气虚弱，运化无力，可见腹部胀满、时痛时减等假实征象，可用补中益气汤加减，以补气健脾。

总之，在疾病的发生和发展过程中，病机的虚和实是相对的。由实转虚、因虚致实和虚实夹杂，常常是疾病发展过程中的必然趋势。因此，在临床上应以动态的、相对的观点来分析虚与实的病机。尤其是在有虚实真假的特殊情况时，必须透过现象看本质，才能不被假象所迷惑，真正把握住疾病的虚实变化。

2. 邪正盛衰与疾病转归

在疾病的发生、发展过程中，由于邪正双方的斗争，其力量对比在不断地发生消长盛衰的变化，这种变化对疾病转归起着决定性的作用。一般而论，正胜邪退，疾病趋向于好转和痊愈；邪胜正衰，则疾病趋向于恶化，甚则导致死亡；若邪正力量相持不下则疾病趋向迁延或慢性化。

①正胜邪退，是指在疾病过程中，正气奋起抗邪，正气渐趋强盛，而邪气渐趋衰减，疾病向好转和痊愈方向发展的病理变化。这是在许多疾病中最常见的一种转归，常见于正气比较充盛，抗御病邪能力较强；或因邪气较弱，或因及时正确的治疗，邪气难以进一步发展，致使病邪对机体的侵害作用消失，脏腑、经络的病理性损害逐渐得到修复。

②邪胜正衰，是指在疾病过程中，邪气亢盛，正气虚弱，机体抗邪无力，疾病向恶化、危重，甚至死亡方面转归的病理变化。多由于机体的正气虚弱，或邪气炽盛，或失治误治，机体抗病力弱，不能制止邪气的侵害作用，邪气进一步发展，机体受到的病理性损害日趋严重，病情因而趋向恶化和加剧。若正气衰竭，邪气独盛，脏腑经络及精血津液的生理功能衰惫，阴阳离决，则机体的生命活动亦告终止。

③邪去正虚，是指在疾病过程中，正气抗御邪气，邪气退却而正气大伤的病理状态。多因邪气亢盛，正气耗伤较重；或正气素虚，感邪后重伤正气；或攻邪猛烈，正气大伤所致。其病机特点是邪气已退，对机体的损害作用也已消失，但正气消耗的状况尚有待恢复。多见于重病的恢复期，其最终的转归一般仍然是趋向好转、痊愈。

④邪正相持，是指在疾病过程中，机体正气不甚弱，而邪气亦不亢盛，则邪正双方势均力敌，相持不下，病势处于迁延状态的病理变化。此时，由于正气不能完全祛邪外出，邪气

可以稽留于一定的部位，病邪既不能消散，亦不能深入，又称为"邪留"或"邪结"。一般而言，邪气留结之处，即是邪正相搏病理表现明显之所。一般多见于疾病后期，且是多种疾病由急性转为慢性，或慢性病久治不愈，或遗留某些后遗症的主要原因。

邪正相持阶段，仍然存在着正邪的消长盛衰变化，从而形成疾病阶段性的邪正对比态势的不同变化。邪正相持的态势具有不稳定性，可因正邪的盛衰变化而发生向愈或恶化的转归。

（二）阴阳失调

阴阳失调，指在疾病的发生发展过程中，各种致病因素作用于人体，导致机体的阴阳消长失去相对平衡，而出现阴阳偏盛、偏衰、互损、格拒、亡失等表现的病理状态。一般而言，邪正盛衰是虚实病证的病机，阴阳失调是寒热病证的病机，二者在阐释疾病的发生发展及转归机制时，常联合应用、互为羽翼。

1. 阴阳偏盛

阴阳偏盛，指人体阴阳双方中的某一方过于亢盛的病理变化，属"邪气盛则实"的实性病机。一般而言，病邪侵袭人体，多同气相求，阳邪侵犯人体可导致机体阳偏盛，阴邪侵犯人体可导致机体阴偏盛，"阳胜则热，阴胜则寒"，故阴阳偏盛必然导致机体寒热变化。由于阴阳之间的对立制约，一方偏盛必然制约另一方使之减弱，阳偏盛伤阴可致阳盛兼阴虚，阴偏盛伤阳可致阴盛兼阳虚。因此，《素问·阴阳应象大论》所说的"阴胜则阳病，阳胜则阴病"，是阴阳偏盛病理变化的必然发展趋势。

（1）阳偏盛

阳偏盛指机体在疾病过程中所出现的阳气偏盛、功能亢奋、机体反应性增强、热量过剩的病理变化。其病机特点多表现为阳盛而阴未虚的实热证。

形成阳偏盛的原因，多由于感受温热阳邪，或感受阴邪从阳化热；也可由于情志内伤，五志过极而化火；或因气滞、血瘀、食积等郁而化热所致。

阳气具有温煦、推动、兴奋等作用，阳盛以热、动、燥为其特点，故临床可见壮热烦渴、面红目赤、尿黄便干、脉数有力等症，可用黄连解毒汤或凉膈散加减治疗。

阳气亢盛则对阴气和津液的制约太过，所以说"阳胜则阴病"，即阳盛则耗伤阴气和津液。阳盛之初，对阴气和津液的损伤不明显，从而出现实热证。如果病情发展，阳盛日久，明显耗伤机体阴气和津液，则从实热证转化为实热兼津亏或阴虚证。

（2）阴偏盛

阴偏盛指机体在疾病过程中所出现的一种阴气偏盛、功能抑制、热量耗伤过多的病理变化。其病机特点多表现为阴盛而阳未虚的实寒证。

形成阴偏胜的原因，多由于感受寒湿阴邪，或过食生冷、寒邪中阻等，导致机体内阴气的病理性亢盛。

阴气具有凉润、抑制、宁静等作用，阴盛以寒、静、湿为其特点，如形寒肢冷、蜷卧、舌淡而润、脉迟等，临床可用四逆汤或理中丸加减治疗。

阴气亢盛则过度制约阳气，"阴胜则阳病"，故在阴偏盛时，常同时伴有程度不同的阳气不足，形成实寒兼阳虚证。

2. 阴阳偏衰

阴阳偏衰，指人体阴阳中某一方虚衰不足的病理状态，属于"精气夺则虚"的虚性病机。由于阴阳双方存在着对立制约的关系，因此，阴或阳偏衰，制约无力，导致对方相对偏盛，从而形成"阳虚则阴盛""阳虚则寒"，或"阴虚则阳亢""阴虚则热"的病理变化。

①阳偏衰即阳虚，指机体阳气虚损，温煦、推动、兴奋等作用减退，出现功能减退或衰弱，代谢减缓，产热不足的病理变化。一般而言，其病机特点多表现为机体阳气不足，阳不制阴，阴气相对偏亢的虚寒证。

形成阳虚的主要原因，多是先天禀赋不足，或后天失养，或劳倦内伤，或久病损耗阳气。由于阳气的温煦功能减弱，人体热量不足，难以温暖全身，可见畏寒肢冷、腹痛便溏等症，即"阳虚则寒"，临床可用理中丸或真武汤加减治疗。

由于阳气的推动作用不足，经络、脏腑等组织器官的功能活动也因之而减退，加之温煦不足，则血液凝滞、津液停滞而成水湿痰饮，临床可用苓甘五味姜辛汤或小青龙汤加减治疗。由于阳气的兴奋作用减弱，可见精神萎靡、喜静等症状。阳偏衰虽也可见到面色㿠白、畏寒肢冷、脘腹冷痛、舌淡、脉迟等寒象，但还有喜静蜷卧、脉微细等虚象，可用桂附地黄丸或附子理中丸加减治疗。

阳虚则寒与阴盛则寒，不仅在病机上有区别，而且在临床表现方面也有不同，前者是虚而有寒；后者是以寒为主，虚象不明显。

②阴偏衰即阴虚，指机体阴气不足，凉润、宁静、抑制等功能减退，出现代谢相对增快，功能虚性亢奋，产热相对增多的病理变化。一般而言，其病机特点多表现为阴气不足，阴不制阳，阳气相对偏盛的虚热证。

形成阴偏衰的主要原因，多是阳邪伤阴，或因五志过极，化火伤阴，或久病伤阴。阴气虚衰，主要表现为凉润、抑制与宁静的功能减退，阴不能制约阳，阳气相对偏亢，从而形成阴虚内热、阴虚火旺和阴虚阳亢等多种病变，表现出虚热及虚性亢奋的症状，如低热、五心烦热、骨蒸潮热等，即所谓"阴虚则热"，可用六味地黄丸或清骨散加减治疗。

阴虚则热与阳盛则热的病机不同，其临床表现也有所区别：前者是虚而有热；后者是以热为主，虚象并不明显。

3. 阴阳互损

阴阳互损，指机体的阴或阳虚损至一定程度，影响到另一方，形成阴阳两虚的病理变化。此是在阴阳偏衰的基础上，由于阴阳互根互用关系失调所呈现的病理变化。由于肾阴、肾阳为全身脏腑阴阳的根本，因此，当脏腑的阳气或阴气虚损到一定程度时，必然会损及肾阴、肾阳。无论阴虚或阳虚，多在损及肾之阴阳及肾本身阴阳失调的情况下，才易发生阳损及阴或阴损及阳的阴阳互损病理变化。

①阴损及阳指由于阴气亏损，累及阳气生化不足，或阳气无所依附而耗散，从而在阴虚的基础上又出现了阳虚，进而形成了以阴虚为主的阴阳两虚的病理状态。如肝阳上亢证，其病机主要为肝肾阴虚、水不涵木、阴不制阳的阴虚阳亢，但病情发展，因肾阴亏虚而影响肾阳化生，出现畏寒肢冷、面色㿠白、脉沉细等肾阳虚衰的症状，转化为阴损及阳的阴阳两虚

证，可用金匮肾气丸加减治疗。

②阳损及阴指由于阳气虚损，无阳则阴无以生，从而在阳虚的基础上又导致了阴虚，形成以阳虚为主的阴阳两虚的病理状态。如肾阳亏虚、水泛为肿证，其病机主要为阳气不足，气化失司，水液代谢障碍，津液停聚而水湿内生，溢于肌肤。但其病变发展又可因阳气不足而导致阴气化生无源而亏虚，出现日益消瘦、烦躁不安，甚则阳升风动而抽搐等肾阴亏虚之征象，转化为阳损及阴的阴阳两虚证，临床可用真武汤或地黄饮子加减治疗。

4. 阴阳格拒

阴阳格拒，是在阴阳偏盛基础上由阴阳双方相互排斥而出现寒热真假病变的一类病机，包括阴盛格阳和阳盛格阴两方面。阴阳相互格拒的机制，在于阴阳双方的对立排斥，即阴或阳的一方偏盛至极，将另一方排斥格拒于外，致使阴阳之间不相维系，从而出现真寒假热或真热假寒的复杂病变。

①阴盛格阳又称格阳，指阴气偏盛至极，闭阻于里，逼迫阳气浮越于外的病理变化。寒盛于内是疾病的本质，由于排斥阳气于外，可在原有面色苍白、四肢逆冷、精神萎靡、畏寒蜷卧、脉微欲绝等寒盛于内的基础上，又出现面红、烦热、口渴、脉大无根等假热之象，故称为真寒假热证，可选用右归饮加减治疗。

②阳盛格阴又称格阴，指阳气偏盛至极、深伏于里，热盛于内，排斥阴气于外的病理变化。热盛于内是疾病的本质，但由于排斥阴气于外，可在原有壮热、面红、气粗、烦躁、舌红、脉数大有力等热盛于内的基础上，又出现四肢厥冷、脉沉伏等假寒之象，故称为真热假寒证，可选用白通汤加减治疗。

5. 阴阳亡失

阴阳的亡失，包括亡阴和亡阳两类，指机体的阴液或阳气突然大量地亡失，导致生命垂危的病理变化。

①亡阳，是指机体的阳气突然大量脱失，而致全身功能严重衰竭的病理变化。一般而言，亡阳多由于邪气太盛，正不敌邪，阳气突然脱失所致；也可因汗出过多，吐泻无度，津液过耗，气随津泄，阳气外脱；或由于素体阳虚，劳伤过度，阳气消耗过多所致；亦可因慢性疾病，长期大量耗散阳气，终至阳气亏损殆尽，而出现亡阳。临床多见冷汗淋漓、心悸气喘、面色苍白、四肢逆冷、畏寒蜷卧、精神萎靡、脉微欲绝等生命垂危的临床征象，可用四逆汤加减治疗，以回阳救逆。

②亡阴，是指由于机体阴液突然大量消耗或丢失，而致全身功能严重衰竭的病理变化。亡阴多由于热邪炽盛，或邪热久留、大量伤耗阴气、煎灼津液，或逼迫津液大量外泄而为汗，以致阴气随之大量消耗而突然脱失；也可由于长期大量耗损津液和阴气，日久导致亡阴。阴气脱失，多见手足虽温而汗出如油、烦躁不安、心悸气喘、体乏无力、脉数疾跳动等危重征象，临床可用生脉散加减治疗。

亡阴和亡阳，在病机和临床征象等方面有所不同，但由于机体的阴和阳存在着互根互用的关系，阴亡则阳无所依附而散越，阳亡则阴无以化生而耗竭，故亡阴可以迅速导致亡阳，亡阳也可继而出现亡阴，最终导致"阴阳离决，精气乃绝"，生命活动终止而死亡。

综上所述，阴阳失调的病机，是以阴与阳之间所存在的对立制约、互根互用及相互消长、转化等理论，来分析、阐释机体一切寒热病症的病变过程。阴阳失调的病机虽然复杂，但其中最基本的病机是阴阳的偏盛和偏衰。阴阳偏盛不仅可以导致对方的亏损，也可以形成阴阳格拒或阴阳转化；阴阳偏衰不仅可发展为阴阳互损，也可导致阴阳亡失。

（三）精、气、血

精、气、血失常，包括精、气和血的不足及其各自生理功能的异常，精、气、血互根互用关系失常等病理变化。精、气和血，是构成人体的基本物质，也是维持人体各种生理活动的物质基础。如果人体的精、气、血失常，必然会影响机体的各种生理功能，而导致疾病的发生。但是，精、气、血又是脏腑功能活动的产物，因此脏腑发生病变，也会引起精、气、血的病理变化。所以，精、气、血失常的病机，同邪正盛衰、阴阳失调一样，是分析研究各种临床疾病病机的基础。

津液代谢是一个复杂的生理过程，必须由多个脏腑的相互协调才能维持正常，诸如肺气的宣发和肃降、脾气的运化转输、肾气的蒸腾气化、三焦的通调，以及肝气的疏泄都参与其中，以肺、脾、肾三脏的作用尤为重要，而其核心是气对津液的气化作用。因此，气的运动及其维持的气化过程，调节着全身的津液代谢。如果肺、脾、肾等相关脏腑生理功能异常，气的升降出入运动失调，气化功能失常，均能导致津液生成、输布或排泄的障碍，包括津液不足及津液在体内滞留的病理变化。

1. 精的失常

精的失常主要包括精虚和精的施泄失常两方面的病变。

（1）精虚

主要是指肾精不足及其功能低下所产生的病理变化。肾精禀受于父母，来源于先天，赖后天水谷之精的充养而维持其充盛状态。在生理上，肾精为脏腑之精的根本，具有化生肾气以促进生长发育、生殖和生髓化血、充脑养神等功能。因此，先天禀赋不足，或后天失养，或过劳伤肾等，均能导致肾精不足。表现为生长发育不良、女子不孕、男子精少不育、精神委顿、耳鸣、健忘，以及体弱多病、未老先衰等。临床可选用左归丸加减进行治疗。

（2）精的施泄失常

精的施泄，是指化为生殖之精以适度排泄。生殖之精，是在天癸的激发作用下由肾藏的先天之精在水谷精微的资助充养下合化而成。肾精充沛，肾气充盛，青春期后的男性则正常排精。若精的排泄过度或排泄障碍，则可出现失精或精瘀的病理变化。

①失精是指生殖之精大量丢失的病理变化。生殖之精大量施泄，必致肾精大量损失而出现失精或精脱的病理变化。精闭藏于肾而不妄泄，主要依赖肾气的封藏作用与肝气的疏泄作用的协调平衡。若房劳过度，耗伤肾气，或久病及肾，或过度劳累，伤及肾气，以致肾气虚衰，封藏失司，生殖之精因之过度排泄，而成失精或精脱，表现为精液排泄过多或兼有滑精、梦遗、早泄等，并兼有精神萎靡、思维迟钝、失眠健忘、少气乏力、耳鸣目眩等症状。临床可用右归丸或六味地黄丸加减进行治疗。

若精泄不止，则成精脱。精为气的化生本原，精脱必致气的大量损耗而致气脱。临床可选用金锁固精丸等进行治疗。

②精瘀指男子精滞精道，排精障碍的病理变化。如果房劳过度、忍精不泄，或久旷不交，或惊恐伤肾，或瘀血、败精、湿热瘀阻，或手术所伤等，皆可导致精瘀而排泄不畅。若肾气虚而推动无力，或肝气郁结而疏泄失职，亦可致精泄不畅而瘀。

精瘀的主要临床表现是排精不畅或排精不能，可伴随精道疼痛、小腹重坠、少腹硬结如串珠、腰痛、头晕等症状。治疗则应审因论治，或补气，或疏肝，或活血化瘀，或祛痰利湿。

2. 气的失常

气的失常，主要包括两个方面：一是气的生化不足或耗散太过，形成气虚的病理变化；二是气的某些功能障碍及气的运动失常，出现气滞、气逆、气陷、气闭或气脱等气机失调的病理变化。

（1）气虚

气虚指一身之气不足而表现出相应功能低下的病理状态。形成气虚的原因主要是先天禀赋不足，或后天失养，或肺、脾、肾的功能失调而致气的生成不足，也可因劳倦内伤，久病不复等，使气过多消耗而致。

气虚常见精神委顿、倦怠乏力、眩晕、自汗、易于感冒、面色苍白、舌淡、脉虚等症状，可选用四君子汤、玉屏风散等加减治疗。偏于元气虚者，可见生长发育迟缓、生殖功能低下等症，常选用肾气丸加减治疗；偏于宗气虚者，可见动则心悸、呼吸气短等症，可选用保元汤加减治疗。

由于元气主要由先天之精所化，是人身最根本、最重要的气，是生命活动的原动力，故元气亏虚可引起全身性气虚，而无论何种气虚亦终将导致元气亏损，小儿和老人表现得最为明显。

（2）气机失调

气机失调是指气的升降出入失常的病理变化。升降出入，是气的基本运动形式。气的升降出入运动，推动和调节着脏腑经络的功能活动和精气血津液的贮藏、运行、输布和代谢，维系着机体各种生理功能的协调。气的升降出入失常，则能影响脏腑经络及精气血津液等各种功能的协调平衡。一般来说，气机失调可概括为气滞、气逆、气陷、气闭和气脱等几种情况。

①气滞是指机体局部气的运行不畅，郁滞不通的病理状态。气滞，主要由于情志抑郁，或痰湿、食积、热郁、瘀血等的阻滞，影响到气的运行；或因脏腑功能失调，如肝气失于疏泄、大肠失于传导等，皆可形成局部的气机不畅或郁滞，从而导致某些脏腑、经络的功能障碍。

气滞的病理表现有多个方面：气滞于某一经络或局部，可出现相应部位的胀满、疼痛。气滞则血行不利，津液输布不畅，故气滞甚者可引起血瘀、津停，形成瘀血、痰饮水湿等病理产物。

由于肝升肺降、脾升胃降在调整全身气机中起着极其重要的作用，故脏腑气滞以肺、肝、脾、胃为多见。肺气壅塞，症见胸闷、咳喘，可选用杏苏散、桑菊饮或清气化痰汤等加减进行治疗；肝郁气滞，症见情志不畅、胁肋或少腹胀痛，常选用柴胡疏肝散、逍遥散等加减治疗；脾胃气滞，症见脘腹胀痛、休作有时、大便秘结等，可选用保和丸、香砂六君子丸等治疗。

气滞的表现，虽然不同脏腑各不相同，但共同的特点不外乎闷、胀、疼痛。因气虚而滞者，一般在闷、胀、痛方面不如实证明显，并兼见相应的气虚征象。

②气逆指气升之太过，或降之不及，以脏腑之气逆上为特征的一种病理状态。气逆多由情志所伤，或因饮食不当，或因外邪侵犯，或因痰浊塞阻所致，亦有因虚而气机上逆者。

气逆最常见于肺、胃和肝等脏腑。在肺，则肺失肃降，肺气上逆，发为咳逆上气；在胃，则胃失和降，胃气上逆，发为恶心、呕吐、嗳气、呃逆；在肝，则肝气上逆，发为头痛头胀、面红目赤、烦躁易怒等症。由于肝为刚脏，主动主升，而又为藏血之脏，因此在肝气上逆时，甚则可导致血随气逆，或为咯血、吐血，乃至壅遏清窍而致昏厥。如《素问·生气通天论》所说："大怒则形气绝，而血菀于上，使人薄厥。"一般来说，气逆于上，以实为主，但也有因虚而气逆者。如肺津亏虚失润或肾不纳气，都可导致肺气上逆；胃津或胃阴亏虚，也能导致胃气上逆。

③气陷指气的上升不足或下降太过，以气虚升举无力而下陷为特征的一种病理状态。气陷多由气虚病变发展而来，尤与脾气的关系最为密切。若素体虚弱，或病久耗伤，致脾气虚损，清阳不升，或中气下陷，从而形成气虚下陷的病变。气陷的病理变化，主要有上气不足与中气下陷两个方面。

上气不足，主要指气不上荣，头目失养的病变。一般由于脾气虚损，升清之力不足，无力将水谷精微上输于头目，致头目失养，可见头晕、目眩、耳鸣等症。正如《灵枢·口问》说："上气不足，脑为之不满，耳为之苦鸣，头为之苦倾，目为之眩。"

中气下陷，指脾气虚损，升举无力，气机趋下，内脏位置维系无力，而发生某些内脏的位置下移，形成胃下垂、肾下垂、子宫脱垂、脱肛等病变，治疗当益气升提，以补中益气汤加减治疗。

由于气陷是在气虚的基础上形成的，而且与脾气不升的关系最为密切，故常伴见面白无华、气短乏力、语声低微、脉弱无力，以及腰腹胀满重坠、便意频频等症，可用升陷汤加减进行治疗。

④气闭即气闭阻于内，不能外出，以致清窍闭塞，出现昏厥的一种病理状态。气闭多由情志刺激，或外邪、痰浊等闭塞气机，使气不得外出而闭塞清窍所致。

气闭的临床所见，或因触冒秽浊之气所致的闭厥，或因突然精神刺激所致的气厥，或因剧痛所致的痛厥，或因痰阻气道之痰厥等，其病机都属于气的外出突然严重受阻，而致清窍闭塞、神失所主的病理状态。气闭发生急骤，以突然昏厥、不省人事为特点，多可自行缓解，亦有因闭不复而亡者。其临床表现，除昏厥外，随原因不同而伴相应症状。临床可掐按人中、百会、中冲等穴位，或选用安宫牛黄丸、苏合香丸等药物进行治疗。

⑤气脱即气不内守，大量亡失，以致生命功能突然衰竭的病理状态。气脱多由于正不敌邪，或慢性疾病，正气长期消耗而衰竭，以致气不内守而外脱，或因大出血、大汗等气随血脱或气随津脱，从而出现生命功能突然衰竭的病理状态。气脱可见面色苍白、汗出不止、目闭口开、全身瘫软、手撒遗尿、脉微欲绝或虚大无根等症状。临床可选用参附汤加减进行

治疗。

气脱与亡阳、亡阴在病机和临床表现方面多有相同之处，病机都属气的大量脱失，临床上都可见因气脱失而致虚衰不固，以及生命功能严重衰竭的表现。亡阳是阳气突然大量脱失，当见冷汗淋漓、四肢厥冷等寒性征象；亡阴是阴液突然大量脱失，当出现大汗而皮肤尚温、烦躁、脉数疾等热性征象。若无明显寒象或热象，但见气虚不固及生命功能衰竭的上述表现，则称为气脱。因此，气脱若偏向阳气的暴脱，则为亡阳；若偏向阴液的暴脱，则为亡阴。

3. 血的失常

血的失常，一是因血的生成不足或耗损过多，致血的濡养功能减弱而引起的血虚；二是血的运行失常而出现的血瘀或出血等病理变化。

（1）血虚

血虚是指血量不足，血的濡养功能减退的病理变化。失血过多，或因脾胃虚弱，饮食营养不足，血的生化之源，或因血的化生障碍，或因久病不愈、慢性消耗等因素而致营血暗耗等，均可导致血虚。脾胃为气血生化之源，肾主骨生髓，髓最后可化血，故血虚的成因与脾胃、肾的关系较为密切。

全身各脏腑、经络等组织器官，都依赖于血的濡养而维持其正常的生理功能，所以血虚就会出现全身或局部的失荣失养，功能活动逐渐衰退等虚弱证候。血虚者气亦弱，故血虚除见失于滋润营养的症状外，多伴气虚症状，常见面色淡白或萎黄、唇舌爪甲色淡无华、神疲乏力、头目眩晕、心悸不宁、脉细弱等临床表现。临床可选用四物汤或当归补血汤加减治疗。

心主血、肝藏血，血虚时心肝两脏的症状比较多见。心血不足常见惊悸怔忡、失眠多梦、健忘、脉细弱等症，临床可选用养心汤加减进行治疗。肝血亏虚见两目干涩、视物昏花，或手足麻木、关节屈伸不利等症，临床可选用补肝汤加减进行治疗。若肝血不足，导致冲任亏虚，又可出现妇女经少、月经愆期、闭经诸症，临床可选用四物汤加减进行治疗。

（2）血运失常

血的运行失常出现的病理变化，主要有血瘀和出血两个方面。

①血瘀是指血的循行迟缓，流行不畅，甚则血运停滞的病理状态。血瘀主要表现为血的运行郁滞不畅，或形成瘀积，可以为全身性病变，亦可瘀阻于脏腑、经络、形体、官窍的某一局部，从而产生不同的临床表现。但无论病在何处，均易见疼痛，且痛有定处，甚则局部肿块，触之较硬，位置固定，若肿块生于腹内，则称为癥积。另外，唇舌紫暗、舌有瘀点、瘀斑，皮肤赤丝红缕或青紫，肌肤甲错，面色黧黑等，也是血瘀常见的征象。导致血瘀的病机，主要有气虚、气滞、痰浊、瘀血、血寒、血热等。

②出血是指血液逸出脉外的病理变化。逸出血脉之血，称为离经之血。若此离经之血不能及时消散或排出，蓄积于体内，则称为瘀血。瘀血停积体内，又可引起多种病理变化。若突然大量出血，可致气随血脱而引起全身功能衰竭。导致出血的病机，主要有血热、气虚、外伤及瘀血内阻等。

### 4. 精、气、血的关系失调

精气互化，精血同源，气为血之帅，血为气之母，精、气、血三者，在生理上密切相关，在病理上也可相互影响。

(1) 精与气、血的关系失调

①精气两虚：由于精可化气，气聚为精，精气并虚或精伤及气、气伤及精，都可见精气两虚的证候。肾藏精，元气藏于肾，故本病病机最具有代表性的是肾的精气亏虚。肾之精气亏虚，以生长、发育迟缓，生殖功能障碍及早衰等为临床特征。临床可选左归丸或左归饮加减治疗。

②精血不足：肾藏精，肝藏血。肾与肝，精血同源，故肝肾精血不足较为常见。多种疾病伤及肝肾，或肝病及肾、肾病及肝，皆可形成肝肾精血不足之证，症见面色无华、眩晕耳鸣、神疲健忘、毛发脱落稀疏、腰膝酸软；男子精少、不育；女子月经延期、月经量少、不孕等。临床可用河车大造丸或大补阴丸加减治疗。

③气滞精瘀和血瘀精阻：气机失调，疏泄失司及瘀血内阻，皆可致精道瘀阻而形成气滞精瘀或血瘀精阻的病机，而且二者可互为因果，同时并存。临床所见，除有一般精瘀症状外，前者以情志因素为多，阴部胀痛重坠明显；后者可见血精、阴部小核硬节等瘀血表现。

(2) 气与血的关系失调

气和血之间具有相互依存、相互为用和相互滋生的关系。气对于血，具有推动、温煦、化生和统摄的作用；血对于气，则具有濡养和运载作用。故气的虚衰和升降出入异常，必然影响血。如气虚则血无以生化，而致血虚；气虚则推动、温煦血液的功能减弱，血之运行滞涩；气虚摄血功能减弱，则血逸脉外而出血；气机郁滞，则血可因之而瘀阻；气机逆乱，则血可随气上逆或下陷，出现上为吐血、衄血，乃至厥仆，下为便血、崩漏等症。

同样，血的虚衰和血行失常时，也必然影响气。如血虚，则气失所养而衰少；血脱，则气随血脱；血瘀，则可致气郁。故临床气血关系的失调，主要有气滞血瘀、气虚血瘀、气不摄血、气随血脱及气血两虚等几方面。

①气滞血瘀是指因气的运行郁滞，导致血的运行障碍，出现血瘀的病理变化。气滞血瘀多因情志内伤，抑郁不遂，气机阻滞，而致血瘀。肝主疏泄而藏血，肝气的疏泄作用在气机调畅中起着关键作用，因而气滞血瘀多与肝失疏泄密切相关。临床上多见胸胁胀痛、癥瘕积聚等病证。肺主气，调节全身气机，助心行血，若邪阻肺气，宣降失司，日久可致心肺气滞血瘀，而见咳喘、心悸、胸痹、唇舌青紫等表现。临床常选血府逐瘀汤加减，以理气活血。

气滞可导致血瘀，血瘀必兼气滞。由于气滞和血瘀互为因果，多同时并存。如闪挫外伤等因素，就是气滞和血瘀同时形成的原因。但无论何种原因所致的气滞血瘀，辨别气滞与血瘀的主次是必要的。

②气虚血瘀是指因气对血的推动无力而致血行不畅，甚至瘀阻不行的病理变化。气虚血瘀，多见于心气不足，运血无力而致的惊悸怔忡、喘促、水肿或肢体瘫痪、痿废。另外，老年人多血瘀，且多气虚，故气虚血瘀病证在老年病中较为常见。气虚和气滞可与血瘀并存，常常相互影响。临床常以补阳还五汤加减，以益气活血。

③气不摄血是指由于气虚不足,统摄血液的生理功能减弱,血不循经,逸出脉外,而导致各种出血的病理变化。由于脾主统血,所以气不摄血的病症主要表现为因气虚不足,气不摄血的咯血、吐血、皮肤紫斑、便血、尿血、崩漏等症,同时兼见面色不华、疲乏倦怠、脉虚无力、舌淡等气虚的表现。因脾主四肢肌肉,脾气主升,所以脾不统血的病症主要为肌衄及便血、尿血、崩漏。临床常以归脾汤加减,以益气摄血。

气摄血的功能,虽以脾气之统血为主,但亦与其他脏腑之气的盛衰有关。如肺气、肝气、肾气及胃气亏虚,也可减弱气之统摄功能而发生出血。

④气随血脱是指在大量出血的同时,气也随血的流失而急剧散脱,从而形成气血并脱的危重病理变化。各种大失血皆可导致气随血脱,较常见的有外伤失血、呕血和便血,或妇女崩中、产后大出血等。血为气之母,血脱则气无所依,故气亦随之散脱而亡失。症见精神萎靡、眩晕或晕厥、冷汗淋漓、四肢不温,或有抽搐,或见口干,脉芤或微细等。临床急以独参汤或参附汤加减,以益气固脱。气随血脱如能及时救治,则可转危为安,继而表现为气血两虚的病理状态。如病情恶化,可出现亡阴、亡阳,发展为阴阳离决而死亡。

⑤气血两虚即气虚和血虚同时存在的病理变化。气血两虚,多因久病消耗,气血两伤,或先有失血,气随血耗,或先因气虚,化血障碍而日渐衰少,从而形成气血两虚。"气主煦之""血主濡之",气血两虚,则脏腑、经络、形体、官窍失之濡养,相应功能失常,故可出现不荣或不用的病证。临床主要表现为肌体失养及感觉运动失常的病理征象,如面色淡白或萎黄、少气懒言、疲乏无力、形体瘦弱、心悸失眠、肌肤干燥、肢体麻木,甚至感觉障碍、肢体痿废不用等。临床常以八珍汤或十全大补汤加减,以气血双补。

# 第三节 中医学防治观

## 一、养生康复

### (一) 养生

养生,又称道生、摄生、保生等。"养"即保养、调养、养护;"生"即生命。养生是采取一定措施保养生命,增强体质、预防疾病,从而达到延长寿命的理论与方法。养生的首要目的是培补人体正气,增强抗病能力,减少和防止疾病的发生;养生的目标是协调阴阳,使人身心康健,延年益寿。养生学是中医学重要的组成部分,它是以中医理论为指导,探索和研究生命的规律,以颐养身心、增强体质、预防疾病为宗旨,进行综合性养生保健活动,从而达到强身防病、延年益寿目的的学科。

1. 养生的基本原则

中医养生的基本原则可归纳为顺应自然、形神兼养、保精护肾、调养脾胃。

(1) 顺应自然

人类生活在自然界中,人体的生命活动与自然环境的各种变化息息相关,自然界的季节气候、昼夜晨昏的交替,天体运行、地理环境的演变,都会直接或间接地影响着人体的生理和病理。

《灵枢·邪客》说："人与天地相应者也。"就是说人体的生理活动与自然界的变化规律是相适应的。从养生的角度而言，人体自身虽具有适应能力，但人们要了解和掌握自然变化规律，主动地采取养生措施以适应其变化，这样才能使各种生理活动与自然界的节律相应而协调有序，保持健康，增强正气，避免邪气的侵害，从而预防疾病的发生。据此，中医学提出了"法于阴阳""和于术数"的顺时养生原则。如《素问·四气调神大论》强调"故阴阳四时者，万物之终始也，死生之本也"，又指出"春夏养阳，秋冬养阴，以从其根"，即是强调养生应遵循四时变化规律。中医学倡导顺应自然的饮食调配、起居有常、动静合宜、衣着增减等，均是这方面的良好体现。

（2）形神兼养

中医学认为，形与神相互依存，相互影响，构成统一而不可分割的整体，即形为神之基，神为形之主，无形则神无以附，无神则形不可活。因此，中医养生要形神共养，使形体健壮，精力充沛，以达身心合一、健康长寿。"调神"主要有清净养神、四气调神、疏导养神、修身怡神四种方法。"保形"重在保养精血。《景岳全书》曰："精血即形也，形即精血也。"可用药物调养及饮食调养，以保养形体。此外，还可通过运动锻炼，以达保养形体之目的。炼形的方法包括太极、导引、按摩等。

（3）保精护肾

中医学强调肾精对人体生命活动的重要性，因精能化气，气能生神，神能御气。肾为先天之本，水火之宅，受五脏六腑之精而藏之，是元气、阴精的生发之源，生命活动的调节中心。肾中精气的盛衰，直接关系到人的生长发育及衰老速度。肾气充足，则精神健旺，身体健康，寿命延长；肾气衰少，则精神疲惫，体弱多病，寿命短夭。正如明代虞抟《医学正传·医学或问》所说："肾元盛则寿延，肾元衰则寿夭。"护肾保精之法应注意房事有节，并且要结合运动保健、按摩固肾、食疗保肾、针药调治等，从而使人体精充气足、形健神旺，达到预防疾病、健康长寿之目的。

（4）调养脾胃

脾胃为"后天之本""气血生化之源"，脾胃的强弱是决定人之寿夭的重要因素。脾胃强健，气血化源充足，脏腑功能强盛，保证生命活动协调平衡；脾胃虚衰则百病丛生。调养脾胃的具体方法，如饮食调节、药物调养、精神调摄、针灸按摩、气功调养、起居劳逸调摄等，皆可健运脾胃，调理后天，以达延年益寿之目的。

2. 养生的主要方法

中医养生的实践基础丰富多彩，具体方法灵活多样，包括精神养生、起居养生、饮食养生、运动养生、环境养生等。

（1）收摄精神

在机体新陈代谢过程中，各种生理功能都需要神的调节，故神极易耗伤而受损。因此，养神就显得尤为重要。《素问病机气宜保命集》中指出："神太用则劳，其藏在心，静以养之。"所谓"静以养之"，主要是指静神不思、养而不用，即便用神，也要防止用神太过。《素问·痹论》中说"静则神藏，躁则消亡"，即指静而少思，神不过用，身心的清静有助于神气的潜藏内守。反之，神气的过用、躁动往往容易使身体健康受到影响。所以，《素问·上古天真论》中说"精神内守，病安从来"，强调了清静养神的养生保健意义。

（2）起居有常

人类在漫长演化过程中，养成了与自然相适应的生活规律，即"日出而作，日入而息"。因此，要做到作息规律、居处适宜、穿着合体、慎避外邪，以达到生活愉快、身心健康、延年益寿的目的。《素问·四气调神大论》中明确指出了四季的起居养生方法，曰："春三月……夜卧早起……夏三月……夜卧早起……秋三月……早卧早起，与鸡俱兴……冬三月……早卧晚起，必待日光。"

（3）饮食有节

脾胃为后天之本，饮食不节，伤及脾胃，就使人多病早衰。《内经》对饮食不节的危害，有"阴之所生，本在五味""饮食自倍，肠胃乃伤""多食咸，则脉凝泣变色；多食苦，则皮槁而毛拔"等多处论述。孙思邈对饮食宜忌的论述更全面、更实用，除"食不可过饱""务令简少""常宜温食""常宜轻清甜淡之物"等常识外，还对饮食方法、饮食卫生着重论述，如"美食须熟嚼，生食不粗吞""食勿大言""每食讫，手摩面及腹""勿食生菜、生米、小豆、陈臭之物，勿饮浊酒""必不得食生硬黏滑等物"等，这对避免过食伤胃，防止食物中毒，预防疫病传染，乃至祛病延年都有积极而重要的意义。

（4）适应环境

环境养生是中医养生学中的一个重要组成部分，它体现了"天人相应""形神合一"的中医养生学基本原理，强调人与自然的和谐相处。环境养生又包括自然环境、气候环境、社会环境等方面。

地理环境是人类赖以生存和发展的物质基础，也是各种生物的生存基础。正如《素问·宝命全形论》所说："人以天地之气生，四时之法成。"人和一切生物皆由地球环境进化而成，都依赖环境而生存。适宜的地理、优质的水源、丰富的物产，能维护健康，延年益寿。

气候环境也与人类生活有着不可分割的联系。人如果要达到健康长寿或修身养性的目的，首先就得了解自然界变化的特点与规律，这样才能更加有效地去适应，与自然界保持和谐共存关系。根据所处的环境气候的特点来调节自己的身体，从而达到养生的目的。

人具有生物与社会双重属性，因此，必须重视社会环境因素对人群健康、疾病及养生的影响。《素问·五过论》指出："凡欲诊病者，必问饮食居处，暴乐暴苦，始乐后苦，皆伤精气，精气竭绝，形体毁沮。"这里非常明确地阐明了诊治疾病要注意社会心理因素影响的观点。由此可见，社会环境与身心健康同样有着紧密关联。

（二）康复

1. 康复的基本原则

康复旨在促进和恢复病、伤、残者的身心健康。其基本原则包括形神结合、内外结合、药食结合、自然康复与治疗康复结合等。

(1) 形神结合

形体与精神康复相统一，是中医康复学在身体上和精神上同时进行康复的指导思想，也是整体康复原则的主要组成部分。人体的"形"与"神"在生理状态下是相互依存的统一整体。健全的形体是精力充沛的物质保证，乐观舒畅的精神状态又是形体强健的根本条件，形体与精神之间这种相互统一的关系是生命存在的重要保证。因此，一切康复医疗都应遵循恢复形体与精神的协调统一的原则，使形体与精神协调平衡，而达恢复健康、益寿延年之目的。养形，一是重在补益精血；二是注意适当运动，以促进周身气血运行，增强抗病祛邪的能力。调神，主要是通过语言疏导、以情制情、娱乐等方法，使患者摒除一切不良的情绪，创造良好的心境，保持乐观开朗、心平气和的精神状态。如此形体安康，精神健旺，以达形与神俱、身心康复的目的。

(2) 内外合治

内外合治是指内治法与外治法相结合的治疗原则。内治法是根据患者具体情况，灵活地运用药物、饮食等内服，以达到协调阴阳、恢复脏腑经络气血功能之目的的方法。外治法是针对患者的具体病情，选择针灸、推拿、药物外用等，对患者全身或病变局部有关穴位施以针刺、敷贴、熏蒸、烫洗、外敷等的治疗方法。内治法可恢复和改善脏腑组织的功能活动，外治法则能疏通体内气血的运行，故内外结合并用，综合调治，能促进患者的整体康复。一般而言，病在脏腑者，以内治为主，配合外治；病在经络者，以外治为主，配合内治；若脏腑、经络同病者，则内治与外治并重。如眩晕病常以药物内治为主，配合针灸、推拿、磁疗等外治之法；颈椎病则以牵引、针灸、推拿等外治为主，配合药物进行内治。

(3) 药食结合

药食结合是指药物治疗与饮食调养相结合的原则。药物治疗具有见效快、康复作用强的特点，是康复医疗的主要措施。但恢复期的患者大多病情复杂，病程较长，服药疗程过久，既难以坚持，又可能会损伤脾胃功能，或出现一些不良反应。饮食虽不能直接祛邪，但根据食物的性味、归经、升降浮沉等不同，予以合理调配和烹饪，可以提供人体生命活动所需要的精微物质，营养机体，而且可以梳理阴阳、协调脏腑、畅通气血，进而能扶正祛邪；同时，饮食具有制作简单、味道适口、易被患者接受、便于长期服用等特点，可以增进患者的食欲，利于肠胃运化，从而充分发挥后天的生化功能，提高抗病能力，促使患者的康复。以辨证论治为基础，有选择地服用某些食物，做到药食结合，不仅能增强疗效，相辅相成，发挥协同作用，还可减少药量，防止药物的不良反应，缩短康复所需的时间。

(4) 自然康复与治疗康复结合

自然康复是借助自然因素对人体的影响，来促进人体身心健康的治疗方法。自然界为人类生存提供了必要的条件，如阳光、空气、泉水、河流、森林等。充分地、合理地利用大自然赋予的资源，可促进人体身心健康。温泉疗法、日光疗法、泥土疗法、森林疗法等传统疗法，能弥补人类在医学技术方面的不足。而《灵枢·邪客》中更是系统阐述了自然界的风雨、声音、雷电、高山、深谷、泉脉、山石、林木等，与人相应之关系，这些阐述引导后世发展了许多自然康复疗法。因此，在运用药物、针灸、气功等治疗康复方法的同时，可以有选择性和针对性地结合自然康复法，利用自然因素对人体不同的作用，以提高康复的效果。

如对冬季证属虚寒的哮喘病患者，利用夏天阳气旺盛的时机，或内服温阳补肾之药，或在肺经背部穴位贴敷辛热香窜药膏，实行冬病夏治，可望事半功倍，消除病根。

2. 中医康复的主要方法

在中医康复基本原则的指导下，在临床康复治疗的过程中，不仅可以选用药物、饮食、针灸、气功等康复方法，还需要患者自我调摄、自我保健的相互配合，才能取得最佳的疗效。常用的康复方法包括以下几种。

（1）精神康复法

医师以某种言行或情志相胜理论，对患者进行有意识的精神锻炼，影响患者的感受、认识、情绪和行为等，指导他们进行自我精神调摄，减轻和改善患者的异常情志反应，或消除导致心身功能障碍的情志因素，使形神调和，达到减轻功能障碍和促使患者康复目的的方法。精神康复法的主要作用是减轻异常情志反应和消除致病性情志因素。应用精神康复法，一要注意建立良好的医患关系；二要详察病情，区别对待。可采用说理开导法、情志相胜法、暗示疗法、行为疗法、色彩疗法等进行康复治疗。

（2）饮食康复法

饮食康复法是指以中医理论为指导，通过有针对性地选择适宜的饮食品种，或药食相配，以调节饮食的质量，达到保持身体健康、预防疾病、促进病后康复目的的方法，又称食疗。运用饮食康复法，一要注意辨证进食，即根据临床所辨证型，结合食物的性味归经，选用相宜的食物配膳，做到寒热协调、五味不偏、有益于健康；二要注意辨病施食，即在辨证进食的前提下，还应根据病种不同而选用不同的饮食；三要重视饮食禁忌，如脾虚泄泻，忌食生冷瓜果；黄疸，忌食油腻；温病高热，忌食辛辣荤腥等；四要注意饮食适度，即食量要因人、因证而宜，勿太过或不足。

（3）药物康复法

药物康复法是以中医的辨证康复观为指导，运用中药，针对慢性病、病残、伤残、老年病、恶性肿瘤等病理特点进行辨证康复，以减轻或消除患者功能障碍，促进其身心康复的方法。药物康复法具有见效快、辨证施治、整体康复、不良反应小、疗效显著等优点。内服药物康复不外乎扶正与祛邪两方面。由于康复患者大多属虚证或虚中夹实证，故以扶正为主、兼顾祛邪，是药物康复法的基本原则。对于多种皮肤病、筋骨痹痛可采取外治法。

（4）针灸推拿气功康复法

针灸推拿气功康复法是指在中医康复理论的指导下，运用针刺、艾灸、推拿、气功等方法来刺激患者某些穴位或特定部位，激发、疏通经络气血的运行，达到改善肢体运动功能、纠正形态结构异常、改变系统功能等以促使患者形神康复为目的的方法。它具有适应证广、疗效明显、操作方便、经济安全等优点，是中医康复医疗的重要手段。

（5）运动康复法

运动康复法是指通过体育锻炼，促进气血运行，调养身心，祛除疾病，促使其身心康复的方法。人类在远古的生活和劳动实践过程中，发明了一些形体锻炼的方法，并逐渐认识到形体锻炼的重要性。中医学认为锻炼形体可以促进气血流畅，使人体肌肉筋骨强健，脏腑功能旺盛，从而使身体康健。其康复作用主要表现为扶正祛邪，强身健体；调节精神，改善功能；平衡阴阳，维持健康；疏通经络，调和气血；使人轻松安宁，延年益寿。传统的健身术如太极拳、易筋经、八段锦、五禽戏等，均具此特色。运动康复要点有三：一是运动量要适度，要因人而异，做到"形劳而不倦"；二是要循序渐进，运动量由小到大；三是要持之以恒，方能收效。

（6）自然康复法

自然康复法亦称环境康复法，是指充分利用自然环境所提供的各种有利因素，以促进疾病的痊愈和身心康复的方法。常见的有泉水疗法、日光疗法、热砂疗法、泥土疗法等。

## 二、防治原则

防治原则，包括预防原则和治疗原则，是预防疾病发生，治疗疾病并阻断其发展，促进疾病好转或痊愈所遵循的基本原则。防治原则是在整体观念和辨证论治思想指导下，制定的反映中医预防和治疗学的规律和特色的理论知识，是中医学理论体系的重要组成部分。

（一）预防

1. 未病先防

未病先防是指在未病之前，先行采取各种措施，做好预防工作，以避免疾病发生。疾病的发生，主要关系到邪正盛衰，正气不足是疾病发生的内在依据，邪气是发病的重要条件。因此，未病先防，就必须从增强人体正气，提高抗病能力和防止病邪侵害两方面入手。

（1）养生以增强正气

养生，主要是未病时的一种自我保健活动，从预防的角度看，可增强自身体质、提高人体的正气，从而增强机体的抗病能力。《素问·上古天真论》所说的"上古之人，其知道者，法于阴阳，和于术数，食饮有节，起居有常，不妄作劳，故能形与神俱，而尽终其天年，度百岁乃去"，即是对养生基本原则的精辟论述。

（2）防止病邪侵害

①避其邪气：邪气是导致疾病发生的重要条件，有时甚至可变为主要因素，如各种冻伤、烧烫伤、电击伤、化学伤、虫兽伤、交通伤害等，故未病先防除养生以增强正气、提高抗病能力之外，还要注意避免病邪的侵害。《素问·上古天真论》所说的"虚邪贼风，避之有时"，就是说要适时躲避外邪的侵害。其中包括顺应四时，防六淫之邪的侵害，如夏日防暑、秋天防燥、冬天防寒等；远避疫毒，防止疠气之染。至于外伤和虫兽伤害，则要在日常活动和工作中用心防范。此外，还要注意卫生，防止环境、水源和食物被污染等。

②药物预防：事先使用某些药物，可提高机体的抗邪能力，有效地防止病邪的侵袭，从而起到预防疾病的作用。这一方法，尤其在预防疫病流行方面有重要意义。对此，古代医家积累了很多成功的经验。《素问·刺法论》即有"小金丹……服十粒，无疫干也"的记载。16世纪我国就发明了人痘接种术预防天花，开创了人工免疫之先河，为后世的预防接种免疫学的发展做出了极大的贡献。近年来，在中医预防理论的指导下，用中草药预防疾病也取得了良好的效果。如用板蓝根、大青叶预防流感、腮腺炎，用马齿苋预防菌痢，用茵陈、贯众预防肝炎等，都是简便易行、用之有效的方法。

2. 既病防变

既病防变，是指在疾病发生的初始阶段，做到早期诊断、早期治疗，以防止疾病的发展及传变。既病防变，包括早期诊治和防止传变两个方面。

（1）早期诊治

在疾病的过程中，由于邪正斗争的消长，疾病的发展，可能会出现由浅入深，由轻到重，由单纯到复杂的发展变化。由于疾病初期，病位较浅，病情多轻，正气未衰，病较易治，因而传变较少。故《素问·阴阳应象大论》说："故邪风之至，疾如风雨，故善治者治皮毛，其次治肌肤，其次治筋脉，其次治六腑，其次治五脏。治五脏者，半死半生也。"说明诊治越早，疗效越好。如不及时诊治，病邪就会步步深入，使病情渐趋复杂、深重，治疗也就愈加困难。早期诊治的时机在于掌握好不同疾病的发生、发展变化过程及其传变的规律，病初就能及时做出正确的诊断，从而进行及时有效和彻底的治疗。

（2）防止传变

防止传变是指在掌握疾病的发生发展规律及其传变途径的基础上，早期诊断与治疗以防止疾病的发展。掌握不同疾病的发生、发展变化过程及其传变的规律，才能在早期诊治过程中，既着眼于当前病证，又能前瞻性地采取措施避免传变的发生。防止传变包括阻截病传途径与先安未受邪之地两个方面。

①阻截病传途径：各种疾病的传变是有其一定规律和途径的，如伤寒病的六经传变，病初多在肌表的太阳经，病变发展则易往他经传变，因此，太阳病阶段就是伤寒病早期诊治的关键，在此阶段正确有效的治疗，是防止伤寒病病势发展的最好措施。又如温病多始于卫分证，因此卫分证阶段就是温病早期诊治的关键。据此可知，邪气侵犯人体后，根据其传变规律，早期诊治，阻截其病传途径，可以有效地防止疾病的传变与恶化。

②先安未受邪之地：由于人体"五脏相通，移皆有次，五脏有病，则多传其所胜"（《素问·玉机真脏论》）。因此，在临床诊治中，不但要对病变之所进行诊治，还应该根据疾病发展传变规律，对尚未受邪而可能被传及之处，事先预防，阻止病变传至该处，达到中断其发展的目的，即所谓先安未受邪之地。

在具体运用中，可以以五行的生克乘侮规律、五脏的整体规律、经络相传规律等为指导，采取相应措施进行防治。如《金匮要略·脏腑经络先后病脉证》说："夫治未病者，见肝之病，知肝传脾，当先实脾。"临床上在治疗肝病的同时，常配以调理脾胃的药物，使脾气旺盛而不受邪，则可收到良好的效果。又如温热病发展过程中伤及胃阴时，其病变发展趋势将耗伤肾阴，因此在治疗胃阴不足的同时适当配伍滋肾阴的药物，可有效地防止肾阴的损耗。这些都是既病防变的具体应用范例。

（二）治则

治则，是治疗疾病必须遵循的基本原则。治则是认识疾病发生发展普遍规律的基础上，总结出来的治疗疾病的总原则，是在整体观念和辨证论治思想指导下而制定的治疗疾病的准绳，对临床立法、处方等具有普遍的指导意义。治则是针对疾病表现出的病机共性而确立的。疾病之基本病机，可概括为邪正盛衰、阴阳失调、精气血津液失常等，因而正治反治、治标治本、扶正祛邪、调整阴阳、三因制宜等，均属于基本治则。

1. 正治与反治

在错综复杂的疾病过程中，有本质与症象一致者，有本质与症象不一致者，故有正治与反治的不同。正治与反治，是指所用药物性质的寒热、补泻效用与疾病的本质、现象之间的逆从关系，即《素问·至真要大论》所谓"逆者正治，从者反治"。

（1）正治

正治是指采用与病证性质相反的方药以治疗的治疗原则。由于采用的方药与病证性质相逆，故又称"逆治"。正治适用于疾病的征象与其本质一致的病证，如热证见热象、寒证见寒象等，故正治是临床最为常用的治疗原则。正治常用的方法有寒者热之、热者寒之、虚则补之、实则泻之。

①寒者热之是以热治寒，指寒性病证出现寒象，用温热方药治疗的治法。即以热药治寒证，表寒证用辛温解表方药，如麻黄汤、桂枝汤等；里寒证用辛热温里方药，如大建中汤、理中丸等。

②热者寒之是以寒治热，指热性病证出现热象，用寒凉方药治疗的治法。即以寒药治热证，表热证用辛凉解表方药，如银翘散、桑菊饮等；里热证用辛凉清热或苦寒泻火方药，如白虎汤、黄连解毒汤等。

③虚则补之指虚损性病证出现虚象，用具有补益作用的方药治疗的治法。即以补益药治疗虚证，阳虚用温阳方药，如理中丸、肾气丸等；阴虚用滋阴方药，如六味地黄丸、杞菊地黄丸等；气虚用益气方药，如四君子汤、玉屏风散等；血虚用补血方药，如四物汤、酸枣仁汤等。

④实则泻之指实性病证出现实象，用攻逐邪实的方药来治疗的治法。即以攻邪药治实证，如食滞胃脘，用保和丸消食导滞；水饮内停，用五苓散化气行水；瘀血内阻，用桃红四物汤加减以活血化瘀等。

（2）反治

反治指顺从病证假象性质而治的治疗原则，由于采用的方药性质与病证假象的性质相同，故又称为"从治"。反治适用于疾病征象与本质不一致的真热假寒证、真寒假热证、真虚假实证、真实假虚证。相应的治法有寒因寒用、热因热用、塞因塞用、通因通用。

①热因热用即以热治热，是指用热性药物来治疗具有假热征象的病证，适用于阴盛格阳的真寒假热证。虽然表面上是治疗假热，但实则仍为用温热方药以治其本。

②寒因寒用即以寒治寒，是指用寒性药物来治疗具有假寒征象的病证，适用于阳盛格阴的真热假寒证。外在寒象是假，里热盛极才是病的本质，故须用寒凉药泄其里热。

③塞因塞用即以补开塞，是指用补益药物来治疗具有闭塞不通症状的虚证。适用于因体质虚弱，脏腑精气功能减退而出现闭塞症状的真虚假实证。因此，以补开塞，主要是针对病证虚损不足的本质而治。

④通因通用即以通治通，是指用通利的药物来治疗具有通泄症状的实证，适用于因实邪内阻出现通泄症状的真实假虚证。如对于瘀血崩漏，当用活血化瘀药治疗，瘀血去则新血生；再如对于湿热痢疾，以清热通下的药物进行治疗，皆属于以通治通。

正治与反治相同之处，都是针对疾病的本质而治，故同属于治病求本的范畴；其不同之处在于：正治适用于病变本质与其外在表现相一致的病证，而反治则适用于病变本质与临床征象不一致的病证。

2. 治标与治本

治标和治本，首见于《素问·标本病传论》。标和本是一个相对概念，标本关系常用来概括说明事物的现象与本质，在中医学中常用来概括病变过程中矛盾的主次先后关系。标本是随着疾病发展变化的具体情况所指有所不同。如就医患而言，患者为本，医师为标；以正邪言，正为本，邪为标；病因为本，症状为标；先病旧病为本，后病新病为标；病在内在下为本，病在外在上为标等。掌握了疾病的标本关系，就能准确地分清病证的主次先后与轻重缓急，在复杂多变的病证中或在疾病的危重阶段，就必须考虑治标治本的缓急先后。

（1）缓则治本

缓则治其本，是指对慢性疾病或急性疾病的恢复期采用从本而治的治则。多用于病情缓和、病势迁延、暂无急重病状的情况。因标病生于本病，本病得治，标病自然也随之而去。另外，先病宿疾为本，后病新感为标，新感已愈而转治宿疾，也属缓则治本。

（2）急则治标

急则治其标，是针对病情较重或慢性病出现急重症状的治则。适用于病证过程中的危重症状已成为疾病矛盾的主要方面，如突然昏厥、大失血、急性疼痛、二便不通等，若不及时解决就要危及生命或影响本病的治疗，故必须要采取紧急措施先治其标。一旦标病得以缓解，仍当治疗其本，以获得长远之疗效。

（3）标本兼治

标本兼治，是在标病与本病错杂并重时采取的一种治则。病证之变化有轻重缓急、先后主次之不同，因而标本的治法运用也就有先后与缓急、单用或兼用的区别。如津伤便秘、气虚感冒等，需要采用增液通便、益气解表等方法。区分标病与本病的缓急主次，有利于从复杂多变的疾病过程中抓住主要矛盾，最终达到治病求本的目的。

3. 扶正与祛邪

正邪相搏，双方的盛衰消长决定着疾病的发生、发展与转归，正能胜邪则病退，邪能胜正则病进。因此，治疗疾病的一个基本原则，就是要扶助正气，祛除邪气，改变邪正双方力量的对比，使疾病早日向好转、痊愈的方向转化。

（1）扶正祛邪的概念

①扶正即扶助正气，增强体质，提高机体的抗邪及康复能力，达到驱除病邪，恢复健康目的的治则。扶正多用补虚方法，即"虚则补之"，如益气、养血、滋阴、温阳等。在具体治疗手段方面，除内服汤药外，还有针灸、推拿、气功、食疗、形体锻炼等。

②祛邪即祛除邪气，减轻或排除邪气的损害，抑制亢奋有余的病理反应，以促使疾病痊愈，使邪去正安。祛邪多用泻实方法，即"实则泻之"，如发汗、涌吐、攻下、化痰、活血等。

（2）扶正祛邪的运用

扶正祛邪在运用上要掌握好以下原则：攻补应用合理，即扶正用于虚证，祛邪用于实证；辨清先后主次；扶正不留邪，祛邪不伤正。

①扶正原则适用于虚证或真虚假实证。一般多用于慢性疾病，或疾病的后期、恢复期，或素体虚弱之人。在运用时，应当分清虚证所在的脏腑、经络等及其精、气、血、津液的何种虚衰，还应适当掌握用药的缓峻及剂量。虚证一般宜缓图，少用峻补，免成药害。

②祛邪原则适用于实证或真实假虚证。一般多用于外感病初期、极盛期，或疾病过程中出现痰饮、水湿、瘀血等病理产物，而正气尚可耐受攻伐时。在运用时，应当辨清病邪性质、强弱、所在病位，进而采用相应的治法。同时，还应注意中病则止，以免用药太过而伤正。

③先扶正后祛邪适用于正虚邪实并存，正虚为主不能耐受攻伐者，即先补后攻。

④先祛邪后扶正适用于正虚邪实并存，邪盛为主正虚尚耐受攻伐者，即先攻后补。一是邪盛为主，兼扶正反会助邪；二是正虚不甚，邪势方张，正气尚能耐攻者。

⑤扶正与祛邪同时使用，即攻补兼施，适用于虚实夹杂的病证。具体运用时，一是要注意分清扶正与祛邪的主次关系；二是要尽可能做到扶正而不留邪，祛邪而不伤正。

4. 调整阴阳

疾病的发生，就其本质而言，均是机体的阴阳之间失去相对的平衡协调，而出现阴或阳的偏盛、偏衰的结果。调整阴阳，即是根据机体的阴阳失调具体状况，损其有余，补其不足，促使其恢复人体阴阳的相对平衡。如《素问·至真要大论》说："谨察阴阳所在而调之，以平为期。"

（1）损其有余

针对阴或阳偏盛的实证，用"实则泻之"的方法。如"阳胜则热"的实热证，应"热者寒之"，用寒凉药清泄其阳热；"阴胜则寒"的实寒证，应"寒者热之"，用温热药驱散其阴寒。另外，在调整阴阳偏盛时，还当兼顾其不足，适当配以滋阴或扶阳之品。

（2）补其不足

针对阴或阳偏衰的虚证，用"虚则补之"的方法。如对"阴虚则热"的虚热证，治宜滋阴以制阳，即"壮水之主，以制阳光"；对"阳虚则寒"的虚寒证，治宜扶阳以制阴，即"益火之源，以消阴翳"。

另外，根据阴阳互根理论，治疗阳虚证时，在温阳剂中适当佐入补阴药，则阳得阴助而生化无穷，此谓阴中求阳法；治疗阴虚证时，在滋阴剂中适当佐入补阳药，则阴得阳升而泉源不竭，此谓阳中求阴法。若阴阳互损，形成阴阳两虚，则应阴阳双补。

5. 调理精、气、血、津液

精、气、血、津液是脏腑经络功能活动的物质基础，生理上各有不同功用，彼此之间又相互为用。精、气、血、津液失常是常见的基本病机，因此，调理精、气、血、津液则是针对精、气、血、津液不足或运行失常所致的病理表现常用的治疗原则。

（1）调精

①补精适用于肾精不足的精亏证。肾精亏虚主要表现为生长发育迟缓，生殖功能低下或不孕不育及气血神生化不足等，可选用大补阴丸或河车大造丸加减治疗，以填精补髓。

②固精适用于生殖之精大量丢失的失精证。生殖之精大量流失，出现滑精、遗精、早

泄,甚至精泄不止的症状,病机多为肾气不固,故常用金锁固精丸加减以补益肾气固精。

③疏精适用于精瘀证。精瘀见于阴器脉络阻塞,以致败精、浊精郁结滞留,难以排出,或肝失疏泄,气机郁滞而致的男子不排精之候,治用柴胡疏肝散加减,以理气疏精、通络散结。

(2) 调气

①补气适用于气虚证。一身之气的生成,源于肾所藏先天之精化生的先天之气,脾胃化水谷而生的水谷精微所化之气,以及由肺吸入的自然界清气。因此,补气多补益肺、脾、肾,其中尤为重视对脾气的补益。

②调理气机适用于气机失调的病证。气机失调的病机主要有气滞、气逆、气陷、气闭、气脱,治疗时气滞者宜行气,气逆者宜降气,气陷者宜补气升提,气闭者宜顺气开窍通闭,气脱者宜益气固脱。

(3) 调血

①补血适用于血虚证。血虚证主要见于肝、心两脏,故补血法主要用于肝血虚证和心血虚证。因血的生成与脾、胃、肾等脏腑功能密切相关,补血时,应注意同时调治脾、肾等脏腑的功能。其中又因脾胃为"后天之本""气血生化之源",故尤为重视对脾胃的补养调治。

②调理血运:血运失常的病变主要有血瘀、出血等,而血寒、气滞是血瘀的常见病机;血热、气虚、瘀血是出血的主要病机。治疗时,血瘀者宜活血化瘀,因血寒而瘀者,可选温经汤或生化汤加减以温经散寒行血;气滞血瘀者,常选血府逐瘀汤以理气活血;出血者宜止血,且须据出血的不同病机而施以清热、补气、活血等法。

(4) 调津液

①补充津液适用于津液不足而致的肺燥、胃燥、肠燥等证。调治方法,一是摄入足量的水液;二是应用滋阴润燥的药物。

②祛除水湿痰饮适用于水湿痰饮证。水液代谢障碍多责之肺、脾、肾,故水湿痰饮的调治,从脏腑而言,多从肺、脾、肾入手。

(5) 调理精气血津液的关系

①调理气与血的关系:由于气血之间有着互根互用的关系,故病理上常相互影响,而有气病及血或血病及气的病变,结果常是气血同病,故需调理二者的关系,如益气生血、理气活血、益气摄血、气血双补等。

②调理气与津液的关系:气与津液生理上同样存在互根互用的关系,病理上常相互影响,因而治疗上,常调理二者关系,如益气摄津、理气化痰、益气化饮等。

③调理气与精的关系:生理上气能疏精利精,气与精又可互相化生。病理上气滞可致精阻,治宜疏利精气;精亏不化气可致气虚,气虚不化精可致精亏,治宜补气填精并用。

④调理精、血、津液的关系:由于"精血同源",故血虚者在补血的同时,也可填精补髓;精亏者在填精补髓的同时,也可补血。因为"津血同源",病理上常有津血同病而见津血亏少或津枯血燥,治当补血养津或养血润燥。

## （三）治法

治法是指在一定治则指导下制定的针对疾病与证候的治疗大法、具体治疗方法和治疗措施。治疗大法是针对一类相同病机的证候而确立的，如汗、吐、下、和、清、温、补、消八法，其适应范围相对较广，是治法中的较高层次。治疗方法是针对某一具体证候所确立的具体治疗方法，如辛温解表、镇肝息风、健脾利湿等。治疗措施，是在治法指导下对病证进行治疗的具体技术、方式与途径，包括药治、针灸、按摩、导引、熏洗等，是治法中的较低层次。

### 1. 汗法

汗法，是运用发汗宣肺的方药，祛除肌表之邪治疗表证的治法，亦称解表法。适用于外感表证，以及麻疹初起、疮疡初起、水肿腰以上肿甚等病证。

辛温解表法适用于外感风寒表证，方如麻黄汤、桂枝汤。辛凉解表法适用于外感风热表证，方如银翘散、桑菊饮。若素体虚弱，复有表证，则应扶正解表，如益气解表的人参败毒散、滋阴解表的加减葳蕤汤、助阳解表的麻黄附子细辛汤等。

### 2. 吐法

吐法，运用涌吐方药或手法刺激使患者发生呕吐，是治疗痰涎、宿食、毒物等病证的治法。适用于病邪留滞于咽喉、胸膈、胃脘的病情急迫的实证。包括催吐力量比较温和的缓吐法，如参芦散；催吐力量较强的峻吐法，如瓜蒂散；用于开关急救的涌吐法，如通关散、救急稀涎散等。

### 3. 下法

下法，是运用通便、逐水、润肠作用的方药，攻逐体内蕴结实邪，治疗里实证的治法。适用于宿食、结粪、停水、蓄血等实邪内结、腑气不通等病证。

下法分为多种：寒下法适用于里实热证之燥屎内结、痢疾、肠痈初起等，如大承气汤、大黄牡丹皮汤；温下法适用于寒痰结滞、胃肠冷积、寒实结胸及大便不通之病证，如大黄附子汤、温脾汤；润下法适用于津液不足、阴亏血少的大便不通，如麻仁丸、黄龙汤；逐水法适用于水饮停聚的病证，如十枣汤、舟车丸等。

### 4. 和法

和法，是运用和解或调和的方法，祛除半表半里之邪或调和脏腑阴阳表里失和之证的治法。适用于外感热病的邪居少阳、邪伏膜原、邪留三焦和内伤杂病的肝脾不和、胆胃不和、肠胃不和及疟疾等病证。

和解少阳，适用于邪在少阳证，方如小柴胡汤；开达膜原，适用于瘟疫或疟邪伏于膜原，方如达原饮；分消上下，适用于三焦湿热，方如三仁汤；调和肝脾，适用于肝脾不调证，方如逍遥散、痛泻要方；调和胆胃，适用于胆胃不和证，方如温胆汤、蒿芩清胆汤；调和肠胃，适用于肠胃不和上热下寒证，方如半夏泻心汤等。

### 5. 温法

温法，是运用温热性质的方药，来温里助阳、祛散寒邪，以治疗里寒证的治法。适用于阳气不足、脏腑虚寒内生或外寒直入于里的诸种虚寒证。

温中散寒，适用于脾胃虚寒证，如理中丸、小建中汤；温经散寒，适用于寒滞经脉的寒痹证，如当归四逆汤、乌头汤；回阳救逆，适用于阳气虚脱、阴寒内盛之证，如四逆汤、参附汤等。另外，温肺化饮、温肾利水、温胃理气等都属温法。

6. 清法

清法，是运用寒凉清热的方药，来清除热邪、消退虚热，以治疗里热证的方法。适用于里热证、实火证、热毒证及虚热证等。

清气分热，适用于气分热炽、热盛津伤证，如白虎汤、竹叶石膏汤；清营凉血，适用于热入营血证，如清营汤、犀角地黄汤；清热解毒，适用于热毒炽盛证，如黄连解毒汤；清热解暑，适用于暑热证，如新加香薷饮、清暑益气汤；清脏腑热，适用于邪热偏盛于某一脏腑的热证，如清肺泄热之泻白散、清心泻火之导赤散、清泻肝胆实火之龙胆泻肝汤、清胃凉血之清胃散；清退虚热，适用于阴虚内热、虚火偏亢，如青蒿鳖甲汤、清骨散等。

7. 消法

消法，是运用消食导滞、行气、活血、化痰、利水、祛湿等方药，使积聚有形的实邪渐消缓散的治法。适用于饮食积滞、气滞血瘀、癥瘕积聚、痰核瘰疬、水湿内停、疳积虫积等证。

消食导滞法，适用于食积内停证，如保和丸、枳实导滞丸；消痞软坚，适用于气血痰瘀结聚日久所致的积聚癥瘕、瘰疬痰核等病证，如枳实消痞丸、血府逐瘀汤、消瘰丸等；消痈散结，适用于痈疽疔疖等疮毒结聚的初期，如五味消毒饮、仙方活命饮等。

8. 补法

补法，是运用具有补益作用的方药，**恢复机体正气**，以治疗各种虚证的治法，适用于各种原因造成的脏腑阴、阳、气、血、精、液亏虚的病证。

补气法，以脾肺气虚为主，方如四君子汤、补中益气汤；补血法，主要为心肝血虚，方如四物汤、归脾汤；补阴法，适用于五脏阴液不足，方如六味地黄丸、左归丸、沙参麦冬汤、天王补心丹；补阳法，以脾肾阳虚为主，方如理中丸、肾气丸等。

补法运用既应按气血阴阳之虚，择重而补，又要根据气血互生、阴阳互根的关系，作配合补养。补药多有壅滞之弊，注意应补而不滞，适当加入流通气血津液之品，以防壅滞呆胃。

# 第七章 中医传承与创新

## 第一节 中医理论的创新与发展

### 一、中医理论的现代诠释与实践

对中医理论的现代诠释是推动其创新发展的关键。在现代医学研究的背景下,中医的阴阳五行、脏腑经络等传统理论得到了新的解读和应用。现代中医学者通过对古代典籍的深入研究,结合现代生理学、病理学等科学知识,对中医理论进行系统化、科学化的阐述,使之更加符合现代人的健康需求和医疗实践。

(一)中医理论的科学化探索

中医理论的科学化探索是现代中医发展的重要方向。现代科技手段,如生物信息学、基因组学和影像学等,为中医理论研究提供了新的工具。通过这些工具,中医的脏腑、经络等概念正在被赋予更精确的生物学基础,中医的诊断和治疗方法更加符合现代科学的要求。

(二)传统与现代的桥梁:中医理论的创新性整合

中医理论的创新性整合是实现传统与现代医学理念融合的关键。在这一过程中,中医的整体观和辨证论治原则被重新解读,并与现代医疗技术相结合。例如,通过现代生物标志物的研究,中医的"证"被赋予了更具体的生物学意义,从而提高了治疗的针对性和个性化。

(三)中医理论在现代教育中的传承与革新

中医理论在现代教育中的传承与革新是培养新一代中医人才的基础。教育课程不仅涵盖了中医经典理论的学习,还强调了与现代医学知识的结合。通过案例教学、模拟诊疗等互动方式,学生能够在实践中深入理解中医理论,并探索其在现代医学中的应用。

(四)中医理论指导下的现代诊疗技术发展

在中医理论指导下,现代诊疗技术得到了新的发展。利用中医的诊断原则,结合现代检测技术,如血液检测、影像学检查等,可以更准确地判断疾病的性质和发展阶段。这种结合不仅提高了诊疗的准确性,也为中医理论的现代应用提供了实证支持。

### （五）中医理论在公共卫生领域的应用

中医理论在公共卫生领域的应用体现了其以预防为主的特点。通过推广中医的养生保健知识，如合理饮食、适量运动、心理调适等，可以有效提高公众的健康水平，减少疾病的发生。此外，中医理论在慢性病管理、老年病防治等方面也显示出独特的优势。

### （六）中医理论在国际医学界的认可与推广

中医理论在国际医学界得到认可与推广是中医走向世界的重要标志。随着中医理论的科学内涵被越来越多的国际学者认识，中医的治疗方法和药物在全球范围内得到了应用。国际合作项目和学术交流的增加，为中医理论的全球传播提供了平台，促进了中医与世界医学的交流与融合。

## 二、中西医结合的创新路径

中西医结合是中医理论创新与发展的重要途径。通过整合中医的整体观和西医的微观分析，形成了一种新的医学模式。在这一模式下，中医的辨证施治与西医的精确治疗相结合，不仅提高了疾病的治疗效果，也为中医理论的现代化提供了实践平台。

### （一）中西医结合的临床实践创新

中西医结合的临床实践创新体现在对疾病的诊断和治疗上。在这一领域，中医的整体观和辨证施治原则与西医的精确诊断和治疗技术相结合，形成了一种新的治疗模式。例如，在癌症治疗中，西医的手术、放疗和化疗与中医的调理和增强机体抵抗力相结合，不仅提高了治疗效果，还减轻了不良反应，提高了生活质量。

### （二）中西医结合的药物研发

在药物研发方面，中西医结合开辟了新的药物创新路径。通过现代科学技术对中药成分进行深入分析，结合中医的药性理论和用药经验，研发出一系列具有明确疗效和作用机制的现代中药。同时，中药的配伍原理也被用于西药的复方制剂研发，提高了药物的治疗效果，扩展了药物的应用范围。

### （三）中医理论在西医教育中的融合

中医理论在西医教育中的融合是中西医结合创新的重要方面。在医学院校的课程设置中，中医基础理论和治疗方法被纳入教学内容，使学生能够全面了解和掌握中西医结合的知识。这种融合不仅拓宽了医学生的知识视野，也为未来的医学发展培养了具有创新思维的人才。

### （四）中西医结合的健康管理新模式

中西医结合的健康管理新模式是对传统健康管理理念的创新和发展。通过整合中医的养生保健和西医的健康评估，形成了一种全面的健康管理方法。这种方法不仅关注疾病的治疗，更重视生活方式的调整和健康状态的维护，有助于提高人们的健康水平。

（五）中医药在公共卫生事件中的作用

在公共卫生事件中，中医药的作用日益受到重视。在传染病防控、突发公共卫生事件应对等方面，中医药以其独特的预防和治疗优势，与西医相结合，形成了有效的防控策略。中医药的早期介入和整体调理，为公共卫生事件的处理提供了新的解决方案。

（六）中西医结合的科研创新机制

中西医结合的科研创新机制是推动中西医结合发展的重要保障。通过建立跨学科的科研团队，整合中西医的研究资源和方法，形成了一种新的科研模式。这种模式鼓励科研人员从不同角度探索疾病的发生机制和治疗策略，促进了医学科研的深度和广度的拓展，加速了中西医结合的创新进程。

三、中医理论在健康管理中的新应用

中医理论在健康管理中的新应用体现了其预防医学的特点。中医的"治未病"理念与现代健康管理相结合，发展出一系列健康评估、疾病预防和养生保健的方法。这些方法通过调整饮食、改善生活习惯、运用自然疗法等手段，帮助人们维护健康，提高生活质量。

（一）中医养生理念在现代生活方式中的融入

中医养生理念，强调"天人合一"、顺应自然规律，为现代生活方式提供了新的健康指导。在快节奏的生活中，中医倡导的饮食有节、起居有常、不妄作劳等原则，帮助人们建立起科学的生活习惯。通过食疗、药膳等方式，中医养生理念在现代人的饮食管理中发挥着重要作用，促进了健康饮食文化的传播和发展。

（二）中医情志管理在心理健康促进中的应用

中医理论中，情志管理是维护心理健康的关键环节。在现代社会，心理压力和情绪问题日益增多，中医的情志调养方法，如音乐疗法、书画养生、静坐冥想等，为心理健康提供了有效的调节手段。这些方法通过调和人的情志，平衡气血，达到舒缓压力、提升情绪的目的，对现代人的心理健康具有重要意义。

（三）中医运动养生在身体锻炼中的创新实践

中医运动养生，如太极拳、八段锦、五禽戏等，是中医理论在身体锻炼中的创新实践。这些运动形式结合了呼吸调节、身体动作和意念集中，不仅能够增强体质，还能调节身心状态。在现代健康管理中，中医运动养生作为一种低强度、高效益的锻炼方式，越来越受到各年龄段人群的欢迎。

### （四）中医"治未病"理念在疾病预防中的应用

中医的"治未病"理念，即预防为主的健康管理思想，在现代疾病预防中具有重要的应用价值。通过早期的健康评估、生活方式的指导和适当的中药调理，中医"治未病"理念有助于提高人体免疫力，减少疾病的发生。在现代健康管理服务中，这一理念被广泛应用于慢性病的早期干预和健康风险的评估。

### （五）中医体质辨识在个性化健康管理中的应用

中医体质辨识是中医理论中对个体差异的认识，它根据人的体形、肤色、性格、习惯等特点，将人群分为不同的体质类型。在个性化健康管理中，中医体质辨识为制订针对性的健康计划提供了依据。辨识个人的体质类型，可以提供定制化的饮食、运动和调理方案，满足现代人对精准健康管理的需求。

### （六）中医经络学说在现代康复治疗中的应用

中医经络学说认为，人体的经络是气血运行和联络脏腑的通道。在现代康复治疗中，中医经络学说的应用，如针灸、推拿、刮痧等，通过刺激经络穴位，调节气血，促进机体功能的恢复。这些方法在治疗各种疼痛症状、运动损伤及康复期的患者中显示出独特的疗效，为现代康复医学提供了新的思路和方法。

## 四、中医理论在药物研发中的创新探索

在药物研发领域，中医理论为新药的发现和创制提供了丰富的资源和思路。通过对中药成分的深入研究，结合中医的药性理论和配伍原则，研发出一系列具有特定疗效的现代中药。这些药物在治疗各种疾病中显示出独特的优势，推动了中医药的现代化进程。

### （一）中药成分的现代药理学研究

在药物研发中，中医理论指导下的中药成分研究正成为创新的热点。现代药理学技术被用来分析中药中的活性成分，探究其对人体生理和病理过程的影响。这一探索不仅有助于发现新的药物作用机制，也为传统中药的现代化和标准化提供了科学依据。

### （二）中医药复方的创新开发

中医药复方是中医理论中的重要组成部分，其创新开发是药物研发的关键方向。通过系统研究复方中各药材的相互作用和协同效应，现代科研人员能够优化配方，提高药效，减少不良反应。这种基于传统智慧的创新方法，为开发多靶点、多途径治疗药物提供了新思路。

### （三）中医辨证论治原理在药物个体化研发中的应用

中医辨证论治原理强调根据个体差异来定制治疗方案。在药物研发领域，这一原理被应用于个体化药物的开发，通过基因组学、代谢组学等技术，研究不同个体对药物反应的差

异,从而设计出更适合特定患者群体的药物,实现精准医疗。

(四)中医理论在药物筛选和评价体系中的创新

中医理论在药物筛选和评价体系中的应用,为药物研发提供了新的视角。通过模拟中医的"君臣佐使"配伍原则,建立药物组合的筛选模型,可以更有效地发现具有协同作用的药物组合。同时,中医的"四气五味"理论也被用于药物的安全性和有效性评价,提高了药物研发的成功率。

(五)中医经络学说在药物递送系统中的应用

中医经络学说在药物递送系统中的应用,为药物的靶向治疗提供了新的可能性。利用经络学说中的穴位理论,研究人员开发了通过特定穴位给药的方法,以期实现药物的定向释放和提高疗效。这种创新的药物递送方式,有助于减少药物的不良反应,提高治疗效果。

(六)中医理论在新药发现中的系统生物学方法

系统生物学方法在中医理论指导下的新药发现中显示出巨大潜力。通过整合基因组、蛋白质组、代谢组等多维度数据,研究人员可以从整体层面理解中药的复杂作用机制。这种方法有助于揭示中药与疾病之间的网络关系,为发现新的药物作用靶点和治疗策略提供了新的途径。

**五、中医理论在数字化时代的新发展**

随着数字化技术的发展,中医理论在数字化时代呈现出多样化的发展趋势。利用大数据分析、人工智能等技术,对中医诊疗过程进行模拟和优化,提高了中医诊疗的准确性和效率。同时,数字化平台也为中医知识的传播和普及提供了新的渠道,使中医理论更加贴近现代人的生活。

(一)数字化中医诊疗系统的构建

数字化中医诊疗系统的构建是中医理论在数字化时代的新发展。通过集成中医诊断工具、症状数据库和治疗建议引擎,这些系统能够模拟传统中医的诊疗过程,提供个性化的健康管理方案。利用人工智能算法,系统能够不断学习和优化,提高诊断的准确性和治疗的有效性。

(二)中医知识图谱的构建与应用

中医知识图谱的构建是将中医理论的丰富知识结构化、数字化的关键步骤。知识图谱整合了中医的病证、治法、药物、方剂等信息,形成了一个互联互通的知识网络。这不仅便于中医知识的检索和分析,也为中医教育、临床决策支持和新药研发提供了强大的数据支持。

## （三）中医远程医疗服务的拓展

中医远程医疗服务的拓展是数字化时代的一个重要里程碑。通过视频咨询、在线问诊和远程监测等技术，中医服务能够跨越地理限制，为更广泛的患者群体提供便利。这种服务模式结合了中医的个体化治疗原则和现代通讯技术，使得中医在全球范围内的传播和应用更加广泛。

## （四）中医大数据在疾病预防与控制中的应用

中医大数据的应用为疾病预防与控制提供了新的视角。通过分析大量的中医诊疗记录和患者健康数据，可以识别疾病发生的趋势和模式，从而为公共卫生决策提供依据。此外，大数据技术还能够辅助中医的"治未病"理念，通过早期识别健康风险，采取预防措施。

## （五）中医教育与培训的数字化转型

中医教育与培训的数字化转型是适应时代发展的必然选择。利用在线课程、虚拟仿真实验室和互动学习平台，中医教育能够更加灵活和多样化。这种转型不仅提高了教育资源的可及性，也为中医知识的传播和普及开辟了新的途径。

## （六）中医药智能推荐系统的开发

中医药智能推荐系统的开发是中医理论应用的创新实践。这些系统通过分析患者的体质、症状和生活习惯等信息，结合中医理论，为患者推荐个性化的中药方剂和调理方案。智能推荐系统的应用提高了中医药服务的效率和质量，同时也为中医药的现代化和个性化发展提供了技术支持。

## 六、中医理论在国际医学交流中的新角色

中医理论在国际医学交流中扮演着越来越重要的角色。随着中医的国际化进程，中医理论逐渐被世界各地的医学界认识和接受。通过国际学术交流、合作项目等形式，中医理论的精髓和价值被更广泛地传播，为全球医学的发展贡献了中国智慧。

### （一）中医药国际认可度的持续提升

中医药作为中华民族的瑰宝，在国际医学交流中扮演着越来越重要的角色。随着"一带一路"倡议的推进，中医药的国际认可度和影响力不断提升，截至2023年，中医药已传播至世界196个国家和地区。世界卫生组织统计数据显示，截至2025年，有113个成员国认可针灸等中医药诊疗方式，并有29个成员国为中医药的规范使用制定相关法律法规，还有20个成员国将针灸等中医药诊疗纳入医疗保险体系。中药在俄罗斯、古巴、越南等国家以药品形式注册，中医针灸、太极拳等被列入人类非物质文化遗产代表作名录，《黄帝内经》《本草纲目》等典籍被列入《世界记忆名录》。

## （二）中医药在国际疾病分类中的地位

中医药在国际医学体系中的地位得到了进一步的确认，特别是在第七十二届世界卫生大会上，《国际疾病分类第十一次修订本（ICD-11）》首次纳入了起源于中医药的传统医学章节，这标志着中医药国际化迈出了重要一步。

## （三）中医药理论的国际传播与交流

中医药理论的国际传播与交流不断加强，中国工程院院士、国医大师王琦强调，中医理论植根于中华传统文化，蕴含哲学智慧，可以通过哲学层面与世界科学对话。中医理论的基本概念，如阴阳、五行，可以通过现代科学语言进行阐释，使之易于被国际社会理解。

## （四）中医药的国际合作与交流项目

中医药的国际合作与交流项目不断扩展，中国与40多个外国政府、地区和组织签署了专门的中医药合作协议，在"一带一路"相关国家和地区建立了中医药海外中心，在30多个国家和地区开办了数百所中医药院校。此外，中医药已经积极参与到我国与其他国家和地区的自由贸易区谈判中，以降低市场准入门槛，减少贸易壁垒。

## （五）中医药的国际标准化与现代化

中医药的国际标准化与现代化进程正在加速。中医药典籍和理论的数字化、标准化，以及与现代科技的结合，为中医药的国际传播与发展提供了新的机遇。中医药的国际标准化不仅有助于提高中医药的国际认可度，也为中医药的现代化和国际化铺平了道路。

## （六）中医药在国际医学教育中的角色

中医药在国际医学教育中正逐渐占据一席之地。通过国际学术交流、合作办学等方式，中医药的教育和培训项目在全球范围内推广。这不仅有助于培养具有国际视野的中医药人才，也促进了中医药学术的国际传播和影响力提升。

# 第二节 中医临床教学实践创新

### 一、树立先进的教育理念

中医学是在漫长的临床实践过程中逐步萌芽、形成、发展、壮大的，实践是中医学源生之本，也是其得以生存、发展和创新的坚实基础，离开了实践，中医学就失去了生命力和特色。因此，在中医专科人才培养上，我们要走出传统的应试教育误区，突破"重理论、轻实践"的束缚，让理论学习与临床运用相结合，重视实际能力和创新精神的培养。学校领导及教学管理人员要提高认识，统一思想，贯彻国家高等专科教育改革宗旨，把实践教学质量作为高等专科院校人才培养的生命线。同时，广大中医药高等教育工作者应认真审视自己

# 第七章　中医传承与创新

的不足，勇于面对各种挑战，用符合时代发展的教育思想和观念去指导、推动高等中医学实践教学的改革与发展。

## 二、优化实践教学体系

学校应将理论教学和实践教学作为一个统一整体来考虑，制订不同阶段的理论内容、见习内容、实验项目、实训计划和实习计划，形成一个目的明确、层次分明，具有连续性、系统性的实践教学体系。

### （一）修订教学大纲，增加实践教学比例

要实现高等专科中医教育培养目标，专业教学计划的制订、课程体系的设计和教学内容的选择都起着关键作用。教学大纲的修订必须以能力培养为主线，并以此调整教学计划中理论教学与实践教学的比例，在保证理论教学质量的同时增加实践教学比重。课程设置要围绕培养目标进行优化，突出主干课，增加技术实践课，减少相关课程内容的重复教学。

### （二）改进教学方法

传统的"教师台上讲、学生台下听"的教学方式和教学手段单一、枯燥，对学生吸引力不够。应提倡启发式教学、讨论式教学、临床病例教学，采取"虚拟案例教学法""模拟医院""床边教学"等形式，培养学生的临床思维。要充分借助现代教学手段，如多媒体、电视、网络等，使声、图、文、视并茂，激发学生学习积极性，为培养学生的实践能力和创新能力打下坚实的基础；同时，在有限的时间内丰富教学内容，拓宽学生的知识面。可通过医院网络教学实时观看手术、专家会诊和急诊抢救过程等，提高学生临床实践能力；引入仿真人体教具，让学生在模具上练习查体、穿刺、急救等，从而提高学生的诊疗急救水平。

### （三）大力建设"双师型"教师队伍

教师与医师合一的"双师型"教师，是实践教学的重要人力保证，充分发挥他们的聪明才智和主观能动性对高质量完成实践教学至关重要。在课堂教学中，"双师型"教师会把专业理论知识与医疗实践中的规范操作、实际经验结合起来，传授给学生，使学生悟到真知、学到技能，最终能运用基本知识，获得解决实际问题的能力。中医院校的教师，尤其是青年教师应该主动定期到医院参与临床诊疗活动，不断积累临床经验。学校也应制定合理的"双师型"教师培养制度，并将其落到实处。

### （四）充分整合实践教学资源

在实践教学活动中，以课程体系为主导，以培养技能实用型人才为目标，统筹安排，实现校内实践教学资源共享。这样，既能解决高校建设经费缺乏的问题，又能使医学教学设备得到充分利用。我们可借鉴国内外医学教育改革的先进经验，借助现代教学手段，根据自身教学目标及培训要求，建设多功能综合型实训中心。它应该是集技能实验室、技能实训室、网络、多媒体、医学模拟教学中心为一体的现代化教学场所。有条件的学校还可引入模拟医

院、虚拟人、标准化患者来弥补临床实践教学的不足。

（五）创新实践教学形式，强化医德教育

高等中医药院校的中医学实践教学不能局限于学校和实习医院，应创新实践教学形式，让学生更多地走向社会。如针对学校"面向农村、面向基层社区卫生服务机构"的培养目标，有意识地开展社区卫生实践教学活动，建立基层和社区见习点，让学生尽早熟悉城、乡基层社区卫生工作；充分利用假期深入农村和社区进行居民个人和家庭健康档案调查和建档工作；组织学生爱心社团进行暑期医学生医疗下乡活动；安排学生到养老院、福利院、妇幼保健院、戒毒所等卫生相关机构，开展义务卫生医疗活动等。这种将人文关怀、医德医风潜移默化于人才培养的模式，不仅能让学生就业后更好、更快地适应工作环境，还能让他们很好地树立公共卫生观念和预防保健意识，增强使命感和责任感，培养职业道德。

**三、加强临床教学基地建设**

临床教学基地是高等中医药院校实施临床实践教学的重要场所，除利用直属、附属医院作为实习基地外，还要充分利用社会其他中医机构的教学资源，构建直属附属医院、非直属附属医院、教学医院、实习医院临床教学基地网络，保证临床实践教学的正常开展。

（一）加强临床师资队伍建设

高素质的临床师资队伍是保证临床实践教学质量的关键。中医专科生实习的医院大多是县级医院和乡镇社区医院，临床带教教师多为青年医师，他们在临床经验、科研能力方面相对较欠缺。因此，要进一步采取有力措施提高带教教师的专业素质和临床带教水平。如把临床教学工作列入职称考核的主要内容，根据教学能力和带教水平评审教学职称，实施带教津贴制度，定期召开带教工作座谈会，交流临床实践教学经验；同时学校可定期免费举办教师培训班，让带教教师系统学习高等教育学、教育心理学和临床医学主干课程；也可请专家进行学术讲座、示范性教学查房，组织临床带教教师进行教学方法研究等。总之，要采取切实可行的措施，加强对带教教师的再教育、考核和管理，建立激励机制，从而逐步建立一支数量充足、结构合理、素质优良、相对稳定的临床教师队伍。

（二）规范临床实习、见习管理

中医专科生毕业实习是素质教育的一个重要内容，实习质量直接关系到培养的人才是否适应新形势发展的需要。要让学生真正学好中医，具有高水平的中医临床技能，就必须更新教学内容，改革教学手段和教学方法，加强对实践教学的管理和带教教师的培养。在临床实践教学过程中，必须以培养学生的临床思维能力和动手能力为目的，善于利用有限的条件，制订出切实可行、富有中医特点的能提高中医临证思辨技能的教学实习计划，以高起点、高标准，培养具有良好业务素质的中医学人才，以适应医学模式转变和教育现代化的需要。

## 四、建立和完善临床实践教学评价考核体系

建立和完善科学规范的临床实践教学评价考核体系，对提高临床实践教学质量，保证临床实践教学效果有着重要意义。应将带教教师的专业素养、诊疗规范操作、临床病例分析与答疑、实践过程的分析与总结、临床教学的组织与管理、奖励与惩罚标准、学生对带教教师的评教等纳入评价体系。除此以外，还要针对学生建立科学的临床考核体系，注重对学生的基础知识、基本诊疗思维和技能、价值观和思想态度3个方面进行综合测评。针对基础知识考核可建立题库，采取试卷考试形式；诊疗思维考核可采用病例分析形式；诊疗技能考核可以体格检查和常用急救技术为重点，采取随机抽签的形式等。这样，一方面，可对带教教师起到监督和促进作用；另一方面，通过考核强化了学生的基础理论知识、临床专业知识，以及临床思维和操作技能。总之，临床实践教学评价与考核是一项学术性、技术性、实践性很强的综合性工作，需要组织资历高且临床经验丰富的医学专家成立评价考核委员会，严格按照学校制定的指标体系和相关制度进行临床实践教学评价考核，使之不流于形式。

## 五、学校规范与医院管理相融通，建立医教协同育人的工作机制

### （一）完善临床教学组织与制度建设

构建了以直属附属医院为主导并覆盖其他各附属医院的大教研室组织体系，各医院建立了三级教学网络，制定了教学管理规章制度以保证教学工作规范有序运行，学校建立了附属医院工作交流制度和临床教学工作会议制度。此外，还搭建了校院信息化沟通交流平台，指导医院由以医疗为中心向医教研三位一体协同发展转型，将教学工作纳入医院的中心工作。考核机制上向医疗、教学、科研综合考核转变，并与科室（教研室）奖励、个人绩效相挂钩，不断增强医护员工的教师身份认同和教学意识。

### （二）加强投入与条件保障支撑

参照学校标准，各医院设立了相对独立的教学区，加强了教室、图书馆、宿舍等教学条件建设。建立了校、院双方教学经费共同投入机制，并建设以学校国家级中医临床实验教学示范中心为核心覆盖多所附属医院的分中心，建立连接各临床教学点的多点互动远程医学教育系统。

### （三）统筹教师发展规范教学水平

建立覆盖全省的教学组织与教师发展体系，对临床师资实行动态遴选，组织临床师资参加教师资格证考试。建立教师定期培训制度，开展专家巡讲和全省大教研室教研活动，配合开展附属医院教师教学竞赛，提升教师临床教学能力。此外，实施教学激励制度，表彰优秀临床教师，以提高教学能力和教学水平。

## 六、院校教育与师承教育相融通，彰显中医教育的特色规律

### （一）医教协同，全程培养临床思维能力

重视学生临床思维能力培养，从中医基础课程、临床课程、技能训练、临床实习、名医传承等各个环节注重学生中医思维的培养，开发中医临床思维能力训练平台，开设训练课程，线上线下、虚实结合、过程纠错、结果反馈，在各个层面训练学生的临床思维能力。

### （二）全程配备师承导师，强化理论应用临床能力

实施全员全程递进式导师制，不断强化中医临床思维。从低年级开始给学生配备临床专业导师，通过课余时间跟师抄方，让学生有直观的临床体验。在床边教学期间，各附属医院安排师承导师，学生跟师临证抄方，填写跟师手册，记录典型病案，撰写学习心得和读书体会，在临床的真实环境下促进理论知识的掌握与运用。毕业实习阶段，医院聘请名师为师承导师，安排学生进"名医堂"和"名医工作室"跟师学习，通过导师口授心传，重在总结名师临床经验，感悟导师临证方法与要诀，并在这一过程中实现中医隐性知识的传播。

# 第三节　中医药产业的创新发展

## 一、中医药产业的国际化战略

中医药产业的国际化战略正通过"一带一路"倡议积极推进，与沿线国家在传统医药领域展开深入合作。通过建立中医药海外中心、参与国际抗疫合作，以及加强与国际组织的交流，中医药在全球的影响力和竞争力不断提升。加强中药类产品的海外注册服务平台建设，推动中药以药品、保健品等多种形式进入国际市场，同时积极参与国际自由贸易协定谈判，降低市场准入壁垒。

## 二、中医药产业的数字化转型

中医药产业的数字化转型是推动其创新发展的关键。利用大数据、人工智能等现代信息技术，加强中医药的活态传承和智能中医设备研发，提升中医药服务的质量和效率。中医药信息化服务和中药创新药的研发成为热门赛道，通过数字化手段，中医药知识得到更广泛的传播和应用，同时也为中医药的现代化和国际化打下坚实基础。

## 三、中医药产业的质量控制与标准制定

中医药产业的质量控制与标准制定是保障其可持续发展的重要环节。通过加强中药材种质源头管理、健全中药标准体系，以及完善支持激励配套政策，全面提升中药质量控制水平。同时，中药全过程质量管理的加强，确保了中药产品的安全性、有效性和质量一致性，为中医药产业的高质量发展提供了有力保障。

## 四、中医药产业的创新药物研发

中医药产业的创新药物研发正通过现代科技手段,对传统中药进行深入研究和二次开发。利用现代生物技术、化学技术和制药技术,对中药的有效成分进行提取、分离和鉴定,开发出新的中药制剂和药物。同时,中药创新药的研发也注重临床价值和市场需求,推动中医药在治疗重大疾病和慢性病方面发挥更大的作用。

## 五、中医药产业的政策支持与服务体系构建

中医药产业的政策支持与服务体系构建是推动其创新发展的重要保障。国家层面出台了一系列政策措施,如《"十四五"中医药发展规划》,明确了中医药发展的目标和任务。通过建设优质高效的中医药服务体系,提升中医药健康服务能力,以及加强中医药人才队伍建设,为中医药产业的创新发展提供了良好的政策环境和服务支持。

## 六、中医药产业的文化传承与创新发展

中医药产业的文化传承与创新发展是其竞争力持续的源泉。通过加强中医药文化研究和传播、发展中医药博物馆事业及做大中医药文化产业,中医药的传统文化得到了有效的保护和传承。同时,中医药产业也在不断探索与现代科技、现代医学的融合,推动中医药理论的创新和实践的创新,为中医药的现代化和国际化发展注入新的活力。

## 七、"互联网+"下中医药产业的发展手段

### (一)开展新型医疗业务

在当前时代背景下,中医药产业需要依靠新兴互联网技术和飞速发展的数字通讯技术,开展互联网模式下的新型医疗服务,建设集成化的信息交流平台,缩短医患之间的距离,提供全方位的优质服务,满足用户的就医需求。

1. 移动医疗

通过先进的移动通信技术为用户提供医疗的相关信息和服务,推动移动医疗的发展。利用互联网技术开发多功能的中医药健康服务 APP,提供如线上预约挂号、中医药信息查询等服务,用户可以通过 APP 线上预约相应的医疗服务,自主选择预约时间、看病医师,享受个性化定制等服务。并且可以通过 APP 了解中医药的相关知识,包括健康养生小贴士、中医药的历史知识等,加深用户对中医药的了解,同时达到传承中医药文化的目的。

2. 远程医疗

综合运用 5G、计算机技术、物联网技术等新兴互联网技术进行远程会诊、远程手术指导等远程医疗活动。让用户以更低的成本享受到优质的医疗资源,提升用户的就医满意度,进一步推动中医药产业发展。

3. 建设一站式中医医疗诊断系统

依托大数据技术,建立开放的线上、线下渠道相结合的信息系统,实现医患之间及时的

信息交流，同时整合各部门信息，上传至信息系统，实现预约、诊断治疗、诊后康复指导、复诊等一系列流程的信息整合，优化流程，为用户提供一站式中医医疗服务，提高医疗效率和服务质量。

（二）中医药网络营销方式

1. 渠道运营

建设中医药网站，提供对用户有价值的中医药信息，通过搜索引擎、网站链接等网站推广方式来吸引更多的用户资源，借由网站开展线上问诊服务，同时与线下渠道相结合，支持线上预约、线下看病。线下开展社区免费问诊服务，在中医药馆周边的社区开展问诊服务，将居民转化为客户。

2. 新媒体运营

利用现代化信息技术和移动互联技术对产品进行新媒体运营。创建社交媒体账号，持续发布优质内容，普及中医药的相关专业知识，满足用户需求；通过各种平台同步发布中医馆优惠信息以获得更多用户的浏览关注；在短视频平台打造中医药馆账号，上传中医药产品介绍视频等，宣传中医药产品并开展直播带货。

3. 创新电商业务发展

中医药产业电商业务的发展方向可以由"1＋n"来概括，"1"指传统的电商形式，即在全平台做好网店、产品的宣传和建设，使顾客一有购买需求，就能通过搜索引擎查询并购买产品。"n"是指通过各种时下最新最火的、不同于传统电商的方式进行引流带货。除社交电商以外，还可以在各大自媒体平台开设自己的官方账号，聚焦具有养生保健等作用的中医药产品，产出科普类视频或文章，扩大用户受众范围。在各平台设置相应的运营，配备专属售后，加大与用户的互动，调动粉丝活跃度，实现粉丝转化、流量变现。同时，可以开展短视频直播，通过电商直播方式进行产品销售。直播内容需要聚焦两方面，即产地与产品。在药材原产地设置直播间，直播中药材种植、生产过程，透明化药品采摘加工流程，提高用户参与感，有助于塑造良好口碑。

4. "互联网＋"中医药产业数字化转型升级

做好中医药产业数字化转型升级的关键是要实现物资、商业、信息和资本上的流通。实现物资流通的关键在于做好产地物流末端服务能力的建设，提高运输效率。如今大中小城市都已经具备了比较完整的物流体系，而中药材产地往往地处偏僻，物流建设不完善。因此，可以通过在农村设立公司专属运货渠道来实现物质流通。商品流通的重点是商业批发，对接生产产地和零售行业，核心是商品流通的效率，改革批发商业体制，对于活跃市场、实现商业流通具有十分重要的意义。信息流通的关键则是做好企业、客户、供应商之间的信息交流，做到三者之间任意一方出现了问题，另外两方都能及时提供解决方案。资本流通需要企业决策者合理进行资金运转操控和评估，实现资金链稳固，资本合理使用。

## 八、"互联网＋中医药"传承创新发展建议

### （一）加强中医药文化宣传教育

1. 结合新媒体技术进行多元化宣传

实施"互联网＋中医药"相结合的宣传路径，充分发挥"智能化平台"在宣传中医药文化方面的作用。新媒体技术为中医药文化的宣传提供了先进的智能平台，它可以将丰富的中医药文化传播向全世界。

2. 结合校园教育推广中医药文化

发挥教育的作用，促进中医药文化走进课堂、走进课本，让人们更深入地了解和认识中医药文化。高等学校要结合学院自己的专业人才培养方案，把中医药文化和学生的人文素养相结合，通过参观药用植物园和中医药博览馆、观看中医药文化宣传片、举办传统文化系列讲座等形式，让学生了解中医药文化的博大精深，提高学生的学习兴趣，有助于传承和发扬中医药文化。

### （二）推进医疗保障体系改革

加快建立中药标准化体系，在保持现有基本医疗保障系统的基础上，利用大数据运算和技术开发出一套新型的、适应中医药特色发展的医疗保险制度，缩小中药、西药间的"硬件"差距，提升中医药的市场竞争力。拓展基本医疗保障系统中中医药的覆盖范围。将符合医保规定的中医医疗服务项目、中药饮片、中成药、中药治疗性医院制剂和互联网中医医疗服务等纳入医保范围。

### （三）加快中医药创新人才培养

加快中医药创新人才培养需要加大对中医药人才培养项目的资金支持，在重大中医药科研项目、重点人才扶持项目中设立中医药青年人才专项资金，提供普惠性支持措施，从而吸引更多的青年人才加入中医药发展与传承的队伍，改变中医药行业"收入少""没前途"的错误观念；同时，发挥老一辈优秀中医学者和中医专家的正向带动效应，加强对中医药文化的宣传，并鼓励招收更多有潜力的学者，扩大其带徒范围和数量，将他们自身丰富的中医知识和治疗方法传承给更多的青年人才。

### （四）设立中医信息共享数据库

设立中医信息数据库，鼓励多元主体共享医疗健康数据，提高中医药领域数据共享互联水平。规范网络环境，优化中医药数据的交汇程序；统一中医药词汇用语，建设中医药数据共享机制。要充分发挥互联网优势，利用大数据技术，将不同机构的数据集成处理，从而打造出有利于所有机构的创新性应用程序。并允许用户自主上传或更新信息，实现动态跟踪。同时，加强对数据信息的监督管理，保证数据的质量。

（五）促进中医药全产业链数字化协同发展

在产业上游做好相关科学技术的不断更新与完善，以及中医药文化普及和中医药原料资源的种植养殖，在每个环节充分发挥大数据和人工智能的优势作用。在产业中游做好各个阶段的监管和溯源，保证各个阶段能够高效地环环相扣，提高生产工作的效率和质量。在产业下游完善好相关的辅助系统功能，运用物联网和智能配送平台实现中医药资源和服务的精准配送。通过对中医药全产业链的数字化协调发展，实现患者、医师、中医药资源与服务的紧密联系。

# 第八章　中医思维能力培养

## 第一节　中医思维能力训练概述

### 一、中医思维能力训练的必要性

中医药高等教育是在现代科学文化环境中，对中医学专业大学生实施中国传统文化、传统中医学的继承性教学，但由于时代的差异和认知思维模式的不同，学生学习起来比较困难，所以必须要对中医学专业的大学生进行中医思维能力训练。

（一）学生学习中医学的困惑

1. 表现

首先是听不懂，对中医理论中的许多名词、术语，如气、气化、正气、邪气等，以及其含义，很难理解。

其次是中医理论中关于人体组织的词语会找不到实体，如藏象学说本是讲述人体结构和组成的学说，但却在人的机体中找不到相应的脏器，如三焦等。

再次是找不到理论的逻辑关系，因为中医学中名词、术语的含义都不是抽象的概念，也找不到其中可演绎、推理的逻辑关系，如心为什么可属阴又可属阳等。

最后是中医学的理论本是关于人的机体是什么和怎么样的阐述，但为什么不能展现其实体存在呢？为什么不能借助实验的方法辅助教学呢？学生都不太清楚。

2. 问题的严重性

中医学类专业的大学生在学习中医学的过程中面临的困难，会导致学习障碍，具体表现在以下几个方面。

第一，严重影响教学效率。学生在课堂上听不懂教学内容，不理解知识点的正确含义，更难以在整体层面把握中医学各相关科目的知识体系。期末考试时全靠死记硬背，一个学期下来，相当一部分学生感到学到的中医知识很少，甚至整个学业结束了还没有真正走进中医的大门。

第二，专业思想不稳定。学习中医学遇到了困难，又找不到突破困境的途径，必然会引起学生对专业认知的怀疑，甚至怀疑中医学的科学性。

第三，西医化趋势。学生由于找不到学习中医学的有效方法，而西医学的理论和技术却容易被接受，加之见习、实习医院的西医化倾向，导致绝大部分的中医学类专业毕业生都不能坚持以传统中医学的理、法、方、药的理念和原则从事医疗实践。

如果上述情况不能有效地改变，当老一代中医相继离开临床第一线后，中医事业后继乏人的结局将是不可避免的。

（二）学习中医困难的原因

1. 中医学产生的年代久远

中医学的形成距今已有两千五百年至三千年的历史，如果从中医的萌芽及理念算起，至少也有近万年的历史，中医学理论体系形成以后的实践和发展，经历了整个中国古代文化的发展过程。中医学专业的大学生，包括任教中医学专业课的中、青年教师都生活在现代文化条件下，教师和学生对于古代社会文化、科技、理念、知识等比较陌生，学生不习惯教材的语言阐述，对词语含义也生疏，甚至都不认识经典原著中的许多文字。

2. 不了解中医学的文化特点

中医学属于古代文化、古代科技，那时我们的祖先是如何认知客观世界，把握事物的本质、规律和联系的；当时的人们是如何认知人体自身，如何传递知识，个体性的知识与理念又是怎样成为社会性的文化成分的。现在的我们对这些都不了解，对中医学的文化特点更是陌生。这些是学习中医学的人们所忽视的问题，然而其对于学习中医学又是非常重要的。

3. 中医药专业大学生的现代科学文化基础

人们所有的学习活动都是在一定的文化基础上进行的，包括人们接受的新知识、新理念、新理论或新技术的学习活动等。

中医学专业大学生的文化基础具有现代文化的特征，他们从小学开始接受现代文化，中学基本以现代科学文化为主，学的都是以数学、物理、化学为主的科学知识。中学阶段的文化基础，使中医学专业大学生已经养成了现代文化认知思维模式，这种思维模式的主要特点是以抽象思维为主导的认知思维方式。但是学习传统中医药学，却需要具备中国的传统文化基础，需要以形象思维为主的认知思维模式。

4. 文化生活环境

现在的中医学专业大学生完全生活在现代科学文化环境之中，接受着现代科学文化的熏陶，沐浴着现代科学文化的阳光，享受着现代科学文化带来的美好生活。这种文化生活环境为学生创造了良好的学习现代科学专业的条件，打下了必要的文化基础。如果学生考进的是西医院校，中学阶段的文化基础最适宜，但对中医学习的积极作用不大。

5. 文化的差异

进入中医药院校学习的中医学专业的大学生，并不是继续进行现代科学文化的学习，而是逆着现代科学发展的方向，返回到两三千年以前的文化时代，学习我们古代的祖先创造的医学文化。从现代科学文化突然转向学陌生的古代文化和古代科技，反差确实很大。更为重要的是，中学阶段打下的文化基础基本用不上，因为中医学与现代科学中的数学、物理、化学等学科没有知识的递进关系，一切都要从头开始。

6. 中国传统文化的知识基础

中医学的文化基础是中国传统文化，因为中医学是在中国传统文化的土壤中萌芽和发展的，中国传统文化是中医认知人体健康与疾病问题的基础。在现代科学文化条件和环境中学

## 第八章 中医思维能力培养

习传统的中医学，缺少的正是中国传统文化的基础，没有中国传统文化的基础是难以学好中医学的。

由上可知，现代中医药高等教育需要在现代科学文化环境中对有着现代科学文化基础的中医学专业大学生，实施中国传统文化、中国传统医学的教育。正是由于这些基本矛盾的存在，中医药高等教育始终处于极其艰难的境地，这就是中医学专业大学生在学习中医学时出现这么多困难的根本原因。

（三）寻找走出困境的途径

1. 值得反思的学习之路

模式化中医高等教育的教学方式是否有利于培养传统中医专门人才，教师与学生可以在课堂上共同讨论这个问题，但不是进行学术性争论，而是激发和引导学生思考，目的在于寻找适宜的学习中医学的方法或途径。

第一，中医学专业课主要依赖于教师的讲解，教师是依教材而讲解，学生可以回忆学过的课程，思考是否能够听懂并且理解老师讲解的内容。如果没有获得良好的学习效果，学生应当反思自己的学习理念和方法是否得当。第二，教师是否思考过，当各门中医学专业课开设时，是否有教学环节将各门专业课之间串联起来，以利于学生在学习过程中及时形成系统化的知识理论体系。第三，西医学专业课穿插于中医学专业课教学之中，且有实验课的辅助，学生是否感觉到学习西医学的理论和知识比学中医学容易，这其中有什么道理呢？第四，如果中医学专业课的学习主要依靠死记硬背，且用这样的方式应付期末考试，或将考试成绩视为学习的成果，这样必然浪费学业。第五，西医学专业课建立起来的医学框架和医学模式基本构成了中医学专业的医学体系，大量的中医学专业毕业生走上医疗岗位后的实践过程证实了上述判断的真实性。中医学教学必须探索符合中医认知规律的教和学的新途径。

2. 寻找学习中医学的可行之路

学生如果认为原有的学习方法不利于提高学习中医学的效率，那么就应当主动寻找能够提高学习效率的有效途径和方法。

首先，应当了解古代中医的认知之路。学生现在学习的中医学都是古代中医对人体的健康、疾病、大自然及人的社会存在等客观事物认识的产物，思维是其中最关键的环节，他们通过对活动着的事物进行观察，依据事物表现于外的信息，反推事物内部或事物之间的动态及其过程。

其次，如果学生能找到并且理解古代中医的认知思维之路，将有利于学习中医学。本章的核心内容就是带领学生寻找古代中医的认知思维之路，了解他们是怎样思考的，是怎样创造中医学的。

最后，如果找到了古代中医的认知之路，就为现在的学生学习中医学找到了提高学习效率的可行之路，使他们可以循着古代中医认知思维之路领悟中医学的理论和技术。

3. 应当进行中医思维能力训练

想要学好中医学，领悟到中医学的真谛，必须了解和熟悉古代中医创造中医学的思维本质和规律，并循着他们的思维之路学习中医学。

首先，应当理解中医传统思维。只有知道古代中医的认知思维，才能为遵循传统中医思维创造基本条件。

其次，应当熟悉中医传统思维。只有熟悉传统中医认知思维的观念、理念、方法和技巧，才能为有效地进行中医思维能力训练寻找方向。

最后，有计划地训练中医传统思维。训练中医思维能力是一个复杂的工程，需要认真研究、精心设计，形成一套完整的集知识、理论和认知思考方式为一体的，体现中医认知特点的实训性质的训练体系。

### 二、中医思维能力概述

中医思维能力是中医专业人员在从事中医医学活动过程中所体现的心理驱动力。与一般社会人员的思维能力相比及与西医人员从事西医医学过程的思维活动相比，这是一种特殊的能力。

中医思维能力是一种综合认知能力，其中包括阅读、领会中国古代文化著作的能力，阅读、领悟中医经典著作及历代中医文献的能力，运用中国传统文化知识和传统中医理论认识并解决健康及疾病问题的能力等。

在中医院校学习中医学的大学生的中医思维能力体现在以下几方面。第一，体现在理解中医学知识、理念、理论和技术的效能上；第二，体现在能有效地利用中国文化知识、较为准确地领会老师在课堂上讲解的中医学课程内容上；第三，体现在能在老师的指导下阅读并理解有关中医学的相关文献上；第四，体现在能利用学到的知识和理论独立思考并解决学习中遇到的问题，逐步培养自主学习中医学、掌握中医学真谛的能力上；第五，体现在能自如运用经典认知和解决实际问题上。

### 三、中医思维能力训练

#### （一）中医思维能力训练的内容

所谓训练，指通过一些规范和科学的方法，将相关知识或技能以训导和练习的方式传输，使训练者逐渐获得一种能力。

中医思维能力训练的目的是为中医学专业大学生架起一座桥梁，一座从现代科学文化通向中国传统文化、通向中国传统医学的桥梁。学生可以借助这座桥梁获得理解和领悟中医学理论和技术的能力，从而达到学到、学好中医学，激发对中医学的兴趣及热爱中医学的目的。

中医思维能力训练的性质属于技能操作性练习，因为中医学的文化特质所限，不能通过实物、实体、图案、测量等实验性手段和方法辅助教学，但可以利用中医认知思维的特点，根据古代中医依靠的"司外揣内""医者意也"等认知之路，设计、模拟他们的思维方式、方法，使学生切身感受古人的思维过程和特点，这种方法实质上属于实验的范畴，是模拟实际思维的方法。

首先，中医思维能力训练的意义在于提高学生的学习效率，因为这种训练有利于学生较快理解、领悟专业课的教学内容,有利于学生快速进入中国传统文化、中医文化的认知思维境地。其次,可以弥补中国传统文化的不足,增加中国传统文化思维模式的底蕴。最后,为中医高等教育探索新的教学方法和途径。

中医思维能力训练应当遵循一定的原则:一是科学性,中医思维能力训练应当充分利用现代科学技术,吸收现代思维科学研究的成果,去设计先进的思维训练途径和方法;二是适应中医思维的需要,适应中国传统文化思维规律的需要;三是寻找学生乐于接受的方法,使他们在轻松、趣味浓厚的环境中学习;四是循序渐进,能力的获得是一种慢功夫,不可能通过一两次引导或练习就能达到要求的水平,应当根据学生的文化基础和兴趣趋向,设计由简单到复杂、由近及远的训练计划,并在进行过程中不断总结经验教训。

(二) 中医思维能力的训练方法

1. 中医思维能力的知识训练

中医思维能力的知识训练主要有中医思维知识和文化知识的训练。

(1) 关于思维知识的训练

想要进行思维能力的训练,一定要了解思维含义的知识,其主要内容如下。

思维含义的知识包含:思维有几层含义,思维能力训练主要在什么层次;人的思维活动的生理基础;人类思维的发生和发展、主要表现形式及人类思维发展规律;中华民族思维的发生、发展、表现形式及与西方思维的区别与联系;古代中医与中国古代社会思维环境的关系;中医思维在现代思维环境中的处境等。

(2) 关于文化知识的训练

思维与文化有着密切的关系,进行思维知识的训练必须同时进行文化知识的训练。中医学是一种文化产物,中医的医疗活动是一种文化活动,进行中医思维训练必须进行与中医学相关的知识训练。主要内容包括:文化释义的知识训练,文化的本质是什么,文化有怎样的分类,文化有什么作用等;文化与思维的关系,没有文化思维是否存在,思维与文化有什么内在的必然联系等;人类文化的发生和发展,人类文化发展的规律等;中国文化发生、发展的轨迹,中国文化的发展与中医学生存和发展的关系等;中西文化发展为什么走了不同的道路,这与当今中医事业的生存与发展有着怎样的必然联系等;中国社会文化环境主导文化的变迁与中医思维的关系等。

2. 中医思维能力的技能训练

思维的技能主要包括思维方式、思维方法和思维技巧,思维技能训练则从下述几个方面进行。

(1) 思维方式训练的内容

根据人类思维发生、发展过程所经历的主导思维方式,引导学生理解人类曾经经历过的思维方式。这些思维方式主要有动作思维、形象思维、抽象思维和顿悟思维,根据中国传统文化、中医学所表现的主导思维方式,主要引导学生掌握形象思维的特点和规律。

(2) 思维方法训练的内容

每一种思维方式都有其指导下的若干思维方法,如形象思维模式下的想象、联想和形象性构思就是形象思维的具体体现。

（3）思维技巧训练的内容

古代中医在借助形象思维认知客观事物的过程中，创造了若干技巧性思维方法，如司外揣内、比类取象、意会等。

（三）中医思维能力训练的实施

1. 课堂引导训练

主要利用课堂教学的条件，设计一系列学生乐于接受的思维训练，起到实际体验的作用。

2. 课外自主训练

能力的训练不能只依靠课堂上的教师引导，更重要的是将训练内容和方法融入日常的生活和学习中，在生活中训练，在学习中训练，在独立思考中训练。

# 第二节 思维的一般知识

## 一、思维的概述

（一）思维的特征

1. 思维的生理基础

思维是人脑的基本功能。人脑是中枢神经系统的一部分，它大致由后脑、中脑和前脑组成，前脑又分为间脑和端脑。承担思维活动的大脑在端脑，它位于中枢神经系统的最高层部位，左右对称，即大脑的左半球和右半球。关于思维活动时大脑活动的微观机制，目前人类还不能用物理学和化学的方法描述其过程和机制。正常人大脑的左半球以语言功能为主，在进行抽象逻辑思维时以左半球活动为主；大脑的右半球在感知空间图像、感受音乐和艺术时很活跃，右半球主要承担形象思维功能。

2. 思维的客观性

人的思维是以大脑细胞活动为基础的，是一类客观现象，其客观性表现在多个方面。一是人类的思维活动是通过大脑细胞的物质运动实现的，虽然人类今天还不能用物理学和化学的方法揭开思维活动的奥秘，但思维确实是一种特殊的物质运动。二是思维活动表现为一个过程，占有一定的时间，如人们画一幅画、计划一个工作方案、诊断一个患者的病情等，都占有一定的时间，表现为一个客观过程。三是思维活动本身是人们可以感知到的事物，人们通过回忆自我思考过程，可以在一定程度上把握思维活动的本质。四是思维活动是第一性的，思维活动不以主观意志而存在，不论人的主观意志态度如何，思维活动总是在进行着。五是思维活动形成的思想观念、理论是第二性的。

3. 思维是未解之谜

在科学高速发展的今天，人类对物质世界的研究已经取得了辉煌的成就，但是对于

# 第八章 中医思维能力培养

人体自身的认知却非常粗浅。虽然对人体的结构组成已深入到分子层次，但对人体功能活动的本质、规律和联系的认知却很少，仍然存在着许多未解之谜，如许多罕见病的发生、发展原因和过程都无法解释，对于目前危害人类健康的几种疾病的治疗也仅获得微弱进展。

思维是人类的基本功能之一，这个功能对人类的生存和发展起着非常重要的作用，但是人类对它的研究却进展很慢。到目前为止，人们还不能借助物理学和化学的理论和技术描述人类思维的过程，揭示思维的本质和规律。但是人类从来没有停止过对思维的研究，关于思维的研究不仅是哲学家们的主攻方向，也是各行各业的人们应当关注的领域，因为思维活动关系到认识、适应和利用客观世界的效率。从事医疗活动的人们的思维活动，关系到人类的健康。从事中医医疗活动的人们的思维，关系到人们能否主要依靠中国传统文化知识有效地解决人们的疾病问题，以及能否高效地服务于社会的健康事业。

（二）思维是人体最高级的功能

人类是地球上最高级的动物，表现出最高级的能力，而人脑的思维活动又是人体各种功能中最高级的功能。

1. 思维是人体最具活力的功能

"思维之树常青"，就是指人的思维是最具有活力的。思维的活力体现在人的活动的各个方面。

第一，思维激励人们萌生积极的愿望。人们梦想的形成，最初是在思维活动的认知中渐渐形成的，如高考专业志愿的填报，是人们对未来职业、志向进行思考后形成的。科学研究人员对申请科研项目意向的产生，是对研究内容经过反复论证之后形成的，思维是萌发科研热情的心理加温环节。人际关系的和谐，如人与人之间的相互理解、相互体谅，都是在一定的理智思考后产生的。第二，思维是人们感受美好、享受生活的心理基础。在旅游中人们能感受到大自然的优美，感受到祖国壮丽河山的优美，或是在平凡的事物中发现其中的独特之美等，这都是人们在对客观事物认真思考的基础上感受到的。享受生活、享受快乐等人们对所有美好人生的享受都是在理智思考的基础上获得的，假如没有对客观事物合理的认知，就不会有美的享受。第三，思维是人类获取智慧的源泉。在人类认识和改造客观世界的实践中，有许多艰难险阻，有许多未解之谜，思维活动能使人们获得战胜困难的勇气及克服困难的智慧。第四，思维可以有效地调节人的精神生活，使人们的精神状态处于良好的状态。第五，思维是人类认识人体自身、抗击疾病、追求健康的必由之路。

2. 思维是最高级的物质运动形式

人类的思维是以人的大脑细胞活动为物质基础的，其运动的高级程度却是自然界中其他运动形式所不及的。首先，思维不可见。人的能力所及的物体运动都可以观察到，如一部分天体运动人们可以直接看到，一部分天体运动也可以借助科学仪器观察到。人体的活动人们可以观察到，人体内许多器官的活动也可以借助仪器观察到。思维活动虽然是人体大脑器官的活动，但其活动过程却无法观察到。其次，思维不可测。世界上最难猜测的就是人的心思，表现在人的认识活动的各个方面：如人对客观事物的反映、认知等，无法通过仪器记录其思考过程;如不同的人对同一事物的反映可能多种多样;如同一个人对同一事物的认知可能在突然间发生截然不同的变化,俗话说人的心思犹如天上的云彩瞬息可变。人心难测的客观事例太多太多,比比皆是。最后,思维活动可创造精神产品。地球上的物质运动除人的思维以外,都不可能创造精神产品、创造知识,太阳的运动给地球带来光明和能量,地球的自转给人们带来白天和黑夜,人的饮食为机体获取能量,人的呼吸为机体获得必要的氧气,唯有人的大脑细胞的思维活动可以创造出精神类产品,如情绪、意识、情感、知识、理论、音乐、美术等。

3. 思维是心灵之光的光源

思维是人间一切美好的发源地,人类需要和平、和谐、幸福和美满的生活,这些美好愿望的实现需要人与人之间的相互理解、相互支持、相互帮助。这些友善的行为来自美好的心灵,而美好心灵的出现来自人们对人类社会的理智思考。

(三) 思维是心理活动的核心因素

人的心理活动可以分为两大类:一类是智力心理现象,如感觉、知觉、注意力、记忆、语言、想象和思维等;另一类是非智力心理现象,如情绪、性格、意志、品质等,思维活动可以与任何一种心理现象发生联系。

1. 思维活动是最常见的心理现象

心理活动是人的精神状态的外现,思维则是心理活动的集中体现。首先,思维最能体现人的精神面貌。一个人的精神面貌是留给他人最重要、最显现的印象,而良好的精神面貌来源于对人生、对他人、对工作等正确的认知,没有积极的人生观,没有对他人的善解人意,没有对工作的正确态度等,是不可能表现出良好的精神面貌的。因此,从一个人敏捷的思维、清晰的思路可以看出这个人良好的精神面貌。其次,思维是智力的外显。人们常常通过观察他人的思维活动推测这个人的智力情况,如观察幼儿解决问题的思维状况,进而评价幼儿的智力水平;又如选拔人才时考察面试对象的智力水平,通过考试来测试其认识和解决问题的思维能力。再次,思维是展现人格魅力的重要途径。一个人的人格魅力可以通过多种途径表现出来,外部形象只是表面现象,人的思想内涵才能真正展现人格魅力。人的思想内涵的重要内容之一,是对客观事物的深刻认知和清晰的表述。最后,思维是展现心灵的窗口。心灵是心理活动的综合体现和自然流露,人们对事物的认知、对事物的态度藏在人的内心深处。

2. 思维是智力心理活动的核心

感觉、知觉、注意力、记忆、语言、想象等智力心理活动与思维活动有着密切的联系,这些心理活动都离不开思维活动。

第一,感觉和知觉为思维加工提供材料。感觉和知觉是感性认识的重要环节,是为理性认识提供思维加工原材料的活动。在临床工作中,中医接触患者时,要借助自身的感官对患者进行望、闻、问、切,获知患者病情的外在表现。这些表现只是疾病的表面现象,想要把握疾病的本质,必须将感觉、知觉的内容输入到思维加工的过程中。

第二,注意力使人精力集中、思维专注。注意力是思维的重要环节,感觉、知觉过程需要注意力,没有注意力就得不到感性资料。如果中医在四诊时不提高注意力就观察不到患者舌苔的颜色,就不能真切体察到患者细微的脉象。思考过程也有注意力的因素,专注才能集中精力,在辨证思考的过程中不能做其他的事情,那样会干扰思维的正常进行。

第三,记忆是思维的基础。记和忆是两个不同阶段的心理活动,记是识记,是将发生过的、看到的、学到的事物在大脑中储存下来;忆是回忆,是将大脑中储存的相关事物提取出来。思维的基本功能是间接地反映客观事物,记忆为思维提供必要的知识。临证时医师为患者拟写治病药方,选用哪个代表方剂,代表方剂都有哪几味药组成等都需要记忆提供具体内容。

第四,语言服务于思维。思维缺少语言就很难将思维的产物包括意识、情感、知识、理论等传递给他人,思维就不外化,也就体现不出人类思维的社会性,人类的思维也难以发展,社会也不会进步。如中医临证时为患者诊得病情,需要通过语言向患者解释病况,引导患者配合医师的治疗,交代注意事项等。

第五,想象本是思维的一种形式。想象是形象思维最常见的思维方法之一,在人类进入文明社会的近万年间,人类主要通过形象思维来认识客观世界,想象是其中的重要方式。中医学理论知识中的"三焦""气化""疏泄"等主要是通过想象进而验证获得的,中医学的经络学说的建立及经络体系的形成等都经过了想象的认知。纵观中医学的理论和技术体系的形成过程,处处留下了古代中医想象性思维的痕迹。想象也是近现代科学思维中的重要因素。

3. 思维与非智力心理活动的关系

情绪、性格、意志力和品质是常见的几种非智力心理现象,它们间接参与人的思维活动,对思维活动的发生和发展都起着重要的作用。情绪对思维的影响最明显,良好的情绪状态有利于思维活动高质量地发生和发展,如在备考时情绪良好,复习效率会很高,考试过程中思维活跃,反之则复习效果不好,考试成绩也不理想;人们进行某种科学研究时,情绪高涨能激发思维的活力,思想的火花最易闪现。中医的临床诊治是复杂的思维过程,工作中一定要注意良好情绪的酝酿,决不能将负面的情绪带进临床诊治活动中。性格在人的思维活动中起着重要作用。开朗、外向者一般在思考过程中思维活跃、思路开阔,有利于思维的发展;性格内向者思维严谨、逻辑性强,有利于思维的理性发展,但应注意克服思维的僵化倾向,避免思路走向没有出路的死胡同。作为医师应当注意自我性格的调节,外向性格者多注意思维的严谨性、内向性格者多注意思维的开阔性。意志的心理活动与思维的关系主要表现在思维的一贯性和思维的深入发展等方面。临床中医的意志力心理活动在诊治思维中起重要作用,如医师能否做到全面、细致地检查患者的临床表现,能否深入地辨证思考,意志力关系到医师的临床效率和患者的健康。品质与思维的关系主要体现在思维品质上,良好的思维品质是提高临床诊治效率的重要素质。

## 二、思维的发生

### (一) 人类思维的起源

1. 人类思维起源的时间

思维是地球上生物进化的产物，也是生物最高级的活动形式。思维并不是人类所独有，在人类诞生之前动物已有了思维，可以说思维起始于动物的进化。随着动物的进化，思维在动物生存与发展中发挥着越来越大的作用，直至动物的高级种类——类人猿出现。科学研究无法计算出从动物思维进化到类人猿思维经历了多少万年，人类的思维是从什么时候开始的也无法考证，但可以从理论的层面说明两点：第一，人类的思维开始于人类脱离动物之时，人类有多长时间的历史，人类的思维就经历了多少万年的发展；第二，人类的思维是从类人猿的思维衍化而来的。我们追溯人类思维经历的时间，实际上是对思考这个层面上的理性推断。

如果我们从思维是人们对客观事物间接和深刻的反映活动这层含义上来追溯人类思维的起源，应当略过人类处在蒙昧时期的漫长时间，启蒙思维的开始才真正开启了人类对客观世界的认知，开启了人类从必然王国迈向自由王国的认知思维。启蒙思维开始的标志是人类开始主动认识客观世界，其时间标志是人类由旧石器时代向新石器时代转化的时期。

2. 蒙昧思维

所谓蒙昧思维，通俗地说是相对于明白性思维之前的思维，这种思维有如下几个特征。第一，这种思维是被动的、本能性的。远古时期的原始人群在极其恶劣的自然环境中生存，当大自然给人们带来痛苦和灾难时，人们才本能地思考摆脱困苦、躲避灾难的方法。第二，不知道主动认识客观事物。远古时期的原始人生存的自然环境和社会环境有许多可以利用的条件、许多可以改变的事物，但他们却不知道主动寻找事物之间的联系。第三，记忆时间极为短暂。远古时期的原始人对客观事物的记忆能力非常低，感知到的事物形象瞬间消失，记忆不能为思考活动提供可加工的材料。第四，没有形成分音节的发音语言系统。原始人在漫长的岁月中主要依靠表情和肢体动作传递少量的信息，他们很难通过语言的交流获得他人对事物的认知。第五，知识的获得极为缓慢，知识的积累也相当缓慢，故思维的发展必然缓慢，所以人类的蒙昧时期长达百万年之久。第六，儿童的大脑发育还不成熟，思维能力处在极低的水平。

3. 集体表象

初始时期的人类思维不同于文明时期的思维，现代思维有语言、文字、知识、对事物的简单抽象概括等交流思维成果的途径。初始时期的人类思维只能形成一些客观事物的表象认识，短时地存在于社会成员群体的记忆之中，这种思维被称为集体表象。

集体表象思维有五个特点。第一，思维的内容只是最简单、最常见的观察客观事物表象的简单联系，如太阳出来大地就明亮、下大雪就觉得寒冷等。第二，短时间认知的事物表象不属于认知者个体，而是属于部落群体，甚至是数个部落长达千百年的一代又一代群体的认知成果。第三，思维的效率极度低下，思维的发展极为缓慢，如对天上乌云满布、地上风雨交加等自然现象因果联系的认知，在人类思维初始时期可能要经过几万年才能获得。第四，原始人之间的社会交流没有分音节的发音语言的参与，主要通过表情或肢体语言交流。第五，思维活动不能脱离观察和操作中的客观事物。

4. 现代人个体思维的开启

现代人的思维已完全不同于原始人，仅从思维的发展速度比较，可能在原始蒙昧思维时期经历数万年才获得的思维能力，在当下少儿思维发展的过程中只需要几天的时间。少儿思维已达到如此的程度，作为现代人思维的个体是从什么时候开启思维的，不需要从理论上推理，只需对现代人思维活动的实际观察就可以发现，从婴儿来到这个世界睁开眼看事物、耳朵接受声音和吸吮母亲的乳汁时就开始了属于这个思维个体的思维活动。

（二）启蒙思维时代的到来

1. 启蒙思维的发生

如果说人类思维起源的时间从理论的层面推论为人类脱离动物之时，在百万年的岁月中，人类的思维是极为简单的，变化是微小的，发展是极为缓慢的。真正意义上的人类思维起源应当从启蒙思维开始，因为从那时起，人类才开始主动认识客观世界，主动寻找客观事物的联系，主动思考客观事物与自身生存的关系，主动解释客观世界。人类思维这种质的变化与人类社会实践方式质的变化同步，即人类从打制石器向磨制石器的转化，时间大约在距今一万年前的新石器时代。

2. 启蒙思维发生的条件

那么，是什么原因使人类的思维发生了这么深刻的变化，换言之，是哪些条件促成了人类思维质的飞跃？第一，大自然的刺激是激活大脑的直接因素。恶劣的自然环境，如狂风、暴雨、雷电、严寒、酷暑等直接威胁着蒙昧时期的人类，当他们的本能性动作难以抵御恶劣的自然环境时，生存的欲望刺激着大脑，由本能反应到主动思考，主动想办法。野生动物的伤害、侵袭也会刺激人类想办法进行有效的躲避或抗击。第二，对美好生活的渴望会激发人类主动利用大脑，思考如何寻找适宜的生活环境，如何寻找好的栖身地，想办法获得更好的生活品质等。第三，生存的基本需求刺激着大脑的进化。要生存就得找食物，而什么物品可食，什么物品不可食；什么食物好吃，什么食物不好吃；用什么方法得到食物及怎样获得更多的食物等，都需要用大脑把记忆中事物的形象联系起来。第四，社会交往。原始人群内人与人有许多信息要交流，劳动过程需要分工、协调、合作，获得的食物需要合理分配等，这些都需要人与人之间的信息交流。第五，记忆、语言、情感等心理因素的具备。记忆是思维的必备条件，没有对事物的识记和回忆，就不可能在思考中把事物联系起来进行思考；语言是人们之间交往的信息载体之一，它把客观世界的知识和社会活动的信息进行社会化，为人们的思维提供材料；情绪、情感是人们对客观事物态度的主体体验，没有这种体验，原始人就不可能激发思考的热情，思维也就无从产生。

3. 启蒙思维的意义

第一，开启了人类适应自然、利用自然的步伐，在启蒙思维开始之前的蒙昧岁月中，人类不知道也不思考如何适应和利用客观环境和条件，在此之后人类逐渐认识到人与自然的关系，开始利用大自然改变生存和生活条件。第二，直接促进了人类社会生产力的发展，并直接导致了人类社会的快速发展。第三，开启了人类精神文化的渊源，开始创造越来越丰富的精神文化，为人类文明时代的到来做着思维和文化的准备。

### （三）人类思维与动物思维的区别

思维不是人与动物区别的唯一标志，许多高级动物也有简单的思维、一定的情感反应、一定的记忆功能，因为它们也有大脑。人类思维与动物思维的区别可从以下几个方面体现出来：第一，人类思维具有明确的目的性，是为了生存、发展，为了争取更好的生存条件；而动物思维多出自本能反应，无目的性，个别动物简单的运算能力也是经人工长期训练后获得的。第二，人类思维具有极大的自觉性和自控性，思维活动是出于自愿的、可控的，即思考到什么程度、思考什么内容等都是人自己能把握的；而动物思维是无序的、不自觉的。第三，人类思维有语言的参与，语言及无声的表情、肢体动作等都是信息的载体，人类可以根据语言所载的信息直接进行思维加工；而动物思维没有语言的介入。第四，人类思维是社会性行为，在思维起源的时代，表现为一种简单的集体表象；而动物思维不具备社会属性。第五，人类思维具有传承性，可以通过口耳相传，横向传达给他人，纵向传给后代，这是人类知识积累的基本条件；而动物思维不具备这个特征。第六，人类思维发展快，思维方式不断演变，方法多种多样，内容不断丰富，其思维发展的速度与人类知识的积累程度成正比，而动物思维发展速度与人类相比相当于原地不动。

## 三、思维的发展

人们进行思维能力的训练时，还应当了解思维的发展规律，这有利于思维能力训练者自觉遵循思维发展的规律来优化自我思维训练，提高思维训练效率。

### （一）思维能力与方式的发展

#### 1. 思维能力的发展

思维能力的发展是思维发展的核心，包括思维的心理趋向力、思维的深度、思维的广度和思维的速度等。心理趋向力是推动思维发展的原动力，人类之所以经历了长达百万年的蒙昧时期，主要是当时的人们不知道主动认识客观世界。主动思考是心理认知趋向力的具体体现，如原始人在极度恶劣的自然环境中，忍受着饥饿、严寒、酷暑、自然灾害等多种苦难，是生存的渴望刺激着他们去思考、去维持和改善生存的条件和环境。思维深度的发展是指认识活动向客观事物纵深发展的程度，是思维发展的重要方面。如启蒙时期人们只能认识到乌云来了要下雨这类自然现象的简单因果关系，后来人们能认识到什么样的云要下多大的雨，再进一步能根据天气的变化推测出次日的天气情况等。思维广度的发展是指认识活动向客观事物多方面的横向发展，是人类扩大认识范围的能力的体现。如我们的祖先在认识人的生命中最初只观察到饮食和排泄是维持生命不可缺少的，后来又认识到呼吸空气也是维持生命不可缺少的，再后来又逐渐思考阳光、植物、动物等自然物与人的生命的关系。正是由于人类不断扩大思考的范围，人类才逐渐增加对客观世界的认识。思维速度的发展是指人类对具体事物的认识所需时间的长短,如在蒙昧思维时期,人类经过长达百万年的劳动才认识到磨制石器比打制石器更锋利更实用;在文明时代到来后,人类只用了几千年的时间就实现了从石器工具到铁制工具的过渡;在近代科学发展中,人类只用了几百年就创造了近代科学技术体系;在现代科学环境中,人类可能只需几年的时间就能更新一类劳动工具。

2. 思维方式的发展

思维方式的发展是人类思维进步的重要体现。所谓思维方式,是指人们在思考活动中所表现的相对稳定的模式。因为思维是对客观事物的间接反映,以下则主要侧重于思考过程中能够脱离客观事物的程度和模式,然后进行讨论和训练。

如果循着人类进化的足迹去追寻,在漫长的蒙昧思维时期,人们的思考活动都是在对客观事物的观察和操作中进行的,一旦脱离当时的事物就不能继续思考那个事物了,这是不能脱离自身动作的思维。当人类进入启蒙思维时期,由于记忆时间变长,人们开始寻找事物形象之间的联系。当记忆中的客观事物形象积累到一定程度时,依靠客观事物的表象联系已不能达到认识事物的目的了,于是就开始对客观事物进行抽象概括,形成抽象概念,再寻找概念之间的联系。当概念丰富、复杂到不易把握的程度时,用数字代表事物,寻找数字之间的联系将是未来思维方式发展的趋势。就一个思维个体而言,思维发展是随着一个人年龄的增长而变化的。一般来说,儿童的思维不能脱离客观事物的形象,初中阶段开始向抽象化发展,高中阶段及成人以后抽象化发展逐渐成熟。

(二) 思维发展的特点

人类思维的发展与社会文化、经济的发展不同,其本质特点是思维发展与思维主体之间的关系,即与人的主观意志密切相关,具体表现在以下三个方面。

1. 不稳定性

人类思维的发展并不一定与社会生产力、社会生产方式的发展呈正比。如古希腊文艺复兴时期的希腊经济并不发达,也不领先于世界其他各地,但其社会思维环境却非常活跃,表现出极大的活力,使当时的社会思维发展到很高的水平。但中国古代时期的科技和生产已达到世界先进水平,而社会思维的发展却没有引领人类思维发展的先河。

2. 不可预测性

社会文化和社会经济的发展走向及发展水平都可以表现出一定的可预测性,而社会思维的发展走向却难以预测,因为人类的思维是以个体为单位的,个体的思维发展方向是不固定的。群体是由个体组成的,社会又是由若干群体组成的,因此,社会思维的发展方向存在极大的不确定性。

3. 少数个体思维的发展可能产生大作用

人类思维发展史上少数个体思维的变化对人类思维发展产生巨大影响的实例不胜枚举,如古希腊时期由少数哲学家创立的抽象逻辑思维模式,在文艺复兴时期产生了巨大影响,并且成为西方近代科学思维的基础。

## （三）人类思维发展的规律

**1. 呈加速度趋势**

人类思维的发展无论从思维的效率还是从思维的表现形式，都呈现出加速度的发展趋势。人类在启蒙思维以前的若干万年里，思维水平极度低下，基本没有创造出能留给后代的知识和精神文化。在启蒙文化时代的五千年里人类创造了崇拜、神话传说和巫文化，为人类文明时代的到来做了充分的准备，同时也充分说明了人类思维发展的速度。而人类进入21世纪以来的文化和科技成果，又充分证明了近20多年来人类思维发展得迅速。

**2. 不完全适应生产力水平**

人类的思维活动和思维方式应当适应社会生产力和科技发展的水平，但是在实际的社会发展过程中某个相对独立的阶段，社会思维方式可能落后于社会生产力发展的水平，也可能超前于社会生产力水平，表现出思维方式与生产力水平的不适应性。例如，古希腊的抽象逻辑思维模式就超前于古希腊当时的社会生产力水平，即印证思维方式与生产力水平的不适应性。

## 四、中医思维

### （一）中医与中医学

中医药院校想要对学生进行中医思维能力训练，必须要教会学生准确地把握中医的含义：什么是中医，什么是中医学，什么是中医事业。这是进行中医思维能力训练之前首先应当搞清楚的基本认知。

**1. 中医**

中医的本质含义有两个，广义的中医泛指与中医有关的行为、知识、理念、理论、职业、行业、学说、学科等；狭义的中医是指以从事中医诊断和治疗疾病为职业的专业人员，个体即为中医医师，多人则为中医专业群体。中医的本质含义是"中"，"中"的含义是中国文化，即执业中医是以中国传统文化为知识基础，引导其他人认识并解决健康与疾病问题的专业技术人员。

学生可以联系到日常生活和医疗有关的事物及人物，注意区分哪些事物与中医有关，哪些医师的医学服务属于中医的实践行为。

**2. 中医学**

中医学指的是一门学科，或一种科学，是一种以中国传统文化为知识基础的关于人类健康和疾病的本质、规律与联系的系统理论及实践体系。

中医学的核心是中国传统文化，学生可以随着上述思路和老师一起归纳中医学的文化含义，其含义有以下几层意思。

第一，中医学是在中国传统文化环境中孕育和成长起来的医学文化体系。第二，中医学是古代医者在长达数千年的同疾病作斗争和追求健康的实践中，在积累了丰富经验的基础上创造出来的古代科技文化体系。第三，中医学是中国古代上下数千年致力于中医事业的历代

# 第八章　中医思维能力培养

中医,经过符合人类思维发展规律的认知思维过程的智慧结晶。第四,中国传统文化的社会和自然知识是古代中医认知医学事物,表达认知思想、理论、知识和技术的文化基础。第五,中医学是历代中医进行医学实践、创造医学价值、保障国民健康的有力武器和得力工具。第六,中医学是中华优秀传统文化,其优秀性集中体现在以下三个方面:一是中医学是中国传统文化中唯一拥有完整科学体系的学科,二是中医学是融中国古代自然文化和社会文化为一体的学科,三是中医学全面体现着中国传统文化的特点。第七,中医学是最具活力的中国传统文化。在中国传统文化中唯有中医学有专一而又稳定的研究对象,中医学始终坚持客观实际是检验一切理论、理念、观念、诊断和治疗的客观标准。

(二) 中医思维概述

1. 中医思维的含义

中医思维有三层含义:一是指在中医医学活动过程中的思考活动,如中国古代人思考自身疾苦的原因,寻找解除疾苦的办法;中国古代人思考人体内部都有什么结构,各部分又分别起什么作用;中国古代有人专门从事为人解除疾苦的社会实践,思考各种病症的原因,寻找解除疾苦的办法,促进人体恢复正常活动;现代的广大中医人员运用传统的中医理论和技术诊治疾病过程中的思考等,这些都属于中医思维。二是中医思维的本质是"中",换言之,中医思维是中国传统文化在认知人的健康和疾病领域里的具体体现,这是中医思维"中"的核心含义。如中医思维运用的语言是汉语言,运用的文字是表意汉字;中医认知的基本观念是遵循中国文化的有机动态自然观,从事物的动态联系中把握事物;中国古代自然哲学、人文哲学、人伦哲学,以及天文、地理、气象等知识都是中医认知思考的基础性知识。可以说,没有中国传统文化就没有中医思维。三是中医思维属于中国传统思维的范畴,中医思维不是现代思维,而是古代的思维,是中国古代人在中国传统文化的环境中,在认知和解决医学问题的实践中逐渐形成的思维体系。现代人运用传统中医理论和技术的思考,是对传统中医思维的传承。

学生可以根据自己在临床见习或接触中医临床专业人员的中医活动的记忆,评判一下哪些活动中运用了中医思维,哪些活动中没有运用中医思维。

2. 中医思维的知识基础

思维是需要知识支撑的,人们在任何时候的思维活动都是在一定的知识基础上进行的,如要解一道数学题必须依据与该数学题相关的知识;判断一棵树上开的鲜花是什么品种,则需要有关于季节、树木形状、花蕊、花瓣等知识的综合应用;医师诊断一个患者的症状,想要厘清患者患病的本质,则需要相关的医学理论和临床经验。中医思维也不例外,中医在认识和解决健康与疾病问题的过程中也需要知识,没有一定的相关知识是无法进行中医实践、无法进行中医认知思考的。但是,不同的实践与不同的认知思考活动需要不同的知识,也就是说,人们在认识客观世界或进行理性认知的思考中,对知识的需求是有选择的。中医思维主要需要中国传统的知识文化,在古代中医的认知过程中主要借助中国古代自然和社会两方面的知识,在现代科学文化环境中,想要运用传统的中医理论和技术从事中医临床,也应当以中国传统文化为知识基础,而不应过多依赖现代科学文化知识,否则就不是中医思维了。

3. 中医思维的主导思维方式

中医思维的主导思维方式是形象思维。所谓形象思维是相对于抽象思维而言的，即思考活动不能脱离客观事物的形象。形象思维不是依据抽象概念之间的逻辑关系认识事物，而是依靠表象的联系认识事物。想象、联想和形象性构思是形象思维过程常见的方法。形象思维本是人类认识客观世界的重要方式之一，主要表现在人类精神文化的启蒙时期。中国古代在第一个文化盛期中没有萌发抽象逻辑思维，而是沿着人类精神启蒙时形成的形象思维模式一路走来。这与中国古代较早地进入自给自足的自然经济并长期处于这种经济环境有关，古代中医实践于这种经济、文化和思维环境，形成以形象思维为主导的认知思维模式是必然的。形象思维可以帮助古代中医在一定程度上正确地把握健康和疾病问题的本质、规律和联系。古代中医之所以能在当时科学水平相当低的条件下，建立起中医理论的藏象学说、经络学说、气血津液理论、病因病机理论，以及中药和方剂知识体系，是因为经历了以形象思维为主的认知之路。

（三）中医思维与现代社会思维

1. 传统与现代的共存

在现代社会生活和科技活动的环境中，到处充满了现代科学和技术的气息，处处都在发展和变化。发展和创新是现代社会的主旋律，在这样的主旋律中，社会中的人们都在与时俱进地思考着、劳动着、创造着。唯有中医这个专业群体读着古老的书籍，说着现代社会人听不懂的语言，用着最古老的方法诊断和治疗疾病，主要运用传统的思维从事实践，却生存在现代社会的思维环境中，就形成了传统思维与现代思维共存的景象。

2. 传统与现代的区别

在当今社会的医疗卫生实践环境中，人们有了健康和疾病问题，总是先到现代化医疗机构去寻求现代医疗理论和技术的帮助，希望这些医疗机构予以解决。掌握现代医疗理论和技术的机构和专业人员，依靠现代化的先进仪器为来访者进行各种检查，并依据仪器给出的信息，对他们做出一定的判断，提供现代化的医疗服务。中医事业是我国医疗卫生体系中与现代医疗事业具有同等地位的专业实践领域，中医主要依靠传统的文化，借助自身感官的宏观感知，运用多数社会人都不理解的思考方式从事医学活动，并且表现出了强大的生命力。这是在现代社会思维环境中的特殊现象，体现了传统医学思维与现代医学思维的本质区别。

3. 传统与现代的碰撞

中医的医学实践是在现代科学技术环境和现代文化生活环境中，运用传统的医学理论和技术，为现代社会人进行的健康服务。中医关于人体结构与功能的理论、对人体健康与疾病的认知都是建立在中国传统文化的基础上的，而接受中医服务的人们，却是以现代科学和现代医学来认知自身的健康和疾病问题。医患双方分别用传统的思维和现代的思维认知同一事物，文化的碰撞是不可避免的，医者难以借助通俗易懂的语言，从传统医学思维和现代医学思维两个层面去说清楚需要解决的问题，这就是当下中医医学实践中最常见的传统与现代的碰撞。

### (四) 中西医学思维模式的主要区别

**1. 两种文化背景**

中医学形成于中国传统文化的第一个盛期，以人为本的人文主义文化环境是中医学形成和发展的文化背景。西医学体系形成于西方近代科学的文化环境之中，西方近代物理学、化学、生物学、生物进化论等是西方近代医学的文化和知识基础，现代医学是在西方近代医学的基础上发展而来的。西方近代医学随着西方文化的东进，于19世纪40年代传入中国，逐渐成为我国医疗卫生体系中的主体，与中医学并存于我国现行医疗卫生实践之中。

**2. 两种认知观**

西方医学在西方构造性自然观的影响下，形成了构造性人体观的基本认知观，在这种认知观的指导下西方医学将人看作自然的人，一切从物质的存在入手，层层探索人体的结构，求证人体各组成部分的功能，并随着科学技术的发展，深入到人体的微观结构和功能。西方医学的人体解剖学、生理学、病理学、诊断学及临床各科等，都是在这种认知观指导下形成的。与西方医学形成鲜明对比的是，中国古代文化没有形成构造性自然观的基本认知观念，表现出一种有机动态自然观的基本认知观念。在这种观念的影响下，中国古代医者主要将人看作社会的人，一切从人的整体动态入手，在人体活动状态下把握人与自然的关系、人与人的关系；中国古代医者也将人看作自然的人，但是是作为大自然中一份子的人；中国古代医者也努力把握人体的内部，但基本不是依靠实体观察，而是依据人体在活动状态下表现于外的信息，揣摩体内的结构和动态关系。

**3. 两种认知之路**

西方医学认知之路建立在物质实体存在的基础之上，在认知人体的健康及疾病的诊断和治疗等医学问题时，一切从人体的实际出发；人体的解剖结构和生理活动测量指数范围是以人体健康为标准的；诊断疾病的依据是人机体的某一局部结构发生实质性改变，或经检测人体的局部或整体的功能活动指数发生了超出正常范围的改变；治疗疾病以消除致病因子为手段，以恢复机体的正常组织或结构功能、恢复机体正常生理活动指数为目的。西医的思维模式是在对象进行抽象认识的基础上，形成抽象的概念体系，其理论结构是以抽象概念为基础的逻辑体系。中医学的认知之路建立在自然界和人体活动的基础之上，在认知人体的健康和疾病问题的思考中，一切从人与自然的动态关系出发，一切从人的整体动态关系出发，将人整体活动的综合外现如精、气、神状态的充沛与顺畅作为人体健康的体现。诊断疾病的思路以把握人体整体活动的异常状态为目的，在中医的认知思维中，"证"的核心是疾病发生发展的动态趋势，称为"病机"，治疗疾病正是针对动态的病机；因势利导的原则概括表述为"治则"，治则指导治法和治方的选择和实施治疗方药的配伍。

# 第三节 中医思维能力训练

## 一、思维方式及其训练

### (一) 思维方式

思维方式是指人们在思考活动中所体现的相对稳定的思维形式。

1. 思维表现

(1) 思维表现的形式

人类在认识客观世界的思考活动中,由于民族、地域、历史时代、文化底蕴及文化环境的不同,可能会表现出不同的思考形式。如启蒙思维时期的人类没有长时记忆,也不知道主动观察周围的事物,人们的思考活动近似于本能的反应,大脑的思考是极为短暂和简单的,难以表现出相对稳定的思考形式。当人类的发展进入到新石器时代就不同了,人们开始有目的地观察周围的事物,并且开始寻找客观事物表面现象之间的简单联系,在相当长的历史时期内,形成了相对稳定的思维表现形式。人类社会又经过了大约一万年的发展,而今人们的思考活动表现出了非常复杂的形式。

(2) 思维表现的方法

人们在认识客观世界的思考活动中,为了达到进一步把握认识对象的目的,常常采用一些灵活的方法。如为了把握两个事物的不同,人们可以将两个事物进行比较,这就是一种思维方法,还有其他的思维方法,如想象、联想等。思维的方法相对于思维的形式具有短暂性、灵活性的特点。

(3) 思维表现形式的确定

思维活动是一种心理现象,目前还不能用物理测试或化学分析的方法去测试与描述,只能通过思维活动的产物,即意识、思想、理论、艺术等文化形式去倒推创造文化的思维过程中所表现出的思维形式;或通过思维者内省思维过程的特点,以确定其思维表现形式。人们在认知思维活动过程中表现的相对稳定的形式即为思维方式。

2. 思维方式的分类依据

在现实生活和文化活动中,思维是人们使用较多的一个词语,特别是在关于思维的表现方式方面运用最多,诸如创造性思维、新思维、发散思维、逆向思维等。这是人们从不同的角度运用思维方式,但这样容易造成一定的混乱状态,如果想要表示一种思维的表现方式,应当说明在什么角度、什么层面使用思维方式。因此,规范思维方式分类的方法和依据是讨论思维方式的前提。

思维方式的分类方法和依据在选择时,首先应分清是在什么层面使用思维,即是在思想层面还是在思考活动的层面。如"创造性思维""新思维"等关于思维方式的概念,是在思想层面依据思维活动产物的特点而划分的,而"形象思维""抽象思维"等概念是在思维活动层面依据思维活动的特点和差异划分的。以下所讨论的思维方式的依据是关于"思维是

# 第八章 中医思维能力培养

对客观事物的间接反映"在思考活动这个层面讨论思维方式的分类，以思维活动脱离客观事物的形式和程度为依据，考查各种思维的特点，寻找其中的差异进行思维方式的分类。

3. 常见的几种思维方式

依据思维过程脱离客观事物的程度，人类的思维主要表现为动作思维、形象思维、抽象思维和灵感思维这四种思维方式。

（1）动作思维

思维活动中不能脱离自身动作的思考活动被称为动作思维，如在观察事物时的注意力，或正在进行的劳动等，如果中断自身的动作，思维活动不能保证其连续性。这种思维的特点是思维者可思考的思维内容的知识很少，相关知识记忆的时间也很短。该思维方式主要表现在人类早期原始先民的思维活动中，他们关于认识对象的知识很少、很浅显，而且对知识的记忆力很差、记忆时间很短，因此，思维过程很难脱离自身正在进行的相关动作。1~2岁的婴儿思维也表现为以动作思维为主，其原因如同早期的人类。此外，一些高难度技术操作过程的思维，其思维过程也可能夹杂部分短时的动作思维。

（2）形象思维

思维过程中虽然可以脱离自身的动作，却不能脱离记忆中客观事物的形象，以客观事物的表象为思维加工基本内容的思维方式，称作形象思维。形象思维的最大特点是思维过程不能脱离客观事物的表象，包括感知的表象、记忆中的表象、想象中的表象和联想中的表象。形象思维主要表现在人类进入文明时代后至大工业时代前的时期的思维活动中，在此期间，由于知识总量和生产力水平的限制，人们只能主要依靠对表象的加工把握客观世界，进行正常的社会实践。形象思维也是现代人不可缺少的思维方式。第一，少年儿童的思维活动以形象思维为主，在儿童的思维中主要表现为具体事物形象的联系；第二，聋哑人主要通过形象思维把握客观世界；第三，艺术家、文学家的创作思维过程是以形象思维为主导的；第四，所有人的思维，包括科学家在科学活动中的思维也体现有形象思维，爱因斯坦认为，形象思维是科学创造中的实在因素。形象思维过程中常见的方法有想象、联想、形象性构思、形象的比较、形象的分析与综合等。

（3）抽象思维

抽象思维以概念为基本单位。思维过程可以脱离客观事物形象的思维方式称作抽象思维。其思维特点是先对感觉表象进行抽象的规定，在形成概念的基础上，再依据概念的内涵寻找事物之间的逻辑关系，其方法有归纳、推理、概括、分析、综合等。抽象思维是人类思维发展到大工业时代以来的主导思维方式，近代以来的科学理论和技术经过了以抽象思维为主导的思维途径，其是现代人社会实践中的主要思维方式。

（4）灵感思维

灵感思维又称顿悟思维，思维者很难体会到这种思维的具体过程和方法，它是一种由于人脑灵感而突然获得思维成果的思维活动。实际上，在灵感产生以前，思维主体已经对认识对象有了一定的了解，虽然人的主观意识没有感觉到在思考，但大脑的潜意识已经在运行思维，一个偶然时刻大脑突然闪现出问题的答案。这种思维可能存在于文明时代任何人的社会实践中，科学家的许多发明灵感都是这种思维的体现。

人类在不同的历史发展时期所表现的社会主导思维方式，记载了人类思维方式的变化和发展轨迹。即从蒙昧时期的动作思维到启蒙时期的形象思维，再到文艺复兴时期的抽象思维，当进入到21世纪，社会思维方式已经显露出新型思维的发展变化趋势——数字思维方式。

（二）影响思维活动表现方式的因素

人们在认识和改造客观世界的思维活动中选择什么样的思维方式，会受到自然、社会和主体心理等多方面因素的影响。

1. 自然因素

影响思维表现形式的自然因素主要有大脑、地理环境和人类进化。首先，人类的进化与人类思维方式的发展变化有着密切的关系，当类人猿还没有进化成人类的时候，它们只有极为简单的本能反应。类人猿迈入人类的大门后，智人只能把正在活动中的事物形象建立起简单的联系。当人类从野蛮走向文明时，记忆时间延长，梦境、想象、联想交织在一起。进入文明时代后，其思维方式必然也发生深刻的变化。其次，人类大脑的结构与发育也是影响思维方式的主要因素。大脑的发育与人类思维方式的发展一致，是一个由简单到复杂、由幼稚到成熟的过程。在人类的早期，人脑是不可能承担起复杂的抽象思维的，据现代脑科学研究，大脑左、右两半球的思维功能是有区别的。一般认为左半球以抽象思维为主，对抽象的逻辑思维、数据计算等较为敏感；而右半球以形象思维为主，对事物的形象、图形、艺术、音乐、表意性文学等较为敏感。最后，地理环境可以通过影响人的视野、锻炼人的性格、激发人的某些心理趋向来影响人们的思维方式。如古希腊人居住在希腊半岛，三面环水和一面靠山的地理环境长年为他们提供了航海、经商、与外界交往的自然条件，从而为他们选择抽象逻辑思维打下了实践的基础。

2. 心理因素

思维是一种心理活动，是人类最高级的心理活动形式，是心理活动的核心。心理活动的智力因素是思维活动的内在因素，智力因素可以从思维的内在结构影响思维的表现方式。心理活动的非智力因素可以从思维的心理环境影响人们的思维方式，如性格内向者多擅长逻辑思维，性格外向活泼者多擅长形象思维。

（三）思维方式在具体思考活动中的表现

1. 社会思维是多种思维方式的混合体

从人类思维的纵向断面与社会思维的横向断面看，人类的所有思维活动都充分使用了各种思维方式。首先，从人类思维发展的过程看，动作思维、形象思维和抽象思维分别是人类思维发展过程不同阶段的主要思维方式。在具体思维过程中，人们总是尽最大可能地利用已掌握的思维方式进行思维活动。在以形象思维为主导的古代社会思维环境中，也常常利用动作思维，同时抽象思维也萌发了。其次，从人类思维发展的任何一个断面看，社会思维总是显现出多种思维方式共同存在的状态，断面距离现代越近，其社会思维呈现的思维方式越多，且多种思维方式的有机结合程度越高。最后，现代社会之所以仍然存在多种思维方式混

# 第八章　中医思维能力培养

合的状态，主要是因为现代社会人群仍然受到地域文化、民族心理等多种因素的影响，从而表现出不同的思维方式。

2. 个体思维过程是多种思维方式的有机结合体

人们在认识和改造客观世界的实践中，不是单纯地表现为某种思维方式，而是多种思维方式的有机结合，原因有以下几点。第一，客观事物是复杂多变的，而人在相对时间内认识和改造客观世界的能力是有限的，人们只能充分利用自己掌握的思维方式，最大限度地把握客观世界。第二，认识过程中的某些假设、假说的形成需要形象思维，而假设、假说的证明却需要逻辑推理。第三，实践活动开始前在大脑中形成的目的表象，是支配人们实际操作的目标，而实践目的的形成不能没有形象思维。第四，科学实践证明，人类的思维越发达，越表现为多种思维方式的有机结合。

3. 思维方式的运用

人们在具体的认知思维活动中，对思维方式的运用并不是没有主次的，在一个独立的思维过程中，一般都有一种思维方式主导着思维过程，主导思维活动的思维方式称为主导思维方式。在中国古代科技发明创造过程中，其主导思维方式是形象思维；中国传统文化是以形象思维为主导的思维过程；近代科学的发展过程是以抽象思维为主导的思维过程。

### （四）思维方式训练

思维方式的训练是中医思维能力训练的基本内容，主要包括辨别思维方式训练、驾驭思维方式训练、形象思维方式训练三个方面。

1. 辨别思维方式训练

为了学到知识、理论和技术，必须理解所学内容的含义，而理解的前提是了解所学内容经历了怎样的思维方式，只有这样才能正确理解所学内容。

（1）在接受知识中辨别

人们接受知识、理论和技术的主要途径有阅读、观察和接受专业培训等。在阅读各类书籍、文章时，应当了解该文写作的时代背景及写作时的文化环境，再从字里行间的表述中追溯作者的思路和运用的思维方式。在接受专业培训或观看视频学习时也应当注意辨别学习内容的思维方式。如此长期坚持，必有收获。

（2）在辨别中西文化中训练

中西文化是在不同历史时代、不同文化环境中经过不同思维方式创造的两种文化体系。西方文化，特别是近代以来的科学文化，都体现出以抽象逻辑思维为主导的思维方式。而中国文化的哲学、文学、历史等都主要体现出了形象思维的特点，尤其是中国古代科技创造，都体现着我们祖先运用形象思维的痕迹。在日常文化生活中人们经常接触到中西文化，如果能有意识地注意比较中西文化对同一事物的不同表述，从中寻找各自的思维运用方式，则有利于提高对中西思维的辨别能力，还可以在接触其他很多文化形式时，通过其思维特点来辨别其文化的中西属性。

（3）在辨别中西医学中训练

中西医学认识对象相同，但西医学的解剖学、生理学对人体结构和功能的描述与中医基础理论藏象学说的表述完全不同，它们分别体现着形象思维和抽象思维的特征。进行思维方式训练的方法多种多样，首先，要防止中西医学知识混淆，即不能将西医学对某一事物的解释硬套在中医学的相关知识点上。其次，在理解医学知识的思考中，可以有意地分别寻找西医学和中医学关于某一事物的不同解释，然后进行认知思维方式的比较，从中体会对同一事物的两种认知思维之路。以水在体内代谢的知识点为例，西医学中的生理学是通过对人体消化和泌尿系统的观察及功能测试获得理论，而当我们阅读《黄帝内经》中的"饮入于胃，游溢精气……下输膀胱……五经并行"时可以在想象中形成一幅水在体内衍化运行的动态画面。这是辨别思维方式训练的好方法，对中西医学关于同一知识点进行反复多次的练习性思维训练，有利于中医思维能力的提高。最后，在学习中医学的过程中，要尽力理解知识点的正确含义，注意寻找古代中医获得这些知识的思考过程，不能只简单地识记。

2. 驾驭思维方式训练

所谓驾驭思维方式，就是在认知事物的思考中能够熟练而正确地运用思维方式。因此，在思维能力训练中，驾驭思维方式的能力训练是必不可少的。

（1）在日常生活中训练

每个人的日常生活和工作都有许多事情需要认知和解决，如果思维方式运用不当，很可能影响思维运行的效率。日常生活和工作中训练的机会很多，关键是引起重视，只要加以注意就可以随时进行训练。如当你看到天上一片特殊形状的白云时，脑海中会产生许多联想，或万马奔腾，或是某种动物，这个由观察引起联想的过程就是对一种思维方式的运用，处在思维训练中的人们应当注意上述认知活动表现了什么样的思维方式。人们在认识交流中常常运用比喻的方法向对方表达自己对事物的认识，有形象的比喻和抽象的比喻，选择用什么样的方式准确表达对事物的认知、评估自我思考方式，是典型的驾驭思维方式训练。如果坚持在日常思考活动中注意选择适宜的思维方式认知事物，然后再自省反观自己的思维过程，驾驭思维方式的能力必然能不断提高。

（2）在思考健康和疾病问题中训练

健康和疾病是每个人思考最多的问题，也是医学生需要加倍思考的问题。

要在思考最关心的问题时注意选择适宜的思维方式。例如，在思考如何使自己的身体保持健康状态时，会联想到人居天之下、地之上，是大自然的产物，就会知道人的行为必须适应自然环境的变化。这个思维活动选择的是形象思维。当身体出现一些不适，为了搞清疾病的实质改变，可以选择借助现代科学仪器检查出病灶所在，是细菌感染还是病毒作怪，依据检查结果做出疾病的判断。这是选择运用抽象思维方式认识疾病。如果检查结果没有发现机体异常，人的自我感觉却很不舒适，则可选择形象思维的方式，依据各种症状现象，揣摩体内的病机，表达出中医对不舒服的认知，这又运用了一种思维方式。如果能坚持在专业思维活动中训练驾驭思维方式，必将有效提高自我中医思维能力。

3. 形象思维方式训练

形象思维是中医学的主导认知思维，中医学专业的大学生一定要熟悉有关形象思维的知识，熟练运用形象思维去理解中医理论、知识和技术。其训练方法主要有三个方面。首先，了解现代思维科学的一般原理，掌握形象思维的特点和表现方式，了解形象思维在中华民族认知思维中的运用和作用。其次，细读中国古代诗词，尤其是唐诗和宋词，其在表达对事物的认识和情感时，蕴含着丰富的形象思维元素。再次，仔细观察自然景象和客观事物的动态情形，如长夏晴天傍晚时湖面上的雾气蒸腾、山洪暴发时冲刷山川、垂柳肃降的景象等，积累丰富的表象经验，以备在认知思维中借用。

## 二、思维结构认知训练

（一）理解思维的结构

1. 思维结构的含义

思维结构是指构成人的思维活动的基本要素及各要素之间的关系。任何客观事物的存在和运行，都由若干部分组成，而且各部分之间有着密切的联系，人的思维活动也不例外。

2. 思维的结构

子曰"工欲善其事，必先利其器"，从事中医学事业虽然不是研究大科学和哲学，但必须要通过思维活动才能学到中医学的知识、理论和技术。了解思维活动的本质和规律，了解思维活动的构成因素及其活动机制，有利于我们自觉地遵循思维的规律，优化自我思维活动，并积极进行优化思维的训练。

（二）思维的要素及其作用

思维构成是组成思维活动的要素及其在思维过程中的作用。

1. 思维构成要素

思维的要素主要有思维主体、思维材料、思维过程和思维产物。思维主体是指思维着的人，这里的"人"不是抽象的人，而是指在具体领域里实践的人，如在研究中医思维时，从事中医医学活动的人则是中医思维的主体；思维材料是指被思维活动加工的"原料"，主要有主体对客观事物的感性认识及相关的知识；思维过程是思维活动对思维材料进行思维加工的过程及思维活动的表现方式、方法；思维产物是经过思维加工所获得的意识、思想和情感等。

2. 思维主体

人在思维活动中以主体的形式作用于思维过程可体现在如下两个方面。其一是有形的，即具有正常思维能力的人及其大脑。其二是无形的，可分为两类心理因素：一类是感觉、知觉、注意、记忆、语言、思维等智力心理因素；另一类是动机、兴趣、性格、情绪、意志、品质等非智力心理因素。它们在思维活动中的作用如下。

第一，人是引起一切思维活动的原动力，如果没有人的主观意志，一切思维活动都不可能发生；大脑是承担思维活动的物质基础，只有大脑开启思维活动才可能启动人的认识活动；心理活动是思维活动中的实在因素，思维本是心理活动的一种形式，是心理活动的核心要素，感觉、注意、记忆、语言等是思维过程中不可缺少的环节，是构成思维的主体要素中的必要成分，主体通过感觉、感知了解被认识事物的表面现象；注意力的合理分配是感觉、思维中必不可少的心理环节；语言是思维活动中知识材料和思维产物的文化载体。

第二，心理活动等的非智力因素是思维活动的添加剂，动机可以激发思维的热情，兴趣可以激励思维的深入发展，性格可影响思维主体选择不同的思维方式、方法，情绪是影响思维效率的重要因素。

3. 思维材料

被输入思维活动的材料按来源可分为两类：一类是思维主体所获得的关于思维对象的感性材料，如医师临床中通过四诊获得的症状现象（发热、恶寒、咳嗽等）；另一类是已知的关于认识对象的相关知识，如临床辨证时医师的经验或相关理论等。传统认识论只注意感觉的全面性和真实性，没有注意相关知识在思维中的作用。

感性材料可根据特点分为若干类型。按材料的动静状态，可分为动态感性材料和静态感性材料；按材料的宏观、微观性质，可分为宏观感性材料和微观感性材料；按材料的量化情况，可分为量化感性材料和非量化感性材料。感性材料在思维过程中的作用是规定思维活动的范围。一般来说，感知所涉及的范围和内容，就是思维要解决问题的范围。感性材料影响着思维所涉及的层次，如果感知的是宏观信息，那么思维只能在宏观层次进行加工；如果感知的是微观信息，思维则可以在微观层次进行。感知为思维活动提供了最客观、最现实的感性材料，它引导着主体调集相关的知识。

知识是思维活动中的实在因素，任何思维活动都是建立在一定知识基础上的，这是人类思维连续性和递进性的基础。思维活动的知识按知识的特点可分为抽象性知识和形象性知识；按知识的载体可分为书本知识和记忆中的知识，前者可从书本中查阅，后者可从记忆中调取。知识载体的形式有语言性知识、文字性知识和图形性知识，其中文字性知识又有拼音字母性文字和表意性文字。知识对思维表现形式起着重要的作用。知识的存在形式影响思维的表现形式，如输入形象性知识去理解动态事物的本质，使思维过程表现为形象思维的过程；知识载体的形式也是影响思维方式的重要因素，如表意性文字的相关知识直接影响思想活动的方式。

4. 思维过程

思维过程是指思维主体运用相关知识，对所获得的感性材料在大脑中进行思考的过程。思维过程按性质划分有两种：一种是由感性到理性的思维过程，即在感觉中获得关于客观事物的表象，思维主体根据需要提取相关的知识，经过一定的思维方式和方法，在理性层次把握客观事物的目的；另一种是由理性到理性的思维过程，其思维活动的起点是相关的理性知识、观点、思想或理论，为了更深刻地把握已知的东西，运用相关的知识对思考中的事物进行更深入的思考，以期获得更为深刻的理性认识。思维的表现形式主要有抽象思维和形象思维，抽象思维通过判断、推理、分析、综合等一系列方法达到把握事物本质的目的，形象思维则主要借助想象、联想、形象性构思等一系列思维活动达到把握事物本质的目的。思维主体在思维过程中选择什么思维方式，取决于主体的文化积淀、心理环境、感性材料的性质等多种因素。

思维的产物如思想、理论、知识等表现形式与思维过程所表现的思维方式有直接关系。

5. 思维产物

思维产物是指在思维过程中形成的关于客观世界的理性认识，包括观念、概念、思想、

# 第八章 中医思维能力培养

艺术、知识、理论等。观念是对事物整体的形象性规定，是感性认识的理性发展，介于表象和概念之间；概念是对客观事物本质的反映形式，它是抽象思维对事物抽象性规定的理性形式；思想是人们对客观世界的意识反映；艺术是用情感和想象反映客观世界；知识是人们对客观世界是什么、为什么和怎么样的理性反映；理论是系统化的知识体系。

（三）心理和知识的训练

心理活动为思维活动提供环境条件，体现着思维主体的作用。知识为思维活动提供必要的原料，体现着思维材料的重要作用。心理和知识因素从不同环节作用于思维过程，决定思维活动能否顺利高效地进行，因此，进行心理和知识训练十分必要。

1. 智力心理训练

（1）感觉、知觉的训练

感觉和知觉活动过程是为思维活动提供原材料的过程。传统中医临床活动主要依靠医师的感官，通过眼睛、耳朵、鼻子和手的功能，来获得患者的机体活动的视觉、听觉、嗅觉和触觉等宏观材料。真实、准确和全面的临床资料有助于思维活动的开展，感知能力训练正是为了这个目的。感知能力训练主要包括以下几个方面。首先要培养敏感度，锻炼感官在不同自然条件下的感受力。其次要培养仔细感知的能力，养成在四诊中不放过每一个细小的环节和部位的习惯。再次要进行耐心训练，在望、闻、问、切中反复感知。最后要注意对比感知的练习。

（2）注意的训练

注意是思维活动的准备，没有注意就难以正常地进行思维活动。思维对注意的要求是在中医医疗活动中一定要做到专注、专心。可从以下几个方面加强注意力的培养。日常工作和生活中做任何事都要认真，不能养成做事心不在焉的习惯；在中医医疗活动中一定要高度集中精力，特别是在诊治活动中，各种感官联合使用，在患者面前一定要表现出严肃和认真的态度；在课堂上应紧跟老师讲课的思路，目光应时刻与老师保持交流。

（3）语言的训练

语言可以承载思维的产物，这些产物又可以构成思维材料，参与新的思考过程，因此，语言是思维过程中的实在因素。想要从语言环节优化思维活动，可从以下几个方面进行语言训练。其一是课堂上积极踊跃发言及主动回答老师的问题，或主动向老师发问，语言表达的过程也是激活思路的机会；其二是独自思考问题时，逐渐养成无声的自言自语的习惯，这样有利于拓宽思路或发现思考中的错误；其三是积极参加各种有益的辩论，既锻炼口才又激发思考，独自思考问题时还可以进行假设性的辩论，自己在思想中扮演正反两个角色。

（4）记忆的训练

识记和回忆的能力对优化思维过程非常重要，因为这种心理过程要为思维提供必要的知识材料。记忆能力在学生的学业期间体现的就是背诵能力，这方面无须专门训练，青年学生个个都是背诵高手。需要指出的是思维活动对记忆力的要求是提供的知识必须是思维者理解的，而不是背诵出来的词语。因此，中医思维能力训练要求学生在学习活动中一定要在理解的基础上背诵，不理解的识记在未来的实践中不可能发挥作用。

## 2. 非智力心理训练

与思维关系密切的非智力心理因素主要有兴趣、性格和情绪。

（1）兴趣的训练

兴趣是激发认知思维的最好动力，是思维活力的体现，兴趣的训练在于培养兴趣的持续性和广泛性。兴趣的基本训练首先应注意克服懒惰心理，不能对什么事都表现出事不关己的态度；不能遇到什么事情只了解事物的表面现象，其实任何简单现象的背后都有一定的本质和规律，都有着事物现象的因果链，努力使自己保持好奇心，是进行兴趣训练的心理环境。在观察事物时，在与人交往时，对一些事情多问自己几个为什么；在读书学习中坚持独立思考，想要理解的事物越来越多，兴趣自然就越浓厚；在课堂上、在阅读时将想要掌握的知识和理论转化为心理需求的愿望，使兴趣发展为学习的动力。

（2）性格的训练

不同的性格在思维活动中发挥着不同的作用，外向型性格有利于思维活力的激发，而内向型性格则有利于思维逻辑性和深刻性的发展。为优化思维而进行性格训练的原则是每种性格的人都可以充分发挥原有性格的特长，同时应当注意自我性格的不足。外向型性格者应当注意思维的严谨性训练，思考应细致，注意克服麻痹大意的倾向；内向型性格者应当注意思维的活跃性发展，防止因为过于谨慎而失去前行的机会，平时应注意多与人交流，锻炼自己的语言表达能力，逐渐培养敞开心扉的勇气。

（3）情绪的训练

情绪是影响思维发展的最常见因素，不良的情绪多种多样，如愤怒、郁闷、恐惧、烦躁等。如果这些情绪较长时间占据人的内心，就会形成不良的心境，从而干扰思维活动的正常发展。情绪训练的基本方法是调节不良情绪，使不良情绪尽快转为良好的情绪。保持良好心境的方法可能会因人而异，一般情况下，人们都应树立正确对待不良情绪的观念。不良情绪的不时出现是人们生活的正常现象，关键在于尽快找到引起不良情绪的原因，再根据个人的兴趣和爱好，选择合适的活动转移情绪状态。

## 3. 知识的训练

中医思维能力训练的知识训练是为了提高中医思维效率而进行的知识训练，其基本内容应包括补充知识、驾驭知识和运用知识。

（1）补充知识

进入高等中医药院校的学生成长和生活在现代社会环境中，缺乏对中国传统文化知识的学习，而中医思维需要中国传统文化知识，其中包括一般文化知识和与医学相关专业的一般知识。一般文化知识包括汉字、汉语及汉语语法等。医学相关专业的一般知识包括中国古代哲学、历史、天文、地理、农业、历法等。补充的途径应当以自学为主，借助合适的工具书，如古代汉语字典、词典等。

（2）驾驭知识

所谓驾驭知识主要是指分辨和统领知识的能力。接触到一个知识点，一方面要理解其含义；另一方面要厘清这个知识点属于什么文化体系，它产生的时代背景和文化环境等。当在一定的范围内掌握到一定量的知识时，应当注意分门别类，使已知的知识在自己的知识体系中具有条理性。注意对所获得知识的评估，不能认为接触到的知识都是正确的，应当了解和思考所获知识，并且准备在其他条件下验证它正确与否。

（3）运用知识

运用知识是指在中医思维中能够准确、及时地找到相关的知识，并提取知识适宜地参与思维活动。运用知识的思维能力训练应当从思考活动中运用知识着手，要注意克服遇事不加思考、想当然的习惯，应当运用已知的知识对所遇之事进行分析和判断；对思维中提取或查找的知识应注意其准确性，不然思维的结果不能正确反映事物的本质；思维中运用知识时应当注意争取利用最短的时间，因为思维是讲效率的，迅速提供知识参与思考的过程是思维素质的重要方面。

# 第九章 中医个性化培养

## 第一节 个性化培养的内涵与路径

### 一、因材施教，顺性而为

个性化培养的关键在于因材施教，遵循因人、因时、因地制宜的原则，根据不同的教学对象，制定不同的教学模式、进行不同的教学设计、改革单一化的教学评价策略，整体呈现出"差异性+多元化"的人才培养特点。

个性化的培养应以激发人的个体需求为出发点。马克思认为："人是一个特殊的个体，并且正是他的特殊性使他成为一个个体，成为一个现实的、单个的社会存在物。"作为个体的人，是在自我和社会的双重形塑中实现突破与发展的。个体需求是人类生存与发展的内在驱动力与潜能，是激励人行动的动力与原因。因此，个性化教育必须首先触发学生的学习需要，就是要尽早地对个体需要进行培养，进而提高其学习的主动性与积极性。左铮云教授曾提出针对教学模式、教学设计及教学评价的改革原则，指出要破除教学模式"统一化"，追求"多样化"；破除网络课程教学设计"标准化"，追求"多元化"；破除教学评价"单一化"，追求"分别化"。诚然，唯有教育过程的"多样化、多元化、分别化"发展，才能充分激发学生的潜能，实现主动的个性化发展。

此外，个性化教育不是特性教育，而是在符合共性要求的同时，尊重个体生命的独特价值，满足特性发展需求，促成个体共性与特性的和谐统一。从教育目标看，对学生进行社会化教育，使学生符合社会发展需要，同时又能张扬学生个体特性，创造性地实现自我价值；从教育内容看，既要有专业教育、通识教育等基本内容，又要为个性自由发展提供足够空间；从教育方法看，个性化教育是整体普遍引导与个体具体指导的有机结合，而不是个别教育、特殊教育。中医药人才的个性化培养，并非培养学生的任性及散漫，而是一种有计划、有目的、有组织、规范化的专业人才培养模式，不同专业、不同院校皆有不同。中医药人才的个性化培养可视作专业化培养的延伸，个性化培养的精神在于促进多元化、满足社会产业不断发展的需求。

### 二、彰显个性，促进融合

个性化培养是适应现今大健康产业对于人才需求多样化的必由之路。然而，个性化、多元化的培养又必须要以高层次的融合为前提，未来的产业是多元化的融合，以个性化促进专业化与多元化，进一步实现多元化的融合，共同支撑起中医药产业发展的蓬勃之势。

# 第九章　中医个性化培养

"社会本质不是一种同单个人相对立的抽象的一般力量,而是每一个单个人的本质。"在马克思主义哲学中,个性是与共性相对应的一个范畴。共性是一类事物与另一类事物的本质区别,而个性是指在同类事物中一事物区别于他事物而存在的特殊性质;共性寓于个性当中,而个性受到共性的制约,个性是指"共性+特性";个性与共性是辩证统一的整体。个性化教育不是特性教育,而是在符合共性要求的同时,尊重个体生命的独特价值,满足特性发展需求,促成个体共性与特性的和谐统一。

建设教育强国,必须提高人才培养的质量,必须转变教育发展方式,推动教育从规模增长向质量提升转变。个性化的创新人才培养,要摒弃传统单一且同质的培养框架模式,以创新意识、创新能力为核心,以学生发展培养为根本,秉承多样化人才的理念,注重因材施教,采用尊重学生个性差异与个性化创新的教学模式,深入挖掘学生的优势和潜能,促使学生获得全面、自由、和谐的发展。

另外,个性化教育是以激发个体需求为出发点的。青年时代的大学生或多或少存在着迷惘与困惑,在人生路上徘徊,不知道人生的意义,不清楚上大学的目的,缺乏强烈的学习需要。学生在受教育的过程中,通过学习把无意识的学习需要转变为有意识的需要,把外部得来的满足逐渐转化为内在的满足。个性化教育必须首先触发学生的学习需要,就是要尽早地对个体需要进行培养,进而提高其学习主动性和积极性。通过责任担当的立志教育,让学生明白"天下兴亡,匹夫有责""学院是我家,发展靠大家";通过个性化人才培养方案的制定,让学生明确并逐步实施自我发展规划;通过师长、朋辈的言传身教,以"润物细无声"的方式对学生产生潜移默化的影响。

个性化教育以创新能力的培养为核心。创新是人的主观能动性的高级表现形式,是以现有的思维模式提出有别于常规或常人思路的见解。个性化教育注重学生个体的差异性,通过因材施教和差异化教学,深入挖掘其潜能优势。个性的自由、独立发展有利于激发学生的创新精神、创新能力,是创新人才成长和发展的前提。要通过构建创新课程体系培养学生的创新思维,要采用研究性教学方式培养学生的创新精神,要搭建创新项目来提高学生的创新能力,让学生学会独立思考、自主学习,形成可持续发展的不竭动力。

## 三、个性化培养的途径

### (一) 制定个性化培养方案

完善的个性化培养方案是实现个性化培养的前提,院校的高等中医药教育应为学生的个性化发展提供充分的政策和机制支持。对于个性化中医药人才培养模式构建的基本路径,主要提出了以下五方面的内容。

第一,更新教育理念,重视个性发展。适应经济社会发展和医药卫生事业需求,遵循中医药人才成长规律,围绕高水平中医药大学的建设目标,贯彻"以学生为中心"的教育理念,制定个性化中医药人才培养方案,构建适宜个性成长的学分制运行机制与相配套的保障体制,关注学生个体成长与发展,激发学生对个体潜能及其价值的认识,突出学生个体创造力的培养。

第二，优化课程体系，促进学生个性自由发展。全面梳理课程体系，构建由通识教育课程、学科基础课程、专业教育课程及个性培养课程四部分有机融合、层次分明、比例协调的课程体系。

第三，革新教学模式，丰富个性化学习手段。改革传统的以教师为中心、以教材为中心的教学模式，注重培养目标由知识传授向能力培养转变，教学理念由教师教向学生学转变，教学方式由填鸭式、灌输式向以学生为中心的方式转变，教学手段由展示内容向启迪思维转变，教学评价由终结性评价向形成性评价转变。推进研究式、讨论式、案例式等教学方法的运用，积极借助多种手段与方法，引导学生自主学习，促进学生自主学习能力的提升。推进形成性教学评价，加强教学过程考核，探索多样化、科学化、合理化、可操作性强的考核方式。

第四，深化学分制改革，开拓个性化培养途径。改革原有的控制型管理模式，构建更为自由的、个性化的学分制管理模式。压缩毕业学分要求，加大选修课比例；尊重个体差异，设立自主学习学分；开启寒暑假在线学堂，为学生提供优质在线开放课程和线上、线下辅导，满足个性化学习需求；实施选课制和本科生导师制，为学生个性化发展提供空间；构建以评学为中心的质量保障体系，更好地关注学生成长。

第五，搭建教育信息化平台，拓展个性化学习空间。以服务为核心、以管理为支撑，以高速多业务网络体系支持消息、数据、信息的实时传递，实现资源的良好组织与优化存储；以人为本、深度融合，以现代教育技术促进教学理念、方法、手段的改革；开发更多的优质网络课程资源、网络试题库、视听教材库等，构建开放的、多维度的信息化教学平台，提供多模式、跨时空、跨情境的学习环境。

以上举措，是中医药高等教育主动适应经济社会发展特别是医药卫生事业发展需求，做出的深入探索，其模式成果值得借鉴。而在学院具体的改革实践中，又进一步提出许多具体举措。第一，本科生校内转专业。针对学生入学选择专业时盲目性的问题，随着学生进入大学后对学科的逐渐了解，优秀本科生可在校内转专业，每年选择优秀本科生，依据自己的兴趣和成绩重新选择专业。学生选择自己所喜欢、擅长的专业，方能充分发挥其潜能。第二，进一步推进学分制改革。学校可逐步增加选修课学分和课程数量，开始在人才培养方案中设置创新实践等学分，逐步为学生个性化发展搭建平台。第三，对中医学专业进行细分。如传统的中医方向、针灸推拿方向、全科医学方向、儿科方向等，学生根据学习兴趣和职业发展规划选择专业方向。以传统班为例，由于传统型方向班学生各不相同，有的学业突出，有的临床能力较强，有的善于科研创新，因此如何因人而异地引导学生，鼓励学生更好更快地发展具有举足轻重的作用。传统型中医班学生的培养是个性化培养，导师、学业班主任和辅导员都要掌握每个学生的特点，做到因材施教、有的放矢，根据学生的不同特点挖掘学生潜质，制定个体培养方案。例如，通过对传统中医班学生性格特点的分析，当发现学生对中医学术性活动比较热衷，便为其开办了"杏林漫话"系列讲座，遍邀名师，或讲名医成才之路，或讲中医临床辨证用药经验等丰富而多样的内容。

此外，通过丰富多彩的社团活动，让学生走出校门，融入社会，在各类公益志愿活动中锻炼其社会活动与实践能力，提高学生的社会担当与责任意识，同时也赢得了广泛的社会好

## 第九章 中医个性化培养

评。教育创新班大力推进科教融合，鼓励学生积极参与导师的科研项目研究，积极申报大学生科技创新研究项目，参加学科竞赛，撰写学术论文，申报发明专利，申研或考研。搭建学生自主管理平台，鼓励学生在完成学习任务的基础上，主动加入管理队伍，以聘任制的形式组建院务、学务、教务三大类学生自主管理机构，有效提升学生的主人翁意识、社会责任感、沟通协调及组织管理能力。根据四届毕业生的数据统计，教育创新班毕业生反映的学生创新能力各项指标均高出普通班毕业生十几个百分点，个性化人才培养成效显著。

另外，可设立教育创新班，实行导师指导下的个性化人才培养方案。导师深入挖掘学生的兴趣爱好和发展潜力，建立个性化的人才培养方案；学生在导师指导下根据个性化的人才培养方案在全校范围内跨年级、跨专业、跨学科、跨学院地选择适合自己发展的课程、任课老师、上课方式和上课时间等。学生拥有多种自主选择权，可以在校内任意选择感兴趣、适合自己发展的专业，可以在全校范围内除专业核心课程外选择任意课程（或模块），可以选择插班、单独开班、导师独立开班等开课方式。宽泛的自主选择有利于学生的个性发展和成长成才，学生的个性化发展通过个性化培养方案得以呈现。

教育创新班实行导师制下的个性化教育。导师制是实施个性化教育、差异性教学的保障，是激发学生个体潜能、培养学生创新精神的关键。学校为教育创新班每一位学生配备了专业导师。他们作为学生思想进步的领航员和学术研究的引路人，一对一地指导学生专业课程学习、学术研究和职业规划。导师由专业学院的优秀教师来担任，经师生双向充分交流后确定，对学生进行全过程的指导，直至学生毕业。为保证导师有足够的指导时间和精力，规定每位导师指导的同一级学生不超过3人；非特殊原因中途不可更换导师，以保证导师指导的连续性。

培养目标市场化。人才培养的目标要适应时代和市场的发展，这是社会发展的需求，也是教育发展的规律。通过社会调查发现市场需求，实现人才培养与社会需求相结合。大健康行业体现出多层次和多属性的人才需求特点，中医药人才培养要根据市场新的需求即大健康环境下的人才特点明确人才定位，制定中医药人才应达到的知识背景、能力结构、意识水平等培养目标，体现服务型、复合型、创新型、实践型的人才特点。

培养模式社会化。目前，我国大健康产业人才短缺，很难通过企业自身解决，高校作为半社会化的机构对市场和人才需求的把握不够灵活，因此必须加强高等院校、职业院校和社会职业培训机构与企业的合作，构建服务于大健康产业的专门人才培养体系。例如，建立综合多元的教育培养体系，改变现有的长学制本科教育单一、比重过大的现状，打破先教育再就业的阶段性界限，实现就业再学习和边学习边就业的常态化，突出成人职业再教育和短期技能培训的重要性，发挥高校教育对培训机构、企业内部培训的促进作用，促进其相互融合并发挥其区域分工，建立更加市场化的教育实践基地，摆脱现行较为单一的实习医院制度，使大健康企业与学校在人才培养方面的衔接更加灵活，盘活教学资源，避免各个区域间的资源重复和浪费；建立多元化的教师遴选、准入和聘用体系，使社会中有突出成绩的人员加入高校教师队伍，着重解决高校技能型、双师型教师资源的缺乏问题，实现教师资源的市场化。

教学方式和内容实践化。依据职业化教育思想和市场化的培养目标，学校可以大胆试点职业化教育的各种形式。尤其是新兴的交叉学科和新兴职业，应该按照职业岗位的需求，设置相应的课程体系；按照职业能力结构的需要，设置教学的内容；按照教学实时反馈的情况，及时调整教学手段和课程设置。打破传统的人才培养中学校负责理论基础教学，医院负责实习基地的僵化区块分段教学，将人才培养的重点环节放到各类不同的用人单位；高校定位于填补人才技能缺陷和辅导更新的人才知识结构的角色，探索整体育人、全过程实践化的教学方式，探讨新设中医与市场结合的课程体系。

评估方式企业化。现行的中医药人才评估仍然以考试为主，考试仍然以笔试为主，这不符合人才实践型、复合型、创新型的要求。应该纠正现有的评估结果和人才使用效果的脱节问题，加强有效的人才评估方式改革，将人才的评估权从人才培养的单位转交给人才使用单位，让人才评估更加客观化、公正化。建议中医药高校先行试点个别专业、个别班级、部分学员，在个体认同的前提下，相互配合寻找合理有效的校企合作培养人才路径。这就要求教育管理制度更加人性化，打破既有的管理制度框架，建立实用性和全面性的教育管理制度。教育管理机关应着重制定科学合理的人才市场准入制度，加强对大健康市场的监管，确保从业人群的职业资格与教育机构的准入资格，保证教育质量评价的公平有效性，逐渐淡化具体教学环节的指导职能，强化对从业人员进行动态化管理和阶段性考核，促进从业人员的知识更新，督促其提升再学习能力，实现人才优胜劣汰和有效流动。

现行中医药院校的专业课程体系融合了传统医学与现代医学教学的专业内容，体现了中医药专业人才的培养目标，对培养现代化的中医药医疗行业人才基本是成功的。但传统的医疗行业容量有限，导致中医药专业人才的就业形势日趋严峻。与此同时，健康行业面临大的变革，大健康行业的规模性效应日趋明显，面对新形势、新问题、新业态、新要求，传统的人才培养一时难以适应行业发展的需要，导致新兴业态人才奇缺，限制了行业的发展。高等中医药院校应该敏锐地把握大健康产业的发展趋势，认真研究这一新课题，调整人才培养模式，培养产业需要的特色人才，确保行业的健康发展。中医药健康服务在养生、保健、医疗服务、健康养老、中医药膳食、文化健康旅游等相关服务方面有非常大的潜力，深度挖掘其市场潜力即可有效支持大健康产业，依据产业调整人才培养过程即可适应行业发展趋势。另外，中医药行业一直面临如何现代化的课题，在大健康产业指导下的行业转变，既是从技术层面上培养具有中医药特色人才的过程，也是将中医药理念与现代化、产业化融合的过程。

## （二）与师承教育相结合

传统的中医药人才培养模式主要是"重经典、跟名师、早临床、多实践"。师承教育是我国古代传授中医学术的主要形式，对中医学的延续和发展产生了深远影响。中医药人才的个性化培养亦必须与师承教育紧密结合，汲取师承教育内涵，创新传承形式、内容和机制。

围绕个性化培养的基本方案，创建以"新师承"为特色的实践教学体系。首先，在形式上，改变以往师承"一对一"的形式，设立"一对一、一对多、多对一、多对多"的传承形式。其次，在师承内涵上，改变了以往传承一家之言的方式，改为汲取师承和中华优秀传统文化内涵，总结历代名医名家优秀医德医风和精湛医术，将其整合设计到传承培养中，实现中医院校教育的高效传承。最后，在新师承过程上，采取导师引领、名师传承、跟师体验、临证师随四个阶段。导师引领以学业、临床和技能导师、多导师制为实现途径；名师传承依托国家和省级名医工作室等传承平台，以传承生培养项目为实现途径；跟师体验以中医思维训练项目为实现途径；临证师随以微型中医临床演练评估项目为实现途径。

依托名医工作室、流派工作室等重点建设项目，邀请名中医药专家及流派代表性传承人，开办"名医课堂"，进行将理论与实践紧密结合的精彩授课。通过建立微信公众号宣讲名家学术思想，定时发布专家的专著、论文，方便学有余力的同学更好地了解名家学术思想，弘扬学术。

(三) 与创新创业相结合

第一，将双创教育融入人才培养全过程。加强创新创业通识教育，做到通识教育全覆盖。构建依次递进、有机衔接的创新创业教育通识课程体系，开设1门创新创业教育必修课、引进2门在线课程，开展依托学科专业的创新创业实训项目，为创业实践学生提供系列培训、讲座，促进学生创新创业能力提升。修订人才培养方案，明确2个学分的创新方法、思维类和实践类课程。

第二，将双创教育与专业教育相融合。全面修订人才培养方案，重新规划人才培养定位，将创新精神、创业意识和创新创业能力纳入人才培养质量标准，推进"双创"教育与专业教育全面融合。结合专业特点，设立系列创新创业教育必修课和选修课，并纳入学分管理。

第三，打造创新创业教育师资队伍。推进教师创新创业教育能力系列化培训，聘请专业课教师担任学生创业项目指导老师，提高其指导能力。鼓励教师把国际前沿学术发展、最新研究成果和实践经验融入课堂教学。设立创新教育教研室和创业教育教研室，逐步建立创新创业教育专职教师专业技术职务晋升机制。完善教师参与创业教育工作的激励机制，鼓励创业教育专职教师到行业企业挂职锻炼。

第四，搭建创新实验平台。促进学生专业创新能力提升。增加自选性、设计性实验的比例，促进学生个性发展。开放实验室，遴选优秀本科生参与助教、助研工作。鼓励学生参与导师课题，在其中承担项目任务，锻炼创新思维能力。依托大学生研究训练计划，鼓励本科生申报省级、国家级研究性学习和创新性实验项目。

第五，创建学术交流平台。鼓励学生参与创新研究和学术研究。设立专项资金，资助本科生参加学术会议，了解科学前沿知识和科技发展动态。鼓励学生参加导师科研项目，担任助教、助研等工作，将研究成果发表成学术论文。承办各类学术会议、高峰论坛，了解学术前沿动态，争取学术突破。

第六，搭建创新创业竞赛平台。坚持"面上普及、点上培育"，构建"特色专业－创新项目－创新团队"的创新创业竞赛平台。

结合由教育部发起的"互联网＋"大赛，重点鼓励学生根据国家的医药政策及社会发展趋势和需求，发挥特长，激发创造力。在"大众创业、万众创新"大潮中，在大健康理念下，充分利用当前中医药发展的大好趋势，发挥中医药专业优势，鼓励、指导并帮助学生根据自己的特长与创意，将中医药知识充分运用起来，使产、学、研、用紧密结合。例如，指导学生进行小型诊疗仪器的发明、简便易用的保健产品的开发、将中医药知识与手机 APP 相结合、利用中医药特色产品或项目进行初级创业等。通过"互联网+"大赛，把创新创业教育融入人才培养中，提高参与大赛的学生的大健康思维、创新思维及创业能力。

## 第二节　高尚人格培养与教育教学模式变革

### 一、思政、人文与专业培养的融合

个性化专业培养尤其需要重视个人思想，思想政治问题是其自身素质的体现，学生思想水平的提高更是其个性发展的内在驱动力。

教育的本质是促进个性全面发展。立德树人必须走个性化教育之路，关心每个学生，为每一个学生提供合适的教育。好的教师要有"五术"，也就是道术、学术、技术、艺术、仁术。高超的育人水平就体现在这"五术"上。要鼓励教师探索个性化教学模式，在教学实践中形成独特的教学风格、育人风格。个性化教育必然要求学校、老师投入更多的精力，做出更多的努力，体现对学生的尊重与爱，这是教育者的一种责任，更是一种境界，有利于形成良好的学习氛围，有利于学生的成长成才。

对于大学生，高校环境是至关重要的，很多大学生追求"精神家园"式的学习环境。而对于高校，培养大学生的思想政治意识，能减少他们对非必要性因素的压力。因此，我们需要遵从社会主义核心价值体系，根据学生本身的差异性，对其进行教育，促使学生更好地适应社会，能在生活中积累经验，发展自己的优势，取长补短，使其德、智、体、美全面发展。因此，在进行教学改革之时，促进思政人文与专业培养的融合乃是势在必行的。

在此理念指导下，学校高度重视素质教育与专业教育的"双向互动"，思想道德修养和素质教育课程教学注重专业思想、理念和方法教育，专业课程教学注重挖掘德育和素质教育内涵。主要体现：第一，不断加强思想道德与素质教育课对职业能力的促进，重在培养学生仁爱、利他、诚信等职业操守；第二，结合中医教学的实际情况，大力弘扬中医药文化，发挥扁鹊故里、针灸发源地的文化优势，将"医乃仁术""大医精诚"等核心理念与"仁""和"等文化精髓融入人才培养过程中，在传承发展中医药文化与文献、中医经典和中医基础理论等方面突出特色，强化优势，引领发展；第三，深入挖掘中医课程的素质教育功能，强化取类比象、天人相应等传统哲学思想，重点培养学生的中医思维和辨证推理能力，坚持用中医文化涵养价值观，积极培育和弘扬社会主义核心价值观，引导师生做社会主义核心价值观的坚定信仰者、积极传播者、模范践行者；第四，开设体现中医特色的德育与素质教育课程，实施中医药课程思政工程，改进中医药课程体系，用好中医药专业课的育人功能，充分挖掘和用好中医药专业课程、综合素养课中蕴含的德育资源，不断增强广大师生的道路自信、理论自信、制度自信和文化自信，探讨建立中医药课程思政途径和模式，打造具有中医药文化特点的课程思政品牌。注重中国传统文化教育传承，如"论语""中医药科研思路与方法"等课程，增强中医传承创新能力。

多元文化背景下高校思想政治教育要有更完善的举措，第一，如今许多高校对于多元文化都开始采取一些举措,让大学生的思维愈发活跃,思想状况日渐复杂化,进而产生了对周围环境的一系列需求。所以高校思想政治教育课的开展,要关注大学生所反映出的各种需求变化,根据不同需求给予有针对性的思想教育,而不是一概而论式的雷同教育。高校思想政治教育可以起到基本规范大学生道德素质底线的作用,让大学生有基本的政治思想,不可以放任他们的个性完全自由发展。高校思想政治教育必须要给学生正确的价值观引导,从而让学生树立正确的价值取向,确保高校的思想政治教育工作能够有针对性、有效地开展。第二,要创新教学方式,建立完备的思想政治教育课程体系,以包容、平等的理念对待各种文化是多元文化的要求,基于此开展思想政治教育活动,尊重学生的主体地位,让思想政治教育课程有一个自由民主、平等和谐的对话环境,使学生对课程不再有很大的抵触情绪,让学生逐渐自主地接受正确思想。学校要不断更新更加合理、科学的教育理念,创新教学方式,与大学生的实际生活、社会热点关注等内容相结合,通过社会主义核心价值观的应用让学生对日常生活和社会中的各种现象有正确的认识,培养学生能够深刻认识问题的能力,帮助学生形成正确的价值观与思想体系,从而自己主动发现那些个人主义、功利主义、拜金主义的消极性,不再受这些不好思想的影响,能够乐意接受学校关于社会主义核心价值观的思想政治教育。此外,在平时的思想政治教育中,要多注意学生知识广泛性和人文性的培养,提高学生对新思想的探索精神,让学生能够用正确的价值观和理性思维去分辨多元文化。第三,打造专业的思想政治教育教师团队。高校思想政治教育工作想要有效、顺利地开展,肯定离不开优秀思想政治教育工作者的努力。所以,学校可以打造一支专业的思想政治教育的教师团队来促进思政教育工作的顺利进行。高校的思想政治教师和辅导员是思想政治教育工作开展的重要基础,所以要十分重视他们的专业素质。近年来,在多元文化的发展下,国家对于思政教育队伍素质的建设是非常重视的,但如今的现状是高校的思政团队建设仍然存在许多不足,主要是高校的岗位招聘存在问题。纵观历年各个高校的招聘,很多学校的辅导员招聘是没有专业要求的,这个问题必须引起足够的重视。辅导员不同于一般的教师,仅有过硬的知识教学实力是不够的,他们是学生在学习生活中接触最多的存在,如果没有良好的思想政治基础,对于学生应对文化的多元化冲击将难以起到足够的引导作用。当然,对于已经招聘的辅导员,学校可以专门组织一些类似思想政治教育的培训,提高其自身的思想政治水平。

## 二、文化经典课程体系建设——以文化人,传承为本

增强专业思想政治水平,提升专业认同感、归属感,提高专业理论自信,乃是中医药人才主动学习、主动探索,进而实现主动型个性化发展的内在驱动力。基于此,学校尤其突出课程教学在培养学生人文思想与思政水平上的重要作用。

首先,实施中医药课程思政工程,建立"中医药课程思政研究中心",打造"中医药学课程思政地图",选树一批"学科育人示范课程",改进中医药课程体系,用好中医药专业课的育人功能,对现行培养方案的课程进行科学分析,充分挖掘和用好中医药专业课程、综合素养课中蕴含的思政教育元素,将其纳入专业课教材讲义内容和教学大纲,建立中医药思政教育库,不断增强广大师生的道路自信、理论自信、制度自信和文化自信,探讨建立中医药课程思政途径和模式,打造具有中医药课程文化特点的思政品牌。

其次，进一步完善《中医学院教学督导工作实施办法》，将课程育人作为教学督导的重要方面。进一步建立和完善教案评价制度，制定《中医学院教案评价制度》，对教师教案严格把关，对未包含课程育人内容的教案进行"一票否决"。组织各学系开展"教案修订"系列研讨会，完善集体备课制度，及时修订教案，把课程育人理念贯穿教案修订全过程。发挥专业教师课程育人的主体作用，健全课程育人管理、运行体制，将课程育人作为教师思想政治工作的重要环节。通过课程育人的相关举措，专业教学与思政教育同向同行。

最后，在以文化为载体，以传承为主线，着眼于品德塑造、思维和能力培养的基本思想指导下，创建"学中医文德、树中医思维、承中医学术、促能力提升"的课程设置思路，构建以"文、典、术"为核心的中医传承核心课程体系。遵循"以文化人，以德树人"的设置思路，注重在人文社会科学中融入中医人文精神及中医学专业特色。中医学专业自入学开始即开展古代传统哲学与人文素质教育，开设了"中国古代艺术与中医""中国古代民俗与医学""《说文解字》与《黄帝内经》解读""《四书》概要""老庄通论""三十六计与中医临证策略""红楼医事""四库全书总目""中国古代思想史"等为代表的系列文史哲课程，并在后期逐步开设"传统文化概论""中医文献概论""中国古代哲学""医患沟通技能""论语""周易概论""名老中医成才之路"等特色课程，培养医学生的人文中医素养。经典课程则按"导、学、化、用"设置，开设了"中医经典导读""内经选读""伤寒论选读""金匮要略""温病学""神农本草经选读""难经选读""李克绍与《伤寒解惑论》""中医经典综合实践"等特色课程，以经典固化思维，深入挖掘中医课程的素质教育功能，强化取象比类、天人相应等传统哲学思想，重点培养学生的中医思维和辨证推理能力，进一步贯彻"人文中医"的理念，秉承"大医精诚""医乃仁术"等优秀传统，充分挖掘中医课程的德育功能，培养学生的医德医风。

### 三、全方位整合改革，建全育人机制

高尚的人格培养是一项全过程、全方位的系统工程，除将思政与专业教育相结合外，学校更需将人格培养贯穿学校的组织、管理、科研、实践、网络、心理、服务、资助育人等全过程。

(一) 组织育人

把组织建设与教育引领结合起来，积极发挥党组织政治核心作用和基层党支部的战斗堡垒作用，发挥各级党组织的育人保障功能，发挥工会、共青团、学生会、学生社团等组织联系、服务、团结、凝聚师生的桥梁纽带作用，把思想政治教育贯穿各项工作和活动，促进师生全面发展。强化党组织的保障功能，实施教师党支部"双带头人"制度，定期开展党支部书记抓基层党建述职评议考核，把"三全育人"作为重要考核指标。加大对党员活动室等阵地建设的投入，开展"标杆党支部""示范党员活动室"创建、基层党建典型案例和精品党课评选活动。发挥各类群团组织的育人纽带功能，更好地代表师生、团结师生、服务师生，支持各类师生社团开展主题鲜明、健康有益、丰富多彩的活动，充分发挥教研室、学术梯队、班级、宿舍在师生成长中的凝聚、引导、服务作用。培育建设一批文明社团、文明班

级、文明宿舍。通过实施"青年马克思主义者培养工程""明星团支部工程""先进班集体工程",不断提高学生思想政治素质,使他们成为合格的社会主义建设者和接班人。

(二) 管理育人

坚持育人与管理相结合,实行以育人为中心的人本管理。坚持教育者先受教育,加强教师思想政治教育,强化中医药教师的中医药理论、中医药思维和中医药技能,树立和增强教师的中医药理论自信、文化自信,发挥教师的示范引领作用。健全依法治校、管理育人的制度体系,深化学校章程建设,研究梳理学院各岗位的育人元素,修订岗位说明书,明确管理育人的内容和路径。加强学院教师队伍管理,建立科学的考核评价体系,把思想政治素质作为教师选聘考核的基本要求,并贯穿教师管理和职业发展全过程。完善以中医药文化为特色的师德建设长效机制,加强师德师风建设。推行师德考核负面清单制度,建立教师师德档案,对违反师德和学术不端行为严格查处。依托"他山之石""诸子风采"等系列讲座沙龙,邀请名医名家走进课堂,以高尚师德、人格魅力和学识风范教育感染师生。建立完善的教育培训制度和"请进来""走出去"的访学研修制度,邀请国内高校名师、名医名家前来交流育人工作,灌输育人理念;将学院优秀教师送到国内育人工作先进的高校学习。设立学院教师发展中心和教师发展基金,定期开展沙龙活动,探讨育人工作,推动辅导员专业化、职业化建设。通过多方举措,打造一支有理想信念、有道德情操、有扎实学识、有仁爱之心的教师队伍。

(三) 科研育人

构建"一体两翼"的中医药科研质量提升体系,始终将科研贯穿于中医药创新型人才培养的全过程。"一体",指建立科研育人思想引导机制和科教协同育人长效机制;"两翼",指建立科研团队评价机制和学术诚信体系。"构建科研育人思想引导机制"通过加强顶层设计、增强思想保障、健全组织保障、加强效能保障及夯实科教基础,把正确的政治方向、价值取向、学术导向体现到科学研究全过程、全环节,使思想价值引领贯穿选题设计、科研立项、项目研究、成果运用全过程。进一步健全和完善"以教学为中心、科研为根基、育人为目的,科研带动教学、教学促进科研"的科教协同育人长效机制,建设"本科生中医药科学研究服务平台",开展"大医传薪""灵岩论坛""他山之石""鹊华讲堂""校友论坛"科研学术讲座,开展实验技术培训,坚持本科生进科研实验室、进老师的科研项目活动,鼓励学生参与大学生研究训练计划、"挑战杯"等科研活动。健全科研团队评价机制,建立科研团队评价指标体系,把思想政治建设表现作为组建团队的底线要求,把育人成效作为科研团队表彰的重要参考。构建集教育、预防、监督、惩治于一体的学术诚信体系。开展系列学术诚信教育活动,建立学生学术荣誉制度,成立大学生学术诚信调查委员会,调查、裁定各项学术不诚信行为。定期组织学术规范与学术道德讲座,要求教师每年至少参加1次,每周组织3场以上面向本科生的学术讲座。通过科研育人相关举措,培养师生至诚报国的理想追求、敢为人先的科学精神、开拓创新的进取意识和严谨求实的科研作风。

## （四）实践育人

建立健全涵盖暑期"三下乡"社会实践、创新创业工程、青年马克思主义者培养工程、志愿服务、特色专业实践项目五位一体的中医药特色实践育人体系，切实提高学生的综合素质。依托教学科研实践育人基地、志愿服务基地和创新创业基地等社会实践基地，使社会实践育人常态化。强化中医药实践教学能力建设，强化附属医院、教学医院的教学主体职能，完善中医临床教学基地标准，建设一批集临床教学、住院医师规范化培训、继续教育为一体的中医药临床教育示范基地。推进实践教学改革。推进创新创业教育，在前期开设创业基础课程的基础上，成立中医药创新创业教育研究工作室，深入研究中医药文化背景下的创新创业教育。依托大学生创业孵化基地，以"五个结合"为指导，即创新活动与专业教育相结合、探究性学习与个性化培养相结合、中医药传统文化与现代科学技术相结合、人文精神与科学精神相结合、自主实践与教师指导相结合，实施集创业知识教育、创业指导、创业训练、实践教育于一体的中医特色双创育人工程，培养具有高度社会责任感的创新创业型中医人才。强化创新能力培养，积极开展"挑战杯"课外学术科技作品竞赛、"创青春"创业大赛等专业赛事，建立创新竞赛、科普活动、学术论文、发明专利四位一体的培养平台。深入开展大学生暑期"三下乡"、青年马克思主义者培养工程、志愿服务西部计划等重点项目。组织实施好"医疗服务博士团社会实践活动"等实践育人精品项目。通过实践育人相关举措，引导学生了解民情、服务基层，将时代使命与个人成长熔铸起来，在实践砥砺中感悟国家发展的强劲脉搏，体会社会民生的纷繁百态。

## （五）网络育人

着力构建中医药网络育人新格局，唱响网络时代主旋律。举办"增强网络安全意识，遵守网络行为规范"系列讲座，推出"合格网民行为"手绘征集活动，增强师生网络安全意识，引导师生遵守网络行为规范，养成文明网络生活方式。完善由学院网站、学院公众号等组成的网络育人阵地，推出"学习贯彻习近平新时代中国特色社会主义思想"等网络主题教育活动，传播主旋律，弘扬正能量，构建网络思政交流平台。拓展网络教育平台，结合中医药专业特点开发网络教育相关软件。开展网络文化建设活动，积极动员师生参与"讲好中医药故事""校园优秀网络文化作品"微党课评选及"全国高校网络教育优秀作品推选展示""全国大学生网络文化节"等主题教育活动，推广展示一批"网络名篇名作"。加强校园网络安全管理，健全校园重大活动和热点问题、突发事件的处置和校园舆情引导机制，健全学院信息员队伍，加强信息监控，建立院、班两级网络信息员队伍。突出中医药特色与优势，强化网络在线课程的建设，开发中医文化系列、中医名家系列和专业特色系列课程。构建多层次、多渠道激励机制，开展优秀网络工作案例和优秀网络指导老师评选等活动，将优秀网络文化成果纳入院系科研成果统计，列为教师职务职称评审评聘条件，作为师生评奖评优依据。探索网络育人工作量认定办法，安排专人牵头负责网络文化力量培养，把网络育人工作计入工作量。以上种种措施，为学生形成正确的世界观、人生观和价值观营造了良好的网络育人环境。

## （六）心理育人

构建中医药"魂、线、点、面"的心理育人体系。"魂"，即坚持"以全面提高大学生心理健康素质为宗旨，努力塑造大学生正确的世界观、人生观、价值观"的心理健康教育工作理念。"线"，即构建学院心理健康教育三级工作网络体系，逐步构建了学院心理健康辅导员－班级学生心理委员－宿舍心情联络员三级工作网络体系，形成"以学院为重点、以班级为基础，以宿舍为依托"的全方位立体化工作格局和预警网络。"点"，即以制度建设、平台建设、队伍建设为支撑点，努力推进大学生心理健康教育工作规范有序开展，形成全员、全方位、全过程心理育人的合力。定期组织辅导员、心理委员学习大学生心理危机干预实施办法、心理档案保密制度、心理健康普查与约谈制度等，依托学校心理咨询中心和学院心理辅导室两个平台，对学生进行心理健康教育，建立一支专兼结合、素质全面、工作能力强的心理健康教育工作队伍。"面"，即形成全员、全过程、全方位心理育人的合力。深入推进教育教学、实践活动、咨询服务、预防干预、平台保障"五位一体"的全方位立体化长效的心理健康教育工作格局。针对医学生的心理健康教育，根据人才培养不同阶段，着眼学生的成长背景、性格特点和医学专业特点，进一步完善"精准助导"学生个性化心理健康教育培养体系，将心理育人工作做细、做深。

## （七）服务育人

树立"服务育人"的理念，把解决实际问题与解决思想问题结合起来，围绕师生、关照师生、服务师生，把握师生成长发展需要，提供靶向服务，增强供给能力，积极帮助解决师生工作学习中的合理诉求，做到关心人、帮助人、服务人、教育人、引导人。为密切学院党政领导与广大师生的联系，把思想政治工作与解决师生实际问题有机地结合起来，更好地体现"以人为本、凝心聚力"的要求，学院建立院领导接待日制度，开展院领导到各院系走访调研活动，听取师生意见，了解师生思想动态和学院工作热点问题。树立"大服务"理念，建立与后勤、图书、医疗、保卫等多部门的联动机制，配合各服务部门切实解决学生实际问题，增强育人工作的实际效果。与后勤处联合，开展"光盘行动""宿舍文化建设工程"，设立"勤工助学岗"；与图书馆联合，设立"先锋示范岗""勤工助学岗"，举办"学术诚信""中医药文献检索""论文写作"等系列讲座；与保卫处联合，开展消防安全演习及"网络安全""防诈骗""人身安全防范"等主题教育活动；与校医院、附属医院联合，开展义诊活动，开展"禁毒防艾""传染病预防""安全应急与急救"等专题教育活动，邀请校医院、附属医院专家做中医药专业讲座。通过服务育人，打通"大服务"网络，营造"以学生为中心"服务育人的良好校园氛围，形成服务育人合力。

## （八）资助育人

构建"一源三岐"学生资助工作体系。"一源三岐"的由来可追溯至《黄帝内经》，是中医学理论体系中的一个重要学说。"一源三岐"，即围绕"以爱育爱，资助育人"，从扶贫助困、励志助心、强能助才三方面着手，一源为本，三岐并行，促进物质帮助、道德浸润、能力拓展、精神激励的有效融合。进一步推动建设"奖""助""勤""贷""补"和"绿色通道"为主体的"5+1"扶贫助困工作模式。进一步推动思想引领与心理援助齐头并进的励志助心工作模式。一方面，通过设立"爱心电梯"、开展"暖冬行动"、组织"送温暖"走访慰问活动，构建以爱国主义教育、诚信教育、励志教育、感恩教育等为主线的思想引领体系；另一方面，开展"学院自强之星"评选等励志教育活动、"感恩教育"主题活动、诚信教育主题活动、培养实践能力系列活动，充分发挥学生心理健康教育中心的作用，对家庭经济困难的学生开展心理辅导。在资助工作中坚持创新与实践相结合，搭建全方位能力提升平台。坚持资助育人导向，以学生素质评价为依据，全面考查学生的学习成绩、创新发展、社会实践及道德品质等方面的综合表现，实施公开答辩评选，推选展示资助育人优秀案例和先进人物。确保资助精准到位，确保资助对象、资助标准、资金分配、资金发放精准到位。通过资助育人，确保家庭经济困难的学生能够顺利入学、安心学习、圆满完成学业、励志成才，激励学生自立自强、勤奋学习、勇于实践、拼搏进取、全面发展。

思政教育中加入以人为本的培养方法。"95后""00后"的大学生在互联网时代中成长起来，思维十分活跃，对新鲜事物的接受速度较快，但对传统的、旧式的、机械的东西排斥感较强，不适应传统高校思政教育的模式，非常容易在课堂上溜号、逃课。高校思政教育中要加入以人为本的原则和理念，针对高校学生的实际情况、接受能力、面对的问题进行分级教学，对不同的学生采取不同的对待方式，切实做到因材施教、个性化培养。在进行个性化培养时，教师要与学生打好关系，为摸清学生的个性奠定基础，鼓励学生发挥出自身特质，为个性化思政教育培养提供基础数据和材料。

思政教育中融入探究式教学。"95后""00后"大学生的思维非常活跃，喜欢多样化、启发性的教学方式，厌恶枯燥、单一的教学模式，潜意识中喜欢自己寻找答案，不喜欢规定好的标准答案，因此，探究式教学模式非常适合当代高校思政教育使用。在思政教育过程中，教师可以尽可能地创设具体情境，提出启发性问题，鼓励大学生探索答案、发表看法、进行发散性思考，使大学生在自己的努力下找到答案，使大学生更加认同高校思政教育的内容，提高思政教育课堂的教学质量和效率，避免教育内容、形式受到大学生的排斥。

有效运用互联网、多媒体进行思政教育。当代大学生沉迷网络、游戏、手机的现象非常普遍，高校思政教育可以建立以微信公众号为基础的教育平台，将思政教育内容拍摄成一个个短小的视频、微课、慕课等，以公众号消息推送的方式向大学生进行宣传，充分利用大学生的碎片化时间，将思政教育渗透进大学生的生活、娱乐，提高大学生的学习质量和效率。

重视对高校思政课教师的培养。高校思想政治教育的模式发生了变化，对教师的要求也发生了变化。教师除了要具备相应的思想政治知识，还要具备探究式教学的专业能力，能够充分利用社会实践等教学活动进行教学，能够将学生探究得来的心得体会进行深度挖掘，提高高校思政教育的质量。"95后""00后"大学生对高校思政教育有着更高的要求，需要高校思政教育向更加个性化的方向发展，契合当代大学生的思维特点、学习特点、需求特点，改变传统填鸭式教学模式，建立个性化培养模式。

## 第三节 多元化感悟与多元化发展

### 一、多元化的教学模式

文化多元化其实就是指一个国家或民族在社会发展的过程中，在继承本国的优秀文化之上还学习兼收一些其他国家或民族的优秀文化，最终形成以本国或本民族文化为主、外来文化为辅的一元为主多元共存的文化形态。文化的概念是整体性的，可以分为表层和深层两个方面。表层的衣食住行文化并非文化的核心。那些让不同民族文化能够区分的，在每个民族的心灵中流淌、体现着不同民族特征的思想和行为模式、民族信仰和价值倾向等就是深结构的文化，即文化的核心是价值观。所以价值观多元化发展，兼容不同的价值标准与追求，是时代与个体发展的趋势。互联网迅速发展，各种不同的文化相互交织碰撞，多种价值观在社会各个领域同时树立，给人们提供了更多的可以自由选择的机会，不同的选择与追求形成不同的价值主体，从而使价值观呈现出多元化趋势。

中医药人才个性化发展的另一层含义亦是实现人才的多元化发展，个性化、差异性、多元化乃是对于人才个性化培养、个性化发展的不同层次的表达。根据经济社会不同需求，逐步探索"学习中医应从娃娃抓起"的中医少年班、中医人才培养"基因工程"的传统班、培养名医的卓越医师扁鹊班、建设面向基层医疗服务的中医全科班、创办面向国际交流与合作的中医外向班和护理外向班等多元化人才培养模式。

第一，"学习中医应从娃娃抓起"的中医少年班。20世纪80年代中期，遵循全国名老中医的成才规律，尝试"学习中医应从娃娃抓起"，本着"精医理、懂文理、明哲理"的基本思路，首先创办中医学专业少年班（简称中医少年班），分为三年预科和五年本科培养两个阶段。"精医理"即精通中医理论，掌握中医理论精髓和中医思维方式方法，开设"药性赋""汤头歌诀""医学三字经"等中医启蒙课；"懂文理、明哲理"即注重素质教育特别是中医素质教育，在前三年预科一边学习文化课，一边进行中医入门教育，包括"中医古汉语基础""中国古代哲学"等课程，为中医基础能力培养做好准备。并且中医少年班强调在中医启蒙教育的基础上进行现代中医理论教育，为使学生全面掌握中医理论体系，开设了"中医学导论""藏象经络学""中医病因病机学""中医诊法学""中医辨证学""中医防治学""中医文献学"等分化课程取代普通本科教育的原有课程。经过培养，中医少年班的学生具有专业思想牢固、学习成绩突出、创新能力较强、综合素质较高等特点。

第二，中医人才培养"基因工程"的传统班。传统中医班的培养以学术传承为核心，坚持"重素质、厚文理、重传承、通经典、重实践、早临床、重师承、早熏陶、重技能、多实践"的原则。"重素质、厚文理"，即在课程设置中，注重中国传统文化教育，开设中国传统文化系列课程，同时设置中西文化比较类课程，使学生了解国学、西学之短长，熟悉国学，热爱国学，掌握中国古典哲学理论精髓及其思维方法，具备传统中医人才的基本素质。"重传承、通经典"，即在课程设置中，主要采取以中医典籍为基础设计系列课程的方式，构建传统的中医课程体系，使学生通过大量通读或选读中医典籍原著，掌握中医学坚实的基础理论和系统的专业知识。尤其要强化中医"四大经典"的教学，使学生精通其理论体系。同时，明确学生必读、选读书目和需要背诵的内容，加强中医典籍学习，提高自学和感悟中医的能力。"重实践、早临床"，即坚持不懈地实践"早临床，多临床，反复临床"，从学生进入专业方向开始，即采取边学习边临床的教学方式进行教学。"重师承、早熏陶"，即学生一进入专业方向，就确定学业导师。要遴选中医功底扎实的优秀教师作为学业导师，对学生进行系统深入的全学程指导。同时，为学生配备临床导师，指导学生的临床实践。学生师从的临床导师采取流动制，每间隔一定时间进行一次轮换，使学生师从诸家，博采众长。"重技能、多实践"，即要加强中医传统技能的教学与实训，设置或加强采药、中药饮片辨识、中药传统炮制技法、针灸、推拿、外治疗法等课程，并强化技能训练，使学生全面掌握中医传统诊疗技法、中药传统炮制技法等传统技能。

第三，培养名医的卓越医师扁鹊班。秉承"以文化人、厚实基础、注重传承"思路，学校继续探索中医人才的成长模式。中医扁鹊班是在人才培养模式上积极探索和尝试，目标则是要以拔尖中医临床人才为核心，培养当代的扁鹊，打造中医专业综合改革的特区和创建新时期中医药学术发展的"稷下学宫"。其主要突出三个方面的培养：一是"重素质、厚文理"，即注重中华优秀传统文化教育，开设中华优秀传统文化系列课程，包括"中国医学史""中国传统文化概论""中医古汉语基础""中国古代哲学""中医文献概论"等课程，使学生掌握中国传统文化理论精髓及其思维方法；二是"重传承、通经典"，即强化中医"四大经典"教学，选读、选背重要典籍，在拓展中医理论学习的深度和广度的基础上，开设"中医经典医案选读""经典名方临床应用"等课程，提高学生中医思维能力；三是"重实践、求创新"，即围绕中医综合实践课程群，将原分散的实验和实训等教学环节和内容，优化整合为不同学习阶段的综合实践课程，包括"中医基础综合实验""中医经典综合实践""中医临床能力综合实训"，重在培养学生科学素养，提升创新能力，增强中医综合实践能力。

多元化的教学模式，适应了中医药人才及中医药产业的多元化需求。

多元文化还给高校思想政治教育工作带来了巨大影响，高校作为文化的一大阵地，高校思想政治教育工作自然十分重要，优质的思想政治教育是社会主义事业未来稳定发展的重要基础，有积极的战略意义。多元文化对于大学生价值观的冲击可以从两方面来看。积极的方面是文化的多元化带给了大学生新的思想，特别是西方文化中自由与民主、科学与理性的思想，很大程度上开拓了大学生的理论视野，有助于大学生提高独立自主的创新学习能力。而消极的方面正是高校教育工作者需要重点关注和解决的。在现实因素的影响下，当代大学生大多十分重视个人的利益和发展，在文化多元化的冲击下，很容易将其中与个人利益相符合的价值观吸收，但是这些价值观基本体现在个人、功利、享乐等，真正优秀的利他主义、集体主义等价值观思想却被他们果断排斥，把这些价值观看成是个人发展的不好存在。大学生的价值取向被这些多元文化下的负面因素牵引误导的情况非常严重，缺乏正确的政治观念、个人理想信念及社会理想信念等。大学生对于价值观的选择也极为迷茫。很多大学生个人思想道德模糊，道德实践缺乏，一味追求物质利益，个人发展目标、道德认知、价值观导向不明确，没有长期而正确的价值认知与坚持。所以，这对于高校大学生的思想政治教育工作来

## 第九章　中医个性化培养

讲是一项十分严峻的考验。

### 二、多元化的教学平台

面向社会发展及人才培养的多元化需求，建立学校与产业企业合作共建的模式，逐步建立起在中医药行业内优势突出的多元化人才培养平台。

在学校现有的国家级和省级"名中医专家学术传承工作室"的基础上，围绕中医诊疗、特色膏方、营养保健、信息管理四个方向，积极申报建设国家级或省级工程（技术）研究中心、国家级或省级中医流派学术工作室、国家级或省级名老中医学术经验传承工作室等传承创新平台。发挥校地合作在人才培养中的重要作用，紧密结合地方经济社会发展的需求，推进科技创新、产业升级和推广应用，推进中医药抗病毒协同中心、经方深度开发中心、全国中医理论创新中心3个大型平台建设，建设中医脉学、中医诊断技术、中医健康与大数据3个研究所，推进中医科技成果转化，全面提升多元化应用型人才培养水平，力争建设成为全国中医药领域校地合作的示范样板。

### 三、中医基础课程群教学改革案例

多元化的发展尤其需要以个人的主动性为前提，个人兴趣的充分满足与实践是实现多元化的基本保障。中医人才培养的多元化趋势也越来越明显，既有高学制的"精英教育"，又有普通的"大众教育"，教育教学也朝着"宽口径，多元化"的方向发展，迫切需要对专业相关课程进行整合和优化，课程群的建设是其中的重要环节。中医基础课程群是中医学及相关专业学生学习掌握中医学理论的开端和基础，直接影响后续课程的学习。因此，中医基础课程群的建设和探索是当前中医专业课程改革的重点。

#### （一）面向学生的多元发展的课程群建设改革思路

课程群的建设和改革需要重视两点，一是要适应社会发展的多元化需求，就是要努力满足社会对中医人才的需求；二是要适应学生个人的多元化发展，就是要努力满足学生身心发展的需求。其中，面向学生的多元发展是关键。

现代社会中，"博雅教育"是一种基于社会中人的通才素质教育。它不同于专业教育、专才教育。博雅教育所涉足的范畴随着社会而变迁，到了近代，人文和科学都成为博雅教育的重要组成部分。受博雅教育的启迪，课程群建设应该把满足并促进大学生的身心发展作为目标，从大学生身心发展统一性的特征出发，融合人文、科学等相关内容，实施发展的教育。知识可视为媒介性来源，社会则表现为工具性来源，二者有明显的社会历史性及变迁性特点，只有学生作为目的性来源才为课程设置下永恒意义上的标准及终极性"寄托"。

高校课程建设与学生发展有着密切的联系，课程不是将每个学生铸造成统一的"模型"，学生不能被随意改变，不能用完全统一的办法来对待。传统的高等教育中，高校较为固定的课程被喻为决定每个学生培养的"模具"，这种方式虽在一定时期发挥重要作用，但也导致很多学生在不同的阶段出现了学习的障碍。课程的设置、建设和改革，已脱离了学生的实际，脱离了学生的多元发展需求。必须加快"以教为主"向"以学为主"的转化，重视学生在教育活动中的主体地位，把学生需要和发展作为关心的重点。课程群的建设和改革就是为实现学生的全面发展服务的。学生的全面发展需要依据学生的自身特点实现学生能力发展的多元化。具体地说，实现学生的多元发展需要多种能力及情感态度的综合培养，其中包括学习能力、协作能力、实践能力、专业技能及个体专长等。个体专长就是结合每个学生的爱好、特点、特长及发展方向，经过系统的培养而形成的出色的个人能力。

（二）中医基础课程群融合探索

之所以称为课程群，是因为在建设中的关键就是要理顺课程群中各课程的关系，对全部知识点进行整合优化，有机地融合能减少和消除重复内容，更加注重能力的培养，而且要面向学生的多元发展需求。中医基础课程群针对的是大学一、二年级的学生，他们既处于中学学习向大学学习的转型期，又是专业教育的入门期。课程群在建设过程中，更要重视学生的专业思想，让学生在对中医学知识的学习、思考探究的过程中树立对中医学的信心；让学生在运用中医学知识解决实际问题的同时，激发他们积极学习的热情。

中医课程群内容的融合可分为以下两个步骤。

其一，可进行密切相关课程"对"的融合与分解。就是先分别进行"中医基础理论"与"中医诊断学"的融合，"中药学"与"方剂学"的融合。"中医基础理论"是研究和阐释中医学的基本概念、基本理论、基本原则和基本思维方法的课程；"中医诊断学"是研究中医诊断疾病、辨证论治的课程，是连接中医基础理论与临床课的桥梁课程。这两门课内容联系紧密，讲的是中医"理法方药"中的"理"，而且有少部分内容重合。从知识点来看，"中医基础理论"中的"体质"一章与"中医诊断学"望诊中的"体质形态"的部分内容相近，可进行整合；"中医基础理论"中的"病机"一章，在"中医诊断学"各章节中均有叙述，且更为详细，可进行删减；"中医基础理论"中的"藏象""精气血津液神""病因"三章可与"中医诊断学"中的"病性辨证""脏腑辨证"有机融合或重新分解。通过融合，可重新架构编写"中医学基础"新教材，供非中医学专业学生使用；通过分解可将两门课程的教学内容重新分配和设计，但加强了内在联系，使其衔接更为紧密。

"中药学"是以中医基础理论为指导，以研究中药性能、功效特点、应用规律、治病原理、用药禁忌等为主要内容，并注重中药资源、品种、加工、制剂等与临床药效关系的一门课程；"方剂学"是阐释方剂的作用、配伍和临床应用的课程。这两门课内容联系较为紧密，也有部分内容相似。可采用简化分列，以方统药的模式。就是先简化"中药学"内容，以中药的分类为纲，主要介绍性味、归经、功效，适当突出"药对"（多成对相配使用的两味药，有协同增效或减毒作用），增加与"方剂学"的联系，其他内容予以简化。"方剂学"在方剂讲解的同时，密切联系中药的性味、归经、功效在方中的运用，以体现中药的主治。由此可重新架构"中药方剂学"，并可通过再分解，精简内容，减少矛盾，加强衔接。

其二，进行四门课程的整合和优化。这四门基础课程彼此关系密切，"法随证立，以法统方，方以药成"，理、法、方、药四位一体，包含了辨证论治的基本内容，是中医学课程体系的基石。辨证论治是中医诊治疾病的基本原则和方法，是中医学的精华。中医专业学生学习中医的根本就是掌握好辨证论治，并具备在学习和实践中不断提高辨证论治水平的能力。由于辨证论治的内容散见于"中医基础理论""中医诊断学""中药学""方剂学"等多门课程之中,在统编教材中尚未有系统体现中医学辨证论治的教材,使学生无法系统学习辨证论治理论和全面掌握辨证论治的方法,影响了学生专业技能的提高。因此,在前面"课程对"融合的基础上,可进行四门课程的整合和优化。比如从藏象到脏腑辨证,再到脏腑证候的常用方剂、中药及运用,就把中医诊治疾病的理、法、方、药四个环节紧密结合起来,贯穿一线。

从实践能力方面考虑,可将中医基础课程群的实验课内容重新进行整合,增加设计性和综合性实验。例如,结合实验室现有的实际资源,从"气能摄血"的动物实验的基础上,通过气虚模型造模增加"气不摄血证"的内容,结合"补气药""补气剂"的中药灌胃,观察凝血时间等指标,整个实验6学时,可分2次完成。这种实验只用某一门课学到的知识是无法完成的,只有充分综合中医基础课程群的四门课程知识之后,才能够顺利完成指定的实验任务。通过模拟医院、模拟患者或临床见习,既可以增加中医基础课程群的实践教学内容,也可以考核学生对中医基础课程群各课程知识的综合运用能力,达到"学用结合"的目的。

中医基础课程群教学内容的整合优化还需要不断地探索与实践,同时,还要增加更多的辅助案例资料、实践内容、课外阅读等,给学生更为广泛的空间和时间,让学生在教师的引导下更为自由地发展,使每个学生的特点更为鲜明,能力更为突出。

## 第四节 个性化引导与批判意识培养

### 一、中医个性化引导的重要性

个性化引导在中医教育中至关重要。中医强调个体差异,认为每个人的体质、情绪和生活习惯都不同,因此治疗方案也应因人而异。个性化引导能够帮助学生理解并掌握这种个体化的治疗原则,培养他们根据患者的具体情况制定个性化治疗方案的能力。

(一)个体差异的尊重与体现

中医个性化引导的首要重要性在于对个体差异的尊重与体现。中医理论中的"辨证论治"原则强调根据患者的体质、病情、环境等多方面因素来制定治疗方案。个性化引导帮助学生理解并实践这一原则,使他们能够为每位患者提供最适合的医疗建议和治疗方案。

(二)提升临床治疗效果的关键

个性化引导在提升临床治疗效果中扮演着关键角色。通过深入了解患者的具体情况,医师能够更准确地识别病因,制定出更为精准的治疗策略。这种针对性的治疗不仅能够提高疗效,还能够减少不必要的药物使用和降低治疗风险。

(三)培养细致入微的观察能力

个性化引导的实施要求医师具备细致入微的观察能力。在中医诊断中,望、闻、问、切四诊合参是获取患者信息的重要手段。个性化引导鼓励学生在实践中不断磨练这些技能，以更全面地了解患者的健康状况，为制定个性化治疗方案打下坚实基础。

（四）促进中医理论的深入理解与应用

个性化引导有助于学生深入理解并应用中医理论。通过对不同患者的不同症状进行分析，学生能够更好地掌握阴阳五行、脏腑经络等中医基础理论，并将其应用于实际治疗中，提高治疗的科学性和有效性。

（五）激发创新思维与治疗方法的发展

个性化引导激发了学生在中医治疗中的创新思维。面对复杂多变的临床情况，个性化引导鼓励学生探索新的治疗方法和药物配方，推动中医治疗方法的发展和创新。

（六）强化以患者为中心的服务理念

个性化引导强化了以患者为中心的服务理念。在中医教育中，通过个性化引导，学生学会从患者的角度出发，关注患者的需求和感受，提供更为人性化的医疗服务。这种服务理念不仅提升了患者的就医体验，也增强了医患之间的信任和沟通。

**二、教学实践中个性化引导与个性化激励**

（一）贯彻"以学生为中心"的教育理念

学校根据经济社会的发展需求，主动适应国家医药卫生体制改革需要，遵循中医人才的成长规律，牢固树立"以学生为中心"的理念，强化个性化培养，坚持知识、能力与素质的协调发展，对专业课程计划进行修订和调整，突出人文中医、中医经典、职业能力的专业培养特色，以适应社会需求及中医药事业发展、医学科学进步和医学模式的转变，确保培养目标的实现。

（二）革新教学模式，丰富个性化学习手段

学校根据中医药人才成长规律和知识认知规律，探索实施有利于知识传递、接受、应用和发展的教学范式，突出启发式、探究式、讨论式、参与式教学。先后开展了以学科为基础、问题为导向（PBL）教学、项目式教学、对分课堂、多维课堂等教学范式。例如，在"方剂学""中医内科学"等课程中开展 PBL 教学模式改革；在"中医诊断学""正常人体解剖学"等课程教学中，采取对分课堂教学模式；在"中药学"课程中构建了多维课堂教学模式；在中医"四大经典"课程教学中，采用了"诵、学、摹、训、用"五阶式教学模式。

学校高度重视并大力支持经典课程的教学方法改革。在"伤寒论选读"课程教学中，充分体现经典课程"重传承"的特点，积极运用流派名家讲坛、跟诊师承讲堂、网络互动学堂、创新实践平台、论文竞技场等形式，开展"多维度课堂"教学，引导学生进行课外阅读、问题讨论；指导学生创新团队完成了"李克绍六经传变模型制作""典型经方视频制作"等项目成果，并已运用于后期教学，打破了教师带领学生的单一格局，实现了教师与学生个体或群体之间的互动，以及学生个体之间、群体之间的多向互动。"金匮要略选读"课程打造了"高效课堂"，举办了经典背诵大赛。"温病学"课程借鉴翻转课堂理念，打造了"模拟课堂"，邀请学生走上讲台授课。这些教育教学方法的改革，有机地融入了参与式、讨论式、互动式教学，有效地调动了学生自主学习的兴趣，强化了学生自主学习和终身学习能力的培养。

此外，在课程教学中积极运用"互联网+"技术。引入 Blackboard 网络课程系统，建设了中医学专业主干课程的网络课程，与 2 门国家精品资源共享课一起构成了学生自主学习的平台。积极组织开发 MOOCs 网络开放课程，面向中医学专业启动了"中国医学史"等在线课程、"神奇的中药""齐鲁名家谈方论药"等微课课程建设项目。丰富的网络课程资源，能够满足中医学专业学生的自主学习需求。

### 三、批判意识在中医学习中的作用

（一）促进中医知识的深入理解

批判意识在中医学习中的作用首先体现在促进对中医知识的深入理解上。通过批判性地分析中医理论，学习者能够识别并理解中医概念的复杂性和多维度，从而在更深层次上掌握中医的精髓。这种深入理解有助于学习者在实践中更加灵活地运用中医知识，提高临床治疗效果。

（二）激发创新思维与方法的探索

批判意识激发了学习者对传统中医方法的创新思维。在面对现代医疗需求和挑战时，批判性地审视传统治疗方法，可以促使学习者探索新的治疗手段和药物配方，推动中医学科的创新和发展。

（三）培养科学精神与理性分析能力

批判意识有助于培养学习者的科学精神和理性分析能力。在学习中医的过程中，批判意识促使学习者不盲目接受传统知识，而是通过科学的方法进行验证和分析，形成基于证据的医学实践。

（四）提高临床决策的准确性

批判性思维在提高临床决策的准确性方面发挥着重要作用。通过批判性地评估不同治疗方案的优缺点，学习者能够在临床实践中做出更加合理的决策，为患者提供更有效的治疗。

（五）加强跨学科知识的整合应用

批判意识有助于加强跨学科知识的整合应用。在中医学习中，批判意识促使学习者超越单一学科的界限，整合现代医学、药学、心理学等多学科知识，形成更为全面和系统的中医治疗视角。

（六）推动中医理论与实践的现代化

批判意识推动了中医理论与实践的现代化。通过对传统中医理论的批判性思考，学习者能够识别并缩小理论与实践之间的差距，促进中医与现代医疗体系的融合，提高中医在全球医学领域的影响力和竞争力。

**四、从批判与质疑的意识到能力**

马克思主义哲学认为，否定之否定规律是哲学的基本规律之一，它揭示了事物发展的前进性与曲折性的统一，表明了事物的发展不是直线式前进而是螺旋式上升的。中医学术的创新发展亦是如此，尤其需要中医人质疑批判的意识与能力的全面提升，而这对教学过程中批判意识、批判能力的培养提出了根本性要求。

（一）质疑与个性成长

所谓质疑，就是指面对权威能够提出不同见解，不迷信，不盲从，运用自己的理性进行批判思考的精神。质疑精神是理论的科学性的来源。质疑精神应包含两个方面，即对他者的质疑和对自己的质疑。质疑的目的在于提出问题，让学生自己提出问题、解决问题，激发学习的主动性，进而促进其个性化成长。学习任何知识的最佳途径是自己去发现，因为这种发现理解最深，也最容易掌握其中的规律、性质和联系。质疑精神与个性成长是密不可分的，它们都是一个主动的过程。

从人的生长阶段来看，越是年龄小的时候越容易有不同的疑问，在成年人看来孩童时期的许多疑问或许有些荒诞，但是却又应当明确地意识到，并非所有的疑问都是出于无知。因为这些疑问正是他们面对世界的探索，他们并没有对现存知识的充分理解，亦并未受到现实已有知识的束缚，这些疑问有时略显荒诞，然而却充满了人性中的天机自然。这种自然的探索正是其个性独立与人类知识创新的原动力。许多科学大家之所以能有超乎寻常的研究发现，正是因为他们存有了这份对自然的探索，他们不受已有知识的束缚，而是自由地质疑、深入地思考，即使大多时候看起来都是离经叛道，但是当其功成之日，一切又是那么理所当然。同样，对于中医学，若一切知识都成了已知、都是不可更改的，那么中医学便失去了发展的动力。唯有合理地质疑与批判方能产生不同于现状的学问，也有助于中医学术的去粗取精。中医学的发展史上学术流派众多，流派之间亦存在着各种不同的批判与争论，然而，不可否认每一个流派都在基本的中医学理论基础上发展出了自己独具特色的理论，而正是这些批判与争论才丰富了中医学术的宝库。

学术发展的轨迹与人才培养的轨迹相似，正是自由的质疑与批判才奠定了中医学术个性化发展的基础，其亦将奠定中医人才个性化成长的基础。

## （二）教育教学中的批判意识与能力培养

在中医院校的教育教学中，批判意识与批判能力的培养尤为重要，医学是一门关于生命的学问，唯有不断地批判思考方能促进医学知识与理论的进步发展。传统的教学模式在一定程度上压抑了学生质疑能力的发展，导致学生迷信教师，不敢提出自己的观点、表达自己的思想，这对学生的创新能力的发展造成了消极影响。因此，在教学过程中，教师就需要考虑如何科学地培养学生的质疑能力，通过科学的质疑教学，让学生能够有质疑的精神，敢于提出自己的思想和观点。那么如何真正做好质疑教学呢？

1. 课程设置

现今的大多数课程，多为知识灌输性或理论性课程，而这在一定程度上影响了对于质疑批判性的意识的培养。为增强中医药学生批判意识与批判能力，学校在中医学专业开设了"中医误诊学""中医医案与临证思维"等课程，引导学生逐步建立批判性思维。

2. 以问题为导向的教学方法改革

在教学过程中，开展以 PBL、多维度课堂为代表的以问题为导向的教学方法改革，重视典型错例评析和概念分析，在教学中注重培养学生的批判性思维。以 PBL 教学模式为例，在此教学模式下，教师已经由传统教学模式下的"teacher"转变为"tutor"。教师由"信息提供者"转变为学生求知过程中的"引导者"。PBL 导师的角色更多的是"导"，而不是"教"。因此，PBL 课堂的教师通常被称作"导师"。导师以问题为基础，引导学生沿着既定的教学目标进行探讨，使学生掌握解决问题的技巧，并强调培养学生的自学能力、思考能力、质疑批判能力和实践能力。导师是保障整个 PBL 教学顺利进行的重要角色。

3. 构建轻松的学习环境

环境对学生的学习会产生巨大的影响。为了做好质疑教学，教师应该有意识地构建轻松的教学环境，通过轻松的教学环境帮助学生放松下来。这样，学生面对教师就不会感到过于紧张，就能够更好地表达自己的想法和观点。同时，质疑教学的开展需要教师多用鼓励的方式和学生进行交流。举例而言，在教学时，教师要鼓励学生回答问题，在学生回答后，不管对错，教师都应该先表扬学生，然后再评价学生的对错。即便学生的回答不正确，教师也应该用委婉的方式说出来。通过这样的方式，可以减轻回答错误给学生带来的挫败感，让学生回答问题更加积极。这样一来，在学生遇到问题或觉得教师的教学有问题的时候，学生才能够有足够的勇气站起来表达自己的想法。

为了构建轻松的环境，教师应该积极做好如下方面的工作。首先，教师在教学的过程中需要有意识地使用亲切和幽默的语言，以拉近教师和学生间的距离。良好的沟通表达方式能够让交流更加有效。其次，教师应该富有激情，同时又平易近人。在教学的过程中，教师应该用亲切的眼神看着学生，通过眼神让学生放松下来，在说话的过程中尽可能带着微笑，这样更加有利于学生的放松。最后，教师还应该多使用鼓励教学法，少批评学生，帮助学生建立起自信心。

# 第十章 中医课程数字化教学

## 第一节 教学环境的改变

### 一、线上环境的加入

互联网正以加速度冲破教室、教学楼及其他实体空间距离的限制,将知识传播到更广泛的人群之中。线上环境的加入对建立在工业革命基础之上的整个现代教育体系及教育方法,都构成了巨大冲击。线上环境在教育领域中主要指网络教育教学环境或数字化教育教学环境。线上环境是充分利用现代数字化信息技术建立的教学综合运用展示平台,可以通过网络技术对教育教学资源进行优化整合。线上环境在一定程度上突破了传统教学模式上时间与空间的限制,呈现出一个高度自主、资源丰富、个性化特征凸显的教育教学环境。中国教育信息化创新与发展论坛的会议报告中提到:"未来的教室是云端教室,包括电子课本、电子课桌、电子书包、电子白板,通过多维度的交互满足学生的个性化学习。"线上教育环境将成为教育领域的发展方向。数字时代的教师们被要求迅速适应线上教育的发展趋势,学习和掌握适宜的信息化教学技术,为学习者提供一个智能化的、数字化的、交互式的线上媒体环境,最大限度地满足学习者的个性化学习需求。

(一)移动教学

1. 移动教学的概述

(1) 移动教学的理论研究

行为主义、认知主义、建构主义等重要的教育理论在移动教学的新模态下都产生了理论延伸。行为主义关注新数字化资源及空间纳入常规教学后学习者的反应,根据学习者的反应给出及时的强化刺激以巩固学习效果。认知主义认为学习的过程就是在问题情境中主动形成认知结构的过程。移动技术支持多种虚拟资源提供强大的视觉及空间体验以加强学习的情境感知,使学生在虚拟情境中去观察发现问题,再通过操作去解决问题。建构主义是移动教学中研究最广泛的教学理论。顾名思义,建构是学习者基于已有经验形成新经验的过程。移动学习空间内对问题空间进行搭建,并呈现冲突元素与问题之间的关系。学习者根据经验的积累,不断提升认知水平。而移动学习空间也根据学习者认知的提升不断扩容及再创,并通过数字画像掌握及反馈学习者的行为轨迹。

(2) 移动学习模式

移动学习的应用领域非常广泛,从院校教育到企业培训,甚至个人兴趣拓展都可以应用。移动学习模式被教育领域一致认同具有提高教学时效性的作用。移动学习模式的教学理论包括体验学习理论和非正式学习理论，理论的共同点在于提出最好的学习环境是根据所授内容的学科特点构建的相关情境，在丰富信息量和情境中学习，学习模式类似于实验教学模式。

一方面移动终端强大的承载集合能力在学习过程中被充分发挥出来，各种类型的数字化资源可以基于移动这个专属平台被整合应用，做到"量体裁衣"；另一方面线上学习的专属空间使得学习者的视觉、触觉、听觉被充分调动，学生思维被有效启发，学习热情被充分激发。

（3）移动教学的设计及应用研究

此子类型为国内移动教学研究的主要领域。研究者们结合不同层级、类型的课程，分别就总教学需求分析移动教学场景、移动教学活动、移动教学技术环境、移动教学资源建设和移动教学约束条件的移动教学设计总框架，并对各主要模块进行分析与设计。按照实施顺序及建设顺序，移动教学设计主要包含课程结构设计、课程平台设计、课程资源设计、教学评价设计。

课程结构设计需要依据移动教学的特点对课程内容进行重组，把系统内容切分为模块化内容，使得知识点呈树形分布。

课程平台设计不必为了课程重新搭建平台，可以使用国内成熟的教学平台作为"脚手架"建设课程，打造校－师－生三位一体的移动生态系统，如智慧树平台、职教云平台、超星学习通平台等。课程平台要支持学生随时随地获取节点的学习资源，其主要功能区域包括资源体系、课程实施功能、交互式练习、小组讨论、在线答疑、消息推送等，如雨课堂的功能区域包括课堂运行、章节课件、在线测试、系统公告、作业发布、讨论区、分组等，蓝墨云班课的功能区域包括章节资源、教学实施活动（包括投票、答疑等），超星学习通的签到功能包括拍照签到、二维码签到、位置签到、手势签到等。

移动课程资源包含主要资源及配套辅助资源，主要资源建议使用微课资源，微课的"碎片化"处理最能满足学习者随时开展学习的需求。配套资源包括文本、动画、音频等。课程资源应形成良好的知识网络，将知识体系"化整为零"，避免照搬，强化移动学习的高效化。

教学评价设计是移动教学设计中非常重要的环节，也是容易被忽视的环节。教学评价的目的是通过数据行为分析让教育者进行教学行为监督，让学习者能更清晰地认识自身的学习行为。教学不能是老师的自我陶醉，必须通过多元化的教学评价动态分析设计效果，实现教学过程与学习过程的教学相长，教学评价应包含体验效果、学习轨迹记录、教练结果等。

2. 移动教学 APP

APP 是指在移动终端设备上使用的，能够实现某些定制功能的应用程序。移动教学 APP 是 APP 具有教育应用针对性的一个分支领域，使用目的是辅助教学开展或自主学习。随着智能手机的普及和网络速度的快速提升，移动教学 APP 如雨后春笋般涌现。相比传统的教学模式，移动教学 APP 的强交互性和独立空间为师生营造了更轻松活跃的学习氛围，师生互动加强，交流变成了双向有效。

移动APP以学习者为中心，将海量的知识点存储进软件程序，方便学习者随时学习。此类APP的设计可根据教学需求进行单元模块的搭配，并以课程为单位进行交互性的组合，最终形成一个完整的社区体验。如3Dbody学习软件，是一个为基础医学、中医学、康复医学等多医学领域提供学习支持的专门类APP，该软件的使用特点包括：①真正的3D效果。不同于普通的图片拼接技术，3Dbody完全基于三维数字模型创建，立体直观，可以实现360°角度查看，随时展现所需要的视角，拉动及使用都很流畅。②人体层次结构的直观显示。鼠标成为"解剖刀"，可以实现逐层解剖，完全再现人体解剖的全过程，一切由用户来控制。③宏观结构与微观细节的统一。人体任意组织、结构都可以放大缩小，近距离观察细节，如在手中，近在咫尺。④透明效果建立立体概念。所有部位都可以实现透明效果，而不是只有皮肤可以透明，透明度也可以调节，从0~100，深度掌控，随心学习。⑤支持教学过程。软件中配有画笔、录屏、截屏等功能，方便教师课堂讲授或录制微课视频。

3. 移动教学与中医

移动使用是学生高度认可的使用方式。但是，把学习过程置于移动界面和把游戏置于移动界面不是一个概念。学生可以通宵达旦地玩游戏，但是泡在移动界面上用力地学习恐怕还是一个理想。国内多个文献及课题调查发现学生对移动学习的认知程度还比较低，多数同学没有系统使用移动学习的经历，但是他们对新鲜事物的渴望和接受程度是比较高的。对移动学习环境状况的调查结果显示，目前校园内无线网络的覆盖情况良好，但是无线网络的信号及稳定情况欠佳，而网络信号不佳对移动学习的效果是有较大影响的，校园网的建设工作还需进一步加强。移动设备在大学生中的持有情况调查结果显示，智能手机在学生中基本普及，大部分学生除了手机还拥有可供移动学习的笔记本计算机或平板电脑等移动设备，因此现有移动设备基本能够满足学生对移动学习的需求。从学生喜欢的移动资源的类型看，大学生对视频类和综合类的移动资源比较偏好，因为这类资源可以借助媒体本身的感官效果，使知识以更加灵活、形象的形式呈现出来，让静态的知识在动态的过程中传递，不仅能让知识变得更加具有吸引力，同时也能调动学习者的多种感官参与，有利于学习者注意力的集中，加深学习者对学习内容的理解。

APP与中医教学甚至整个医学领域都有巨大的结合潜力。借助这个新兴的载体，医学知识中抽象的、无法直观展示的内容都可以进行显性化的表达。医学APP的构建不能是学科体系再简单搭配可视化元素，设计思路要符合使用需求和树系知识体系理念。中医类APP的搭建思路要点应包含以下几点。

①对医学课程知识体系进行梳理，按照技能树的方式重新构建。中医技能的形成正是以构建合理、有效、良好的陈述性和程序性中医知识为基础的，同时中医技能的形成又有助于中医知识的重新整合与建构。正是在问题的解决过程中，加深了对中医哲学理念的理解，从而形成了具有"结构性"的知识结构。

②对课程内容进行深度思索，采用丰富的元素集合于APP可将医用教学中各知识点进行系统的梳理、精简、重新构建。中医理论博大精深，与世间万物、生活起居等均有相关，资源制作需求点多。如果根据中医学科庞大的理论体系进行设计制作，制作量巨大，教学团队难以实现，因此阶梯化的建设很有必要，数字化技术的产生为中医理论的易化提供了良好

机会。

③改变传统文字式的阅读习惯，将视觉元素进行组合、再设计，形成可视化的视觉形态。创设大容量、高质量、高水平的适合在互联网上运行的中医课程资源和智慧学习空间，对于构建中医药现代化终身学习体系，促进中医教育现代化，提高教育教学质量、提升办学效益，以及发展中医药事业均具有重要意义，中医药教学"现代化"符合国家对中医发展继承与创新并行的发展规划。

④可以通过图文并茂、生动直观的可视化插图、漫画、视频，将复杂的问题简单化，抽象的原理可视化，并增加趣味性。例如，设计课程动画、微课、虚拟资源等资源透析中医基础理论、人体结构，使得抽象理论直观可视，有效突破"中医辨证"难点。设计中医交互式操作软件等资源使得多种中医诊疗技术工作流程可视、可听、可读，直观呈现操作过程，有效突破"中医施治"难点。

⑤突破时间、地点的约束，实现机动、灵活、碎片化的自主学习。"碎片化"学习是现代社会的需求，也是中医需求大量增加的背景下的硬性要求。

（二）慕课

慕课全称为大规模在线开放课程，是近年来开放教育领域出现的具有完整教学架构的在线课程开发模式，也是近年出现的对传统教学模式最具挑战性的新模式。"在线"是指学习资源和信息通过网络共享，学习活动发生在网络环境下。"开放"是指学习是一种开放的教育形式，没有限制。慕课基于网络课程发展而来，具有优质资源开放、大规模参与教学、自组织和社会性等特点。慕课被认为是开放教育资源运动的新发展和突破，体现了开放教育资源从单纯资源到课程与教学的转变。

1. 慕课的特征

（1）新型课程模式

慕课是一种基于网络课程发展而来的新课程模式。它是一种课程模式，因此具有比较完整的课程结构，包括课程目标、参与人、实施思路、时间安排、作业、测试等，这是一般网络主题讨论没有的。在线课程包含教育目标、教学内容、教学设计、教学评价等课程所具有的一切特征。

将慕课分为cMOOC与xMOOC是最为认可的分类法。cMOOC基于联通主义，联通主义的基本概念是知识不是存在于大脑中的，而是分布在网络中的。学习者个人和网络之间是动态地相互作用的，学习者在学习的同时也在创造知识，并与其他学习者分享。cMOOC的课程模式创新就是今后人们学习的方式是基于不同人群、不同文化背景，通过社交网络构建互通互联的学习共同体。xMOOC是指基于传统教学模式的优化及网络化，像是对传统课堂的翻版，并不过度强调社交网络。xMOOC教学模式较为清晰、可控，而且容易与主流高校接轨。

（2）开放的教育形式

它是一种开放的教育形式，没有人数、时间、地点的限制。课程中所有资源和信息都是开放的，且全部通过网络传播。慕课对学习者的背景、层次等不设门槛，只要登录网络，均可免费学习慕课课程。慕课真正意义上实现了教育公平。

（3）大规模的参与

它是一种拥有大量参与者的巨型课程。课程的学习者可多达上千人，可使用海量资源。学习者可以根据共同的学习需求组建社区，交流分享。

（4）个性化的聚集

学习者可以根据自己的习惯和偏好使用多种工具或平台参与学习，如微信、QQ 或课程网站等。课程不局限于特定平台，体现了慕课的学习环境是开放和个性化的。使用慕课学习时学习者也可自定学习进程，学习节奏的掌握也实现了个性化。

（5）生成式的课程

慕课可以理解为一种生成式课程。在传统课程中，学习内容是由教师提前准备好的。而慕课中的大部分内容是动态汇聚的。课程为分布在互联网各处的海量内容提供了一个集合点，这些内容会通过网页的形式聚合以提供给课程的使用者。课程初始时仅提供少量预先准备的学习材料，学习者主要是通过对某一领域的话题讨论、组织活动、思考和交流获得知识。学习的过程也是思维激发的过程，以及新经验获得的过程。

（6）创新理念的目标

慕课课程的教学目标不是让学习者重复课程已有的内容，而是鼓励他们在此基础上有所创新。学习者可以基于课程已有知识，根据自己的理解和想法编撰新的内容。

（7）数据驱动的学习过程

由于进入慕课课程的学习者分布广泛，课程团队不可能通过传统课堂、课程考勤等方式把控学习进程。此时，学习数据就成为课程运行的助力器。慕课平台能够把学习者每一次的学习记录都精确地记录在案，通过后台进行数据挖掘，发现数据背后体现出的学习者的学习状态，再提供给老师，让老师了解自己的教学效果，继而能够在接下来不断地迭代更新自己的课程。

2. 慕课的理论基础

（1）泛在学习理论

泛在学习，又名无缝学习、普适学习、无处不在的学习等，顾名思义就是指每时每刻的学习，无处不在的学习，是一种任何人可以在任何地方、任何时刻获取所需的任何信息的方式。泛在学习克服了传统学习的缺陷或限制，拓展了学习的空间，延长了学习的时效。泛在学习理论指导慕课课程创造智能化的环境，让学生充分获取学习信息，这与让学生到教室或图书馆进行学习有很大的差异。在泛在学习环境下，学习是一种自然或自发的行为。学习者可以积极主动地进行学习。学习者所关注的将是学习任务和目标本身，而不是外围的学习工具或环境因素，这与慕课理念中的"开放"不谋而合。在泛在学习环境中，学生根据各自的需要在多样的空间、以多样的方式进行学习，即所有的实际空间都可成为学习的空间。对知识的获得、储存、编辑、表现、传授、创造等的最优化的智能化环境将提高人们的问题解决能力和创造性。泛在学习作为一种新型的学习理论体系，其实现需要数字化技术环境、数字化学习资源、灵活学习支持服务等多方面资源的支撑，其设计需求完全符合慕课课程的设计框架。

（2）联通主义学习理论

近年来，信息技术高速发展，对人们的生活、工作、信息获取都产生了重大影响。在知识经济快速发展的形势下,以往的行为主义、认知主义、建构主义已经不能够完全支撑与指导网络环境下知识的获取与传播。在这种背景下,联通主义学习理论应运而生。联通主义理论已经成为数字时代重要的学习理论。联通主义所表述的是一种能够适应当前网络社会结构变化的学习,其大力倡导"利用互联网思维进行学习",认为知识存在于连接中,学习过程具有自主性、多样性、互动性、连接性等特征,具体表现为在特定的环境中学习者围绕某一主题或相关节点对知识进行联通,延伸自身知识结构的过程。同时,在交流和联通的过程中,学习者已有的知识网络和其他人的知识网络发生碰撞,会生成新的信息源和知识节点,由此形成的新的知识领域将向外界无边界地扩展下去。联通主义从新的角度解释了开放、复杂环境下学习的发生机制,从而解决日益复杂且情况多变的环境下出现的问题,强调新环境下学习者应具备信息判断、筛选与管理的能力,注重创新和交互能力的提高。

3. 慕课的症结

慕课革新了教育的供给方式,颠覆了传承几个世纪的教育理念。慕课"开放"的理念迎合了信息时代人们对资源共享、教育平等、自适应、个性化学习方式的变革憧憬,从而掀起了一股席卷全球的"热潮"。在慕课实践的过程中,有认同、褒扬并迅速投身的,也有审视、质疑及诟病的,高辍学率、高支持成本等逐步浮现的问题制约了慕课的持续发展。面对出现的冲突,仅就显现的现象与问题进行了聚合状的声讨,但对教学毫无裨益。梳理并剖析慕课实践后出现的症结,探查认识偏差,深究慕课的本质,促进慕课良性发展应是教育界的共识。移动互联网时代,媒介和受众都产生了巨大变化,慕课设计与实施也要随之改变。慕课应被当作新型知识产品来打造,树立品牌意识,增加课程黏性,使慕课更契合移动互联网环境中学习者的心理和媒介使用习惯,发挥出更大的效用。以下就对慕课在国内外实践过程中出现的症结一一进行剖析。

(1) 核心概念的混淆

对慕课核心概念的混淆,造成了人们对慕课认识和理解的偏差。"大规模""开放""在线"是对慕课所呈现外部现象的描述。仅从上述词汇来分析慕课,不仅难以区分和解释其与以往的网络课程、在线课程等远程教育课程形态的异同,更会误导人们对慕课的远程教育性质归属和网络在线课程新样态的本质的领悟。"开放"指对的是"资源",但是慕课的建设立点不在于资源的建设,而是基于开放资源的新课程运行范式。慕课初期的实践中不少人对"资源""课""课程"等概念分不清,导致建设过程和使用路径发生了偏差。从学习的角度看,"资源"指学习的内容及其载体,如以纸质教材、课件、视频(录像)等媒体形式存在的学习内容,是一种静态的介质,属于课程的一部分,但不是课程。慕课课程建立的首要步骤是资源的建立,其主要资源是视频资源,具有开放性和共享性。课程的所有视频资源可以向全世界开放,免费共享。慕课和一般的视频课程的区别在于:第一,整个课程是由一条主线连接的完整的视频课程,而不是简单的视频片段的罗列;第二,慕课除视频外还有配套学习资源,如课程测试、课程练习等;第三,慕课课程平台都配有互动讨论区,学习者可根据学习进度展开主题讨论;第四,慕课提供的学习应该是免费的,有收费的只是增值服务,而不是基本的学习本身。

(2)"开放"和"互动"的不协调

从发展历史看,慕课克服了时空分离带来的不便,促进了教与学的有机融合,属于远程教育的新样态。信息技术与共享理念的结合促进了远程教育的跃升,数量众多的学习者参与到远程学习中。人们逐渐开始尝试将开放单一资源和创建学习社区结合起来,形成了慕课的雏形。大数据、云平台、虚拟资源等新一代信息技术帮助学习社区实现学习资源的"立体化"。优质资源的形成,进一步提升了慕课的"开放"质量。"开放"已深入人心,"互动"却一直是短板。因为突出的远程教育特征,教师在慕课的课程设计上会注意到开放性带来的影响。但就互动而言,现在的慕课平台仍以作业区、讨论区、学生评价等PC端方式为主,互动开发的形式和时效尚显不足。

(3)未能彻底实现的自主式学习

慕课的设计初衷是满足个性化的学习需求,但是在实践的过程中发现核心理念并未全面落地。首先,反映在慕课课程运作中。Coursera大部分课程所使用的都是行为主义教学法,仍旧是"以课程为中心",而不是"以学习者为中心"。慕课仍定时发布视频、学习进度控制、作业通关反馈、学伴互评与教师论坛答疑等流程,以至于充满变化和创造的教学过程被异化为"看视频、做作业、等反馈",不仅没能实现预想的灵活、自适应、个性化的学习方式,还造成了课程学习的"互动性不强、参与度不高、体验性差",消磨着学习者的学习兴趣,消耗着学习者的主动性,导致辍学率高、完成率低。其次是传播者和接受者角色的互融。互联网环境中受众主动性更高,传播者与受传者的角色不再截然分明,反馈更容易,分享更简单。各种自媒体平台满足了受众传播与分享的愿望,移动互联网从技术上加以助力,使受众不再满足于受传者的身份,想要加入信息的制作与分享过程中来,个性化表达的愿望愈加强烈。在移动互联网环境下的慕课学习中,受众接受知识的被动心态已经发生转变,想要加入知识的创造、分享和传播的各个环节。如何针对受众的这一变化进行课程相关环节的设置,也是慕课建设需要考虑的内容。

(4)模糊的价值取向

学校发放教材是希望学生明确课程范本,教师制作课件是辅助教学提升效果,教学管理部门实施教学评价是反馈教学质量。学历挂钩课程,课程挂钩学生,学生挂钩教师,教师挂钩资源及实施。教学相关的所有因素和行为都有明确的价值取向,慕课也不例外。慕课的开发价值取向影响着课程开发的方向,包括培养目标、课程内容、课程实施、课程评价等课程活动的定向与调控。厘清慕课开发的价值取向,既是慕课开发的前提,也是慕课规模化发展的必经之路。慕课已经触及高校教学制度的内核,与高等教育人才培养密切相连。教育部为积极顺应世界范围内大规模在线开放课程发展新趋势,直面数字教育改革的新机遇与新挑战,在21世纪初发布了《教育部关于加强高等学校在线开放课程建设应用与管理的意见》。该意见从国家政策层面鼓励各层教育领域推动我国大规模在线开放课程建设走上"高校主体、政府支持、社会参与"的积极、健康、创新、可持续的中国特色良性发展道路。

4.慕课与中医

(1)中医慕课的应用优势

①数字化教学资源的优化:慕课具有开放程度高、可重复、强调学习的体验和互动等基

本特点,其开放性、共享性及新技术的优势,保证了中医数字化教学资源的优质化与精品化。对于有些晦涩的原理,如中医哲学理论、中医诊断技术,通过数字化资源的方式呈现,使学生以直观的方式来学习,集中注意力,结合理论和实践激发学习兴趣,加强对理论知识的认识。

②构建中医终身学习理念:中医学是一门需要终身学习的课程。随着大多数高校逐渐引入新的教育模式,学生可以在网站上选择在校名师课程或地域名医课程,结合自身实际情况掌控课程进度。既保证了教学效果,又克服了地域性问题和教学时间的局限性,能使学生获得更全面的学习内容。另一个优点是学术方面没有硬性规定和要求,学生能够具备终身学习的能力。慕课将学习的重心从课堂转移到虚拟的网络世界,提供了一种终身学习的模式。

③实现中医教学活动的参与性与可评价性:传统的中医药课堂偏重于纯理论的模式,学生接受和掌握知识变得更加被动。慕课课堂不仅教会学生理论知识,也培养学生的实践应用能力。慕课所提倡的交互式或互动式的视频,能够将传统的教育方式变为一对一的聊天互动过程,这样学生的思维不再局限于课堂,可以发挥更多创新点。互动性还表现在师生、生生,甚至是师师之间的互动等多种形式上。另外,中医药课程由于知识点繁多,受时间限制,教师只能在传统课堂上灌输理论知识,无法提供大量时间进行测验,对学生的掌握和理解程度全然不知,使得知识链不完整。慕课中会提供大量的习题与练习,通过计算机自动分配任务和考试并计算出成绩,可以实现网上互动和课后效果评价。学习者只有在掌握了一定的课程内容后才可以继续学习。这一方法使学习者能够全身心投入,知识掌握得也深刻,学习兴趣也会提升,从而获得最佳的学习效果。

(2)中医慕课的应用设想

①在校教育:目前的中医药慕课教学方式主要是线上教学与面授课程相结合的方式,借助慕课网络平台把教学活动内容通过线上进行,如讲授视频、教学互动、作业的布置提交与批改等,要求学生在线完成教学视频、习题、讨论、测试和考核,同时老师线上指导,在线即时解决学生的疑难问题。面授课程中,教师针对课程中的疑点、难点、重点进行辅导,起到答疑、助学的教学辅助作用。翻转课堂与PBL教学相结合。PBL即"以问题为基础的教学法",是以讨论问题为核心进行研究性学习的教学方法,可以激发学生的学习兴趣,鼓励学生提出问题,并且提高其思考问题及解决问题的能力。这种教学方法已广泛应用于医学教育,有助于学生掌握中医药课程中繁杂的知识点,将基础知识与临床实践有效结合。

②继续教育:中医工作者的岗位能力涉及领域广泛,包括中医基础理论、中医临床理论、中药基础理论、中药方剂学、医学职业道德、临床研究及医学统计等内容。保障中医从业人员执业能力的良性发展,高质量的继续教育是有力保障。目前我国中医药学继续教育的教学模式形式单一,以学术讲座、进修班、专题讨论等为主要形式。传统学习形式大都要求在固定时间和地点进行统一学习,需要利用业余时间到校参加学习。在职人员较难配合继续教育的学习时间进行脱岗学习,许多医疗、科研、教育、生产和管理部门无法满足本单位的送培需求,学习时间和空间上受限。中医药继续教育中存在学术氛围不浓、学习者积极性不高等问题。

我国中医药工作者人数多、分布地区广、水平差距大。慕课大规模开放在线的特征打破了时间和空间的限制，保障了全国中医药工作者继续教育的均等化。不管是身处大都市还是身在偏远地区，都能在线学习同样的课程，拥有丰富的学习资源，解决了地域、教育背景、职称层次的差异问题。医院、学校，特别是中医药高等院校都为中医药工作者提供了有保障的硬件设备与通畅的网络服务，这些资源条件适应慕课这一大规模在线开放课程的要求，慕课作为中医药继续教育的新模式具有无可替代的优势。

慕课在中医继续教育中的应用设想包括以下三种：第一，根据岗位需求构建中医药继续教育慕课课程体系。慕课多元化、个性化、碎片化的特点能为不同层次的中医药工作者提供高效的课程，将中医药工作者的需求与课程内容高度统一起来。中医药工作者可以根据自己的专业、诊疗水平、教育背景、实际需要有针对性、有目的地进行学习，真正实现个性化的学习。慕课课程体系的内容可以根据中医药工作者专业能力涉及的领域进行规划，具体包括中医药基础、中医药临床、中医科研能力培养、中医教育教学方法等方面的课程。第二，创建中医继续教育的新模式、新方法。继续教育面向的受众是多层次的，同一层次的需求也是多元的，因此，中医药学继续教育的模式和方法也应该多样化。新的教学模式可以采取自学指导式、问题探究式等，新的教学方法可以使用PBL、任务导向法、讨论法、练习法等。第三，完善中医药慕课继续教育的各项机制。完善中医药慕课继续教育功能机制是推动慕课在中医药学继续教育中应用的一项重要措施，要制定激励机制、保障机制和制约机制。探索慕课中医药继续教育模式的激励机制，学员认真学习，完成学分给予学分激励、奖学金激励等，激发广大中医药工作者对慕课的热情，吸引他们积极参与；建立健全继续教育经费投入保障机制，保证继续教育的质量和可持续发展；探索慕课中医药继续教育模式的制约机制，将继续教育与年终考评、职称评定、岗位晋级等挂钩，督促中医药工作者主动学习，将自身职业素养与学习慕课课程做相应的规划，力图使中医药工作者提高服务水平，增强职业能力，实现终身学习，促进全面发展。

## （三）小规模限制性在线课程

1. 小规模限制性在线课程（small private online course，SPOC）的理论基础

（1）建构主义学习理论

建构主义学习理论认为学习是学习者在与环境交互作用的过程中主动地构建内部心理表征的过程。学习是学习者由原有经验出发，通过调整或改组，与新经验发生交互，从而建构新的结构的过程。根据建构主义学习理论的观点，在整个教学活动过程中，学习者始终占据着中心地位，一切都要围绕学生展开。教师则处于辅助地位，起到引导和帮助学生的作用，而不仅仅是灌输知识。学习者由被动转为主动，才能真正地实现对知识的熟练掌握和灵活运用。外部的新知识并不属于学习者，只有主动将新知识与自身原有经验发生有意义的关联，才能重构或完善自己的知识体系，建立并丰富新的认知结构。建构主义对于SPOC的启示在于教学实施的实际意义，即教师、同伴帮助学习者理解当前事物的性质、规律，以及与其他事物之间存在的联系，通过相互之间建立交互、协作活动而实现主动建构知识意义的过程。同时，建构主义学习理论还强调教师要做好全程的辅助工作，通过启发思维、激发动力等方式来促进学习者更好地完成整个学习活动。近年来SPOC的发展和实际运用，是对建构主义

# 第十章　中医课程数字化教学

的教学效果的反馈,为我国的教育信息化提供了更全面的认识。

（2）混合学习理论

混合学习理论的核心在于新、旧模式的无缝接轨。混合式学习既保留了传统线下教学模式的长处,又吸纳了线上教学的优势,有效地把实体教学和虚拟教学结合起来,从而实现了降低成本、提高效益的目标。这种混合学习的模式最早是由企业在人员培训的过程中开始采用的,并取得了良好的应用效果,极大地提高了企业的培训效益。在SPOC课程的运行过程中,混合学习理论发挥着重要的作用,不仅是因为它促成线上教学与线下教学相结合来提高学习效率,更重要的是这种学习模式能够有效地兼顾学习者的独立思考和合作探究的能力。基于个性化学习开展的SPOC与混合学习理论的核心观点正好契合,它并不着重强调线上教学这种外在形式,也不严格区分教师和学生的地位,它注重的是学习者在学习过程中的效益高低,以及是否真正地掌握知识并且能够自主地运用所学知识来解决实际问题。

2. SPOC 的形式

梳理当前的SPOC教学案例,发现SPOC当前主要面对在校学生和在线学生两类学习者进行设置。

（1）在校教育

SPOC在校教育是一种结合了课堂教学与在线教学的混合学习模式。在校SPOC的基本范式是采用慕课的讲座视频作为课程的讲授资源,然后教师在课堂教学中或是网络课程社区回答学生的问题,了解学生已经吸收了哪些知识,哪些还没有被吸收,在课上与学生一起处理作业或其他任务。教师作为教学的设计者和引导者,可全方位了解学生的特征及学习状态,使教学更具个性化。线上数据的动态监测及线下学习交互式体验,不仅能提高学生的参与热情,也增强了教师的职业成就感。随着互动的不断深入,师生协作度大大提高,为开展教学活动如自主学习等提供有力的支撑。慕课平台作为医学专门类的课程平台,对医学课程的实施有良好的资源支撑。护理教师团队根据慕课视频资源把课程内容进行了"碎片化"处理,将每次课拆分成若干个时长为10~20分钟的内容,每学习一个内容,即开展讨论答疑。讨论话题尽量丰富,并且给学生及时到位的反馈。例如,教师在进行消毒操作讲授前首先使用慕课视频讲授消毒灭菌方法,然后在讨论社区内发起讨论传染患者出院后如何处理床单位。疫情期间开展的SPOC课程取得了良好的教学效果,获得了学生和学校的好评。

（2）在线教育

SPOC在线教育是根据设定的申请条件,从全球的申请者中选取一定规模的学习者纳入课程,授课教师根据教学大纲的安排,每周定期向学习者发布教学视频,布置学习任务并发起线上交流及讨论的学习方式。入选者必须保证学习时间和学习强度,参与在线讨论,完成规定的作业和考试等,通过者将获得课程完成证书。而未申请成功的学习者可以以旁听生的身份注册学习在线课程,如参加在线讨论等,但是,他们不能与教学团队进行互动,且在课程结束时不会被授予任何证书。

3. SPOC 与中医

（1）SPOC 在中医教学应用的优势

第一,SPOC解决了传统教学模式的弊端,可以提升中医课程教学质量。SPOC是在线教育在大学校园中的真正价值所在。SPOC对于中医教学的重要性在于已经跳出了复制课堂课程的阶段，正在努力创造一些更为灵活和有效的方式，这正是现代社会中医学习的灵魂所在。

第二，SPOC模式的成本较低，且能用来创收，为中医教学及传播提供了一种可持续发展模式。慕课的制作及运行成本都较高。在一些非顶尖大学，高额的慕课费用往往让中医课程的开发难以为继。非专业的拍摄使得课程视频不抓眼球，后期课程没有团队运营又不能扩大影响维持生存。而SPOC关注的就不是资源的制作与开发，而是在于资源的整合与优化，更适宜于中医的广泛化学习。

第三，SPOC重新激发了教师的教学热情和课堂活力，创新了中医教学模式。SPOC让中医教师更多地回归校园，回归小型在线课堂，成为课程台前幕后的掌舵者。课前，教师是课程资源的学习者和整合者。教师不必没日没夜地"编写剧本"，也不必绞尽脑汁地"背诵台词"。教师节省了制作资源的精力，只要能够根据学生需求整合各种线上和实体资源即可。课上，教师是指导者和促进者，他们组织学生分组研讨案例或现象，随时为他们提供辨证思路指导，共同解决遇到的难题。以阴阳理论为例，学生首先在教师的指导下形成小组，然后基于慕课资源学习阴阳理论"标签"性内容后，实施讨论主题，例如，从感冒症状的差异分析阴阳失衡在人体的表现。组内讨论后将成果在课堂上表达并进行组间交流。教师根据汇报情况考量学生基础知识掌握程度，依据汇报中的不足，设计启发性问题，引导学生回溯辨证理论在诊疗过程中的应用。在这一过程中将前期学习过的碎片化中医知识加以整合、贯通，汇成中医临证思维。

第四，SPOC为中医学习者提供了完整、深入的中医学习体验，使学生在学习过程中保持稳定的学习兴趣。通过限定课程的准入条件和学生规模，SPOC将有中医学习需求的学习群体集合起来，为明确的学习目标定制课程，为他们提供有区别的、力度更大的中医学习专业支持，可以增进学生对传统医学课程的完整体验。中医学科的知识外延广阔，内涵层次丰富，涉及两千年来的众多医家及学派。如果学生对中医理论理解不透彻，对传统文化等横向储备不足，则对中医的辨证诊疗思路难以理解，最终失去学习兴趣，课程就停留在灌输阶段。中医SPOC课程将带领学习者经历传承、阐释、验证3个层次。SPOC本身包含的知识单元具有相对的独立性，非常适合在教学过程中开展中医思维模式训练，且各知识单元间又有相互联系，可设计纵横交错的思维锻炼网络，进一步培养学生从点、面、片等多角度理解中医诊疗过程，更可以外延到认识论、发生学等层面，引导学生从立体多维度认识中医视域下的宇宙观、人体观与生命观。

第五，SPOC丰富了中医课程学习的感官体验。图片、音视频等素材可以从视觉、听觉角度刺激学生的感官。虚拟资源、全景资源等可以创设身临其境的学习情境。丰富的学习资源不仅使学习变得有趣，还能增强学生对课程内容的吸收力。利用网络信息资源加入课程，能有效简化中医晦涩的哲学理论，增强课程生动性、立体性，提高教学效率和学生的学习兴趣。

（2）中医SPOC课程开发

①教学前端分析：A. 教学前端分析是指在课程进入设计之前，对课程联署情况进行分

析观测，以确定该课程是否适合用中医SPOC教学。教学前端分析一般包括5个部分，分别是教学目标分析、学习者分析、教学内容分析、教学环境分析和教学资源分析。B. 教学目标分析：教学目标表述的是学习者的学习结果，教学目标的表述要求明确、具体、可以观测和测量。根据布卢姆目标分类理论，中医SPOC课程的教学目标可以分为认知目标、技能目标和情感目标。C. 学习者分析：慕课把学习者范围做扩大化处理，而SPOC则对学习者做严格的限制性准入。中医SPOC课程的限制性准入体现在学生的学习起点水平上。学习起点水平分析是指了解学生的学科背景、知识储备和技能水平。学习者需对课程的知识有一定的基础才能学习这种具有小规模、精致、多种学习资源特性的中医课程，中医SPOC课程一般不建议面向大一新生开设，学习者进入中医SPOC课程时应具备一定的人体解剖知识和生理基础知识。D. 教学内容分析：教学内容是指课程传播给学生的知识、技能、思想、信念、行为、习惯的总和。中医教学内容的选择应与人才培养目标及岗位核心能力保持一致。教学内容的呈现可以基于学科学习内容进行"知识树"的构建，也可以按照知识点或主题单元进行呈现。E. 教学环境分析：SPOC的教学环境包括线上和线下两部分。SPOC线上学习平台多种多样，国内主流平台包括中国大学慕课、清华大学的学堂在线和超星泛雅网络教学平台等。主流平台一般都包含首页、统计、资料、通知、作业、考试、讨论等模块，有助于实现学生的个性化学习。线下环境主要是指传统课堂学习环境，除了学生的手机、电脑、多媒体教室等物质条件，还包括一些非物质的条件。线下环境会对学生的认知发展和情感价值形成产生影响，使学生对知识的理解更加深入，增加教师与学生交流互动的机会。F. 教学资源分析：SPOC课程内的资源必须具有数字化特征，方便远程使用。SPOC资源可以根据来源分为3种形式，一是将已有慕课资源作为引进式资源；二是将原有网络课程加工为改造式资源；三是完全自己设计并开发的自建式资源。

②教学活动设计：教学活动以活动的思维来考查和揭示教学的内部联系和结构，是教师和学生在教与学的条件下形成的。SPOC教学活动一般分为课前活动、课中活动及课后活动。A. 课前活动：在课前学习中资源起到非常重要的作用。教师要整合好课程资源并上传至课程平台，然后制作学习任务单，指导学生完成课前学习任务。教师也可在讨论区解答学生在课前学习中出现的问题。B. 课中活动：教师进入课堂活动前先整理学生课前学习中遇到的问题。教师选择有代表性的问题在课堂中统一解答，并点评、总结课程学习的知识点，使学生对知识的理解从浅层向深层转化。C. 课后活动：教师在平台中收集学生的学习数据，这些学习数据包括学生观看视频情况、讨论区交互情况、课程访问情况及作业完成情况，对数据进行分析后进行教学总结并提出相应的改进措施，争取在下节课程前完成改进，通过多次的应用及改进，优化SPOC教学设计。

③教学评价设计：SPOC教学评价是一个动态的、循环往复的过程，它要求教师、学生、管理者采用多种评价方式不断进行教学评价。教学评价设计阶段包括明确评价目标、分析评价内容、确定评价主体、选择评价方法等。

## 二、线下环境的变革

线下环境，主要指课堂教学环境。早在春秋时期，人们就已经开始使用教室或书塾等固定空间作为教学环境。人类社会出现院校制教育后，黑板、粉笔、课桌、课椅等一度成为面授环境中的标准配置。随着多媒体技术、移动技术、网络技术等的发展，教室里陆续出现了多媒体系统等。自20世纪60年代末以来，课堂环境作为影响有效教学的重要因素，一直是学术界关注的热点。课堂环境是决定学生发展的潜在因素，其具有学习环境的普遍特征，是任何希冀于提高教育教学质量的研究者都不能忽视的因素。

（一）智慧教室的概念

随着我国教育体制改革的不断深入，先进的信息技术被应用在教育行业，逐渐形成了一种创新型教学空间，即智慧教室。智慧教室改变了传统教学模式，促进了教学目标的实现。智慧教室在应用的过程中可以划分为不同层次，主要为感知层、网络层及应用层，可以有效提高信息设备的感知能力，根据协议接入网络。与传统教学空间相比，智慧空间具有优化呈现教学内容、灵活改变教室布局、便利获取学习资源、满足课堂教学的及时深度互动、教室情境的适时感知与检测等特点。

（二）智慧教室的功能

1. 激发学生的学习动力

学生的学习动力是在学生与自我、与他人、与环境的交流中产生的，是一种学生自身需要的内部动力，具有一定的驱动效应。提高学生的学习动力需要利用问题情境，诱发学生的认知冲突。当现有知识无法理解新内容时，就会产生学习的需要。在互动教学中，教师可以使用智慧教室中的显示设备创设相关问题情境，当学生现有知识不能够解决问题时，就会激发学生的学习动力。学生为解决问题，与他人产生互动，在互动的过程中分享自己的新知识并借助他人力量获得自己想要的知识，达到彼此之间的互相帮助的目的。不同学生有不同的思维方式和知识水平，学生在交流互动中进行思想碰撞，既能够开拓思维，又能增强独立思考的能力。

2. 营造师生平等，学生为主的学习环境

传统课堂中一对多的授课形式使学生和教师处于分离位置，教师占据教学的优势地位，学生从情感上对教师产生畏惧情绪，在课堂上不敢或不愿表达自己的想法。学生的学习过程基本是服从于教师安排，接收教师传递的信息并服从教师的教学安排。智慧教室为师生缔造了平等的教学环境，教学方式由教师讲授变为教师指导学生学习。教师是引导者，学生是学习的探索者，是学习的主体。师生在讨论互动中共同营造一种平等的良好氛围，培养学生良好的人文素养。

（三）智慧教室的主要技术

1. 基础设备

智慧教室里需要承载课堂教学的全过程，桌椅、展示设备、记录设备等基础设备不能缺少。智慧教室灵活的座位布局为学生之间线下的互动提供场所，方便学生的会话交流。智慧教室中丰富的跟踪设备和录播系统为整个学习过程提供技术支撑，促进教学中的协作学习和线上互动。同时智慧教室提供多种内容展示设备，有助于构建现实情境，为学生的知识学习和意义建构提供了良好的环境。

2. 交互触屏设备

交互电视是智慧教室里非常重要的设备。交互电视的优势：一是从尺寸上超越了之前的投影设备，学生在教室的任何角度都可以清晰阅读正在显示的课程信息；二是交互电视具备良好的人机交互性能，服务功能较多，如支持互动交流及在线教育等；三是交互电视可以随时保存电视显示的课堂内容，随时连线利用教学资源。在课堂教学中，通过定时将教学中的难点与重点显示出来，实现人机触摸交互，让学生真正体会到互动的乐趣。

3. 物联网

物联网是利用传感器来采集信息，所采集到的信息要同互联网上不同端口有效融合，从而形成一个能够互联的网络，实现实体空间内物与物、人与物的连接，进而提高教学智能化程度。物联网能够通过传感器来有效管理学生，优化教学环境，提高教学水平。

（四）智慧教室与中医

1. 创设学习情境，提高教学质量

在中医药课程教学中，智慧教室的应用有助于教学质量的提高，可以创设出一个良好的学习环境。在信息技术教学中创设的中医情境立体、形象、有趣，巧设疑问进而提高学生的思维能力，激发学生的探究欲望，使学生自觉自发地探索知识。如在讲授五行理论时，教师可通过智能系统让学生玩连线游戏，生动有趣的情境能让学生在轻松愉悦的氛围中学习到五行知识。

2. 实现高效互动，增强学习氛围

互动不是你问我答，也不是一问一答，而是有问有答。智慧教室环境下高效互动的中医信息教学模式包含的内容很多，如创设情境，实现情感上的互动；学生之间互动讨论；学生质疑，教师解答疑问，实现师生互动；反馈教学信息，实现互动；显示教学效果，实现学生之间的评价。智慧课堂在信息教学中的有效应用，实现了高效互动，充分体现出学生在教学中的主体地位。在此教学环境中，能有效激发学生的思维能力，学生在创设的情境中切实感受到教学中的问题，提出问题，引人深思，学到知识。智慧教室应用了多种先进的技术，不断创新教学方法，更新教学手段，实现高效互动，极大地推动了中医信息技术课堂教学水平的提高。

3. 激发课堂教学活力，促进知识的共享和转移

知识的转化是在与学习伙伴的交流互动中实现的。学生通过互动获得隐性知识，将隐性知识通过课程资源等辅助资源转换成显性知识，再通过互动对知识进行传播和固化，传播的过程就是知识分享和转移的过程。在中医学习中，智慧教室可以创设出形象、生动、有趣的教学情境，有效激发学生的情感，激发学生学习中医的兴趣，在学生的心中点燃探索知识的火花，激发学生的探究能力，促进知识的共享和转移。

## 第二节 教学资源的改变

### 一、微课

（一）微课的理论基础

1. 掌握学习理论

美国心理学家布鲁姆提出了掌握学习理论。该理论认为只要给学习者提供及时的反馈、个性化的帮助及足够的学习时间，多数学习者都能够获得良好的学习成绩，最终达到预期的学习目标。根据掌握学习理论，学习者之间的能力差异并不像教师想象的那么大。学习者之间的能力差异不能决定他们要学习的内容和学习质量的好坏，只决定着学习者需要花多少时间才能掌握所要学习的内容。也就是说能力强的学习者用较少的时间掌握所学的内容，而能力弱的学习者花较多的时间同样可以达到相同的掌握水平。所以教师要做的是确定学习者要达到怎样的学习目标，以及判断学习者是否达到了学习目标。微课可以很好地实现这一教育理念。学习者无论能力如何，学习速度快慢，都可以反复观看视频，所以微课给学习者提供了足够的学习时间保障，可以使学习者达到教学目标所要求的知识掌握水平。

2. 认知负荷理论

澳大利亚教育心理学家 John Swlder 于 20 世纪 80 年代提出了认知负荷理论。该理论关注学习者在学习过程中产生的认知负荷，认为工作记忆容量的有限性是人类学习的主要障碍。该理论主要研究如何通过教学设计减少学习过程中的认知负荷，使工作记忆的容量更多地集中在将要学习的材料上，从而促进学习。根据认知负荷理论，内部认知负荷是由学习材料的复杂程度和学习者的专业知识决定的，教学设计不能对此产生影响。而外部认知负荷和关联认知负荷都受控于教学设计。为了促进学习的有效发生，在教学过程中应尽量减少外部认知负荷，从而使总的认知负荷不超出学习者的承受范围。微课作为学习材料时，其短小精悍和富有针对性的教学设计特点能够很好地解决学习者的认知负荷问题，帮助学习者减少无关认知负荷，从而促使学习者的认知负荷保持在允许范围之内，进而促进学习的有效发生。

（二）微课的特征

1. 设计理念

微课开发前需要对课程内容做"碎片化"处理。单个微课以课程某个知识点或教学环节为资源组织单位，不仅关注教师的"教"，更突出对学生的"学"的设计，以"解惑"为主。

2. 资源组成

微课以视频为核心。核心资源外还需配备多种辅助资源，资源组成类型多样化。

3. 资源粒度

微课视频基于知识点或教学环节录制，资源粒度小，容量小，一般时长为 5~10 分钟。

# 第十章 中医课程数字化教学

国内多个微课大赛要求微课作品时长不可超过 15 分钟。

4. 资源结构

资源呈现半结构化，可扩充开放、生成、修改、完善，资源具有良好的交互性。

5. 应用领域

微课的应用领域广泛，可应用于学校教学、远程教学、继续教育等。

### （三）微课的类型

1. 讲授型

此类型录制时主讲教师入镜，这是现在微课呈现形式中最常用的一种。教师基于固定场景通过语言描述向学生传授知识。这种形式对后期的剪辑要求比较高，需要配套丰富的素材，否则整个视频会使得观看者感觉沉闷呆板。中医基础理论部分的微课都适宜这种录制方式。

2. 问答型

此类型录制时两人入镜，一名教师与一名学生相互配合，以你问我答的谈话形式引导观看者获取知识。此种形式对脚本编写的要求很高，教师需要有丰富的教学经验，能够整理出相关知识点的常见问题，并按照一定的逻辑顺序编写入脚本中。问答要引人入胜，知识传递要深入浅出。中医病案讨论的微课可以采用此种形式。

3. 讨论型

此类型录制时多人入镜。人员组成可以是教师与多名学生或教师团队。呈现形式类似于访谈节目，多人围绕一个中心问题发表各自的意见和看法，相互启发，集思广益，生动活泼地开展学习活动。中医养生技术的创新应用等主题可以采用此种录制形式。

4. 示教型

根据录制的技术类型决定入镜人员。此类型适合两种录制需求，一种是讲授的理论抽象性强，如中医的经络腧穴知识，可以使用虚拟资源等辅助演示，通过实际观察获得感性知识以印证讲授内容；另一种是在真人或教具上实施操作过程，帮助学习者获得精准的操作细节和程序。中医的各项操作演示均可采用此法。

5. 表演型

录制人员根据脚本灵活设定。表演型是进行情境教学的有力辅助资源，录制人员通过对教学内容进行情节性的表演和在线，帮助学习者代入角色。该法适合中医四诊和医患沟通等内容的录制。

### （四）微课与中医

1. 微课在中医教学中的优势

（1）微课引入中医教学是顺应信息化趋势

目前微课在中医类院校教学中的应用还属于改革创新的初级阶段，在日常教学环节中，教师通常以微课作为课堂教学的辅助授课素材。中医微课内容时长基本控制在 5~10 分钟，把教学重点或某个知识点经过"录屏专家""喀秋莎"等软件编辑制作后，通过视频方式向学生展示，具有短小精悍、形象生动、学习方式灵活等特点。中医类各学科与其他学科相比，其文字语义抽象、知识点分散却又丝丝相扣，教师通常利用微课的形象化、情景化特点在课堂中展示教学内容，以激发学生的学习兴趣、增强其理解和记忆。此外，一些教师还利用"翻转课堂"的形式，提前将微课内容发给学生，让其自主学习，以便在课堂上利用更多时间为学生答疑解惑并展开病例讨论。

（2）微课引入有利于培养学生临床思辨的能力

学习中医，离不开经典理论的解读。传统教学中的中医经典理论以条文的形式展开。按照既往教学模式，教师首先介绍条文，再对条文病因、病机加以解释分析，然后分析方药，举例说明方药临床运用。这样的教学过程容易将经典的临床特性抹杀，使学生将经典当成套路来学习。微课可以将这些条文还原为鲜活的病案，引导学生自我思考，分析病因病机。

（3）微课引入有利于进行病例讲解

中医诊断思维的最有效搭建路径是根据医案解释中医辨证理论。微课可以将临床患者的主诉及症状等制作成动画，一些可视的阳性体征可以直观拍摄，如舌象，再加上老师的讲解，就成了一个完整的微课，让学生去分析判断病情，完成学习任务。

2. 微课在中医教学中的症结

（1）内容缺少系统性

中医蕴含着丰富的哲学思维和辨证方法，其专业学科内容宏大、知识结构丰富，多数中医高校专业课程的教学集中在60～100学时，西医院校的课程集中在32～64学时。传统教学模式授课中就普遍存在学习内容多、要求进度快的现象，中医专业学生学习时间较长、压力较大。而微课所呈现的讲课内容多以某个知识点为主，每个章节与章节间、课程与课程间均缺少连贯性。如果过度依赖微课教学，势必会导致学生的学习缺少系统性。所以要系统化形成中医的微课群将是一个浩大的工程，微课适合于部分理论及中医操作的内容教学。

（2）制作水平的局限

中医教师队伍专业素质过硬，可以很好地把控微课制作中的教学设计、教学内容安排，但是面对具体制作中所涉及的摄录技术、课程动画效果、软件应用等其他领域的专业技术时，就显得茫然、不知所措。微课作品往往带给人简陋及拼凑之感，画面感不丰富。试想，这种简易版微课，不仅没有质量保证，无法引导学生的自主学习，更是浪费了中医专业教师大量"摸索式"的制作时间，增加了教师额外备课的负担。"专业的事还要交给专业的人"，中医教师需要掌握的是各种信息技术与微课结合后的呈现效果，再结合自己的课程内容"量体裁衣"方是上上策。微课软件的开发、应用及日常维护等工作专业而又复杂，在中医院校中缺少专门负责教育、教学信息化的管理层或制作团队，一些兼职教师即便担负这些工作，但仍处于职责模糊、难以界定的尴尬处境。

## 二、VR

（一）VR的概念

VR，源于英文"virtualreality"，中文名为虚拟现实技术。虚拟现实技术是20世纪末发展起来的涉及众多学科的高新实用技术，是顺应信息化时代的创新技术，是将虚拟与现实相结合打造前所未有的第一视角。虚拟现实技术是一种依靠计算机来创建虚拟世界并且与之进行人机交互的计算机技术。它使用计算机生成一种高度模拟现实的虚拟环境。虚拟现实技术在硬件上主要通过传感器头盔和数据手套等辅助工具与虚拟空间对接，加强用户对虚拟空间的感知并增加对其的控制，产生一种身临其境的感觉，大大丰富了我们的听觉、视觉、触觉感受。VR拥有更为贴近的代入感和融合感，可助推各行各业的技术进步和发展，是实践创新的精彩呈现。随着计算机技术的不断进步，虚拟现实技术在教育教学、园林景观漫游、影视三维、建筑效果等领域带来了全新的体验，应用前景十分可观，大大丰富了人们的物质文化生活。

（二）虚拟技术的特性

1. 构想性

构想性，是指虚拟现实技术给用户提供了广阔的想象空间。通过场景的建模对真实环境的模拟，让用户能在虚拟环境中感受到真实环境的事物，真实感受到环境及事件发生的过程。同时也可以根据人脑的想象和构思，对自己构想的事物进行场景和角色的建模，把自己想象的事物反映出来，变成具体可供分享的事物。这个过程让想象得到释放，并且可以方便地与其他用户一起研究并对猜测进行验证。

2. 沉浸性

沉浸性，是指虚拟现实技术允许用户沉浸在虚拟构造世界中，产生像现实世界一样的感受，其中包括身体上与心理上的感受。通过对模型的构建，用户可以获得身临其境的视觉感官新体验。通过音频的保存和编译，让用户在听觉上反映事物本身属性，数据手套的功能是通过数据手套让人能感受到对虚拟物体的触觉。这一特性可以积极地引入教育领域，帮助构建教学情境，提升学习者的体验感。

3. 交互性

交互性，是指用户通过对计算机的控制来操控虚拟物体，同时虚拟物体给予一定的反馈。虚拟空间不像视频、图片那样由计算机向用户单一地展示，用户可以通过鼠标、键盘、数据手套等工具对计算机发出命令，在虚拟空间做出立体的符合命令的动作。这一特性在职业教育领域应用广泛，如汽车维修，学习者可以进入虚拟空间对待维修车辆进行拆解，也可以练习使用正确的工具进行组装或拆卸。

（三）VR的理论基础

1. 可视化技术的发展

"可视化"一词来源于美国国家科学基金会，其目的是使数据可视化，这使得科学家们可以弄清计算过程中数据发生的变化。现代的数据可视化技术是指利用计算机图形学和图像处理技术将数据转换为图形和图像在屏幕上显示出来，并进行交互处理的理论、方法和技术。再后来，人类快速步入信息社会，人们对信息共享的渴求产生了"信息可视化"的需求。知识可视化在"数据可视化"和"信息可视化"的基础上逐步发展起来，是一种利用视觉表征手段促进群体知识传播和创新的技术。

2. 知识可视化理论的研究框架

实现知识的可视化传播和创新至少需要从三个角度来考虑，分别是可视化类型、可视化目的和可视化形式。"可视化类型"指的是对进行传播的知识类型进行区分，但是目前并不存在为特定知识类型提供特定方法的框架。"可视化目的"指的是对可视化的目的进行界定，如知识的共享、创新、学习。"可视化形式"则需要考虑可视化的几种方法，如启发式草图、概念图表等。

（四）VR 在医学的应用

VR 在医学领域主要包含四个方面的应用，分别是虚拟人、手术辅助技术、虚拟手术及远程医疗虚拟系统。

1. 虚拟人

虚拟人是指通过数字技术模拟真实的人体器官而合成的虚拟模型。这种模型不仅从形态上符合人体体貌特征，也具备体腔内心脏、肝脏、肺脏、肾脏、大脑等各个器官的完整外观。部分虚拟人还展现了人体的正常生理状态和生命特征。虚拟人应用是为了给医学或其他关联学科的研究提供更为精致的人体演示模型。

2. 手术辅助技术

手术辅助技术为一些不便观察的微创手术的内镜和特殊手术刀操作提供三维虚拟模型，以辅助手术准确实施。该技术为成功率低的手术提供虚拟手术环境做计划参考和模拟演练，以提高手术的成功率。

3. 虚拟手术

虚拟手术采用了高分辨率、高对比度的尖端图像采集技术和实时的、高性能的、多处理器的计算机图形学系统，具有强大的操作功能和强烈的沉浸感。虚拟手术中建立的模型准确地描述患者器官的形状、位置及形变，尤其对器官内部结构的描述非常精确。当使用者沉浸在场景中进行手术操作时，系统技术可以模拟用手或其他的医疗器械对器官进行推、剪、捏、切、割之类的操作。虚拟手术可以代替医师进行手术方案的三维构想，比较客观、定量。

4. 远程医疗虚拟系统

远程医疗虚拟系统可以用互联网技术及虚拟技术把综合医院、专科医院同专门科室等联系起来，让不在一个物理空间内的医师共同探讨患者资料并给予诊治，实现一些医疗设备和专家等资源的共享，加强了医学各专业领域的合作和交流。远程医疗虚拟系统主要包括患者端的数据接口、网络服务器处理环节和医师端的显示环境。

（五）VR 在教育中的应用

1. 应用背景

在现代教育技术的发展史上，我们经历了基于广播电视的远程学习（D-Learning）、基于电脑和互联网的电子学习（E-Learning），以及利用现代通信终端设备进行移动学习的

（M-Learning）阶段。这些教育技术的发展，分别实现了教师与学生的时空分离、远程的面授教学、随时随地进行自由的学习等教育改革，是信息时代新技术对传统教育一次又一次的冲击。而基于虚拟现实技术的 V-Learning 也将带来教育界的新革命。

虚拟现实技术源于娱乐，发展于娱乐，如何使它适应教育需求呢？学校是激发学生创造力的地方，课堂是活跃学生思维的空间。如果把虚拟现实技术带入学校，引进课堂，帮助学生更好地接受教育，那么这项技术就更显价值。教育结合虚拟现实技术即 VR＋教育，在不久的将来，会在教育领域挖掘出 VR 巨大的潜力，推动教育教学的不断发展。再经过几十年的发展，随着 VR 技术的不断成熟，VR 设备功能的不断完善，VR 内容的不断丰富，VR＋教育将成为教育领域的发展趋势。给孩子配备一台 VR 设备就可以让自己的孩子"进入"世界上最好的学校，接受最优秀的老师授课，感受最真实的知识世界，很多家长应该是乐于接受的。利用 VR 技术，对于教育行业的作用更多的是一种对感知的增强，让学生沉浸于虚拟世界中，以个性化的方式去体验、去学习、去建构属于自己的知识体系。

2. VR 在教学中应用的常见方式

VR 根据与眼睛由近到远的距离划分三种不同的呈现方式：头戴式、手持式、空间展示，其中前两种在教育领域的应用较为广泛。

头戴式虚拟现实显示设备一般包含显示器模块、位置跟踪模块、数据感应手套和其他设备等，一般以 VR 眼镜形式出现：有独立带显示器的 VR 眼镜和分体式需要嵌入手机的 VR 眼镜。学生使用 VR 眼镜进行体验式学习时具有置身真实情境的沉浸式感觉，书本中的知识变得立体形象、可触摸、可互动、可感知。例如，讲解天文课程时，语言和文字难以详细描述宇宙太空星际运行的状态，如果借助 VR 眼镜等设备，学生就可以全方位任意距离观察行星、恒星和卫星的运行状态，观察每个行星的地表和内部结构，甚至可以降落在火星或月球上进行"实地"考察、体验星际之旅等。

手持式 VR 设备多采用 APP 嵌入移动设备的方式，众多教学内容和资源融入 APP 当中，让学习者在一个鲜活和互动的环境中进行学习。VR 显示特别适合儿童教育，如科学原理演示、空间认知、形象字词记忆、益智游戏等。

3. VR 在教学应用中的优势

（1）VR 技术能为学生创造自主学习的环境条件

VR 技术能让用户拥有独立自主性，将教学内容融入互动媒体，每个学习者在使用的过程中都会因为交互的反应不同而有不一样的学习体验。教学过程的多元化吸引了学习者反复操作而不至于厌倦，也避免了教学过程中教师对所有学生都采用千篇一律的教学方式。学生在课堂中未能掌握的知识点，可以在课后使用 VR 设备进行复习，如机械维修课程、化学试剂课程的温习，VR 技术大大加强了学习者对知识的理解和巩固。VR 设备非常贴合时下热度很高的"翻转课堂"和"微课导学"的教学形式，让学习内容变得丰富且充满吸引力，教师从传统的基础性的解释工作，转变为针对性的答疑。

（2）VR 技术为学生提供真实的情境

如果课程内容难以通过语言和文字进行良好的表达，再受制于学习者理解能力不一，教学效果就会产生很大的差别，也就更加凸显了不同区域教育不公平的现象。如果用 VR 技术辅助传播知识内容的话，其空间立体效果和交互形式的呈现可以改变这样的状况，把文字知识立体形象化展示，相比以往靠想象事物的方式，直观呈现真实的情境可以帮助学生对知识的理解和记忆。VR 技术可实现多种感官一体化的感知效果，真实的情境体验、跨越时空游历、媒体交互的感受能使学生如身临其境般在知识的海洋里遨游。

（3）VR 技术利用虚拟空间弥补物理空间的不足

我国地域辽阔，地区间贫富差距较大，在教学资源分配上难免有不平衡。学生所遭遇的不只是教育相关资源的不平等，还有围绕在教育和生活周边的整体性的缺乏。偏远地区的学生在学习书本上的知识时，很多都是停留在字面概念或是图片视频层面，信息印记单薄。VR 的虚拟空间，正在消解这部分空间限制。

（4）VR 技术提升学生的学习兴趣

VR 技术提供的真实情境不仅能激发学生的学习动机，更能给学习者创造亲身观察、操作的机会，这对于加速学生对知识的加工和建构过程具有非常重要的作用，形象化展示有益于学习者的深层次理解。在 VR 技术教学中，有生动的场景、新颖的方式、丰富的内容和极具趣味性的交互，让兴趣成为学生的老师。

（六）VR 与中医

1. 针灸经络虚拟模型

（1）模型建立

首先对符合人体比例的模型采用三维扫描仪进行扫描，得到精准的针灸经络模型。为了保证扫描结果的形体流畅，在扫描模型时应该尽量保证模型各部位的光线均匀、不反光，且让物体保持静止状态。对表面复杂的区域可以进行多次扫描。扫描后的数据使用专业软件进行处理，最后导入 3D Studio Max 软件进行精细处理。

（2）穴位贴图

人体的穴位多达几百个，经络模型表面有着较为复杂的经络和穴位信息。为了准确展示穴位信息，可以使用高清摄像机对已建立的模型进行采图，然后再将这些图片导入 3D Studio Max 软件中进行贴图的操作。

（3）搭建场景

在三维模型建模贴图烘焙完成后，需要将其导入到 Unity3D 之中。导入三维模型后需要设置其位置，调整其 Rotation 处于竖直状态，为模型增添场景处所。

（4）人机交互界面设计

首先在 Unity3D 搭建好的场景中加入 Canvas 组件，然后在组件下添加需要的 UI 组件，对同一区域的组件添加一个容器以便于后期微调，从而实现特定设计的人机交互界面。

2. 虚拟经络推拿机器人

（1）建立虚拟人体模型

首先使用 3D Studio Max 软件建立三维人体模型，并对局部细节进行补洞和优化。然后使用软件中的"基本几何体"工具创建人体穴位模型和穴位名称，将其放在人体相应部位，并应用软件中的动画功能制作出点击动画。接下来进行灯光设置和人体模型表面纹理的优化，以增加模型的立体感。最后按照人体组织的触感特征给模型贴图，使模型颜色更加真实和鲜亮。

（2）穴位信息交互

系统采用 ActiveX 控件技术把虚拟场景嵌入交互控件中，实现虚拟场景与中医推拿机器人穴位信息交互。当使用者进入场景并由指定的穴位开始按摩时，总控软件调用系统中的选择穴位函数，虚拟场景中的相应穴位就会被按下。穴位在画面的显示会出现黄色和紫色两种颜色交替闪烁，并同时放大该穴位名称。

3. 中医临证虚拟训练系统

（1）训练系统结构

由 7 个部分组成：对话窗体（含权限验证）、案例信息库、训练模块（含智能分析和评判比较）、用户信息库、管理系统、操作界面、反馈模块。

（2）训练系统数据库

训练系统主要以数据调取和结构分析的方式得出病证类型，共含有 12 个数据表库。第一是医案主数据表，包括患者姓名、性别、职业、出生日期、年龄、籍贯、联系方式、就诊日期、主诉、既往史、现病史、体格检查、理化检查、中医诊断、西医诊断、方名、方药、科别、病系、剂型、煎法、服法、宜忌、反应疗效、预后转归。第二是医案病名标引表，表内存储内容为解析后的病名原文献字段及病名标引主题词。第三是医案病机标引表，存储内容为解析后的病机原文献字段及病机标引主题词，包括病名序号、病机序号、病名主题词、病机主题词等。第四是病案病位标引表，存储内容为解析后的病位原文献字段及病位标引主题词。第五是医案病因标引表，存储内容为解析后的病因原文献字段及病因标引主题词。第六是医案证候标引表，存储内容为解析后的证候原文献字段及证候标引主题词。第七是医案症状标引表，存储内容为解析后的症状原文献字段及症状标引主题词。第八是医案立法指引表，存储内容为解析后的立法原文献字段及立法标引主题词。第九是医案组成表，存储内容为解析后的药名、药量、制法原文献字段及其标引主题词，包括医案编码、病名序号、药名原文献、药量原文献、制法原文献、药名主题词、药量主题词等。第十是医案功效标引表，存储内容为解析后的功效原文献字段及功效标引主题词，包括医案编码、功效序号、功效原文献、功效主题词等。第十一是用户信息表，存储内容为用户信息，包括序号、用户名、用户密码、用户权限、电话、电子邮件等。第十二是讨论表，存储内容为用户的心得体会、问题，包括医案编码、序号、用户名、学习心得、问题等。

### 三、增强现实技术

（一）概念

增强现实（augmented reality，AR）技术，简称 AR 技术，是虚拟现实技术的延伸，是在虚拟现实技术的基础上发展变化而来，可以将计算机生成的虚拟图像实时地、动态地衔接到用户所看到的真实世界中，把原本在现实世界受时空范围限制而不能轻易体验到的实体信息（听觉、味觉、视觉信息、触感等）通过相关设备等科技模仿真后再叠加、补充到真实世界，让使用者在同一个空间场景中感受到虚实共存，从而达到"增强"现实的感官体验。除了具备虚拟现实具有的特点，增强现实技术更强调虚拟世界与现实世界两者信息的融合，并及时更新实时动态。

（二）理论基础

1. 情境认知理论

情境化学习在本质上与建构主义学习理论有着共同的认知基础，学习是在原有的知识经验基础上进行的，学习者通过与环境的交互建构新知和概念。而情境化学习理论认为，学习应该随情境发生变化，学习应该发生在真实的情境中，学习需要交互与合作。学习活动必须在全景的环境中展开，学习活动中也应设计合作与交流互动环节。

美国情境认知研究学者 Brown、Collins 和 Duguid 认为，学习和思考不是凭空存在的，而是特定情境中孕育的。知识的产生和问题的解决也有赖于情境的辅助，知识存在于具体的活动、情境和文化之中，只有进入其中，才能获得真知。学者 Herrington Oliver 提出这个理论的关键之处就是当学习者在真实的现实情境中，如何有效地面对与处理问题，如何有效地运用所学的知识技能。AR 技术基于这一理论对信息空间和物理空间进行整合的同时，不仅可以给学习者带来无缝的交互学习式体验，而且可以给学习者不停地提供相关的学习服务和内容，从而使学习者的学习不间断地进行。

2. 多元智能理论

多元智能理论中提到的 8 种能力具体如下。

①语言智能：能够准确、高效地进行口头表达或文字表述等。

②数学逻辑智能：对数字有高度敏感，善于探寻各事物间的逻辑关系等。

③视觉空间智能：能有效辨析物体空间关系，并善于用抽象事物寄托自身情感等。

④肢体运作智能：有出众的身体功能，善于用肢体语言表达情感等。

⑤音乐智能：对音色、音调、节奏等辨识度高，能用音乐表达思想等。

⑥社交智能：善于察觉人的情感，易与人建立关系等。

⑦自省智能：喜欢独立思考和自我反省，能有效把控情绪、欲望等。

⑧自然探索智能：能准确把握人与自然的关系，具备探索自然的能力等。

3. 行为主义理论

行为主义学习理论发表于 20 世纪，至今一直是影响教育行为的重要理论。人们一直在实践中丰富和发展该理论。教师应当安排一些能够发生强化的事件以促进学生的学习，并且应当给学生提供允许他们对于学习刺激做出反应的机会，在学生做出反应之后，教师也应当提供随之而来的反馈。学生对事件做出的行为是受行为结果影响的，教师要做出期望的行为反应，必须与学生形成关联，也就是行为后的后果。AR 技术能够将案例、事物以仿真的形式再现给学生，特别是对于难以用语言来描述的知识，用实体物品展现给学生，使学生对要学习的事物形成清晰的表象，并且通过在虚拟教学环境中的操作设计强化学习行为，丰富自己的实践经验。

## （三）特征

**1. 增强虚实结合**

增强现实技术利用计算机图形技术生成的虚拟信息，借助传感技术将虚拟信息准确"放置"在真实场景中，通过显示设备将虚拟信息与真实环境融为一体，并呈现给用户一个虚实结合的新环境。AR 技术将虚拟教学资源和真实世界的学习目标进行融合。AR 技术还原展示物体的三维信息，增强了学习者待学习的目标，让学习者对学习环境有了新的感知，有效辅助学习者进行学习。

**2. 增强实时交互**

交互从精确的位置扩展到整个环境，从简单的人机交互发展到将用户融入周围的空间与对象中。增强信息不再是独立的一部分，而是和用户当前的活动成为一体。交互系统不再具备明确的位置，而是扩展到整个环境。

**3. 增强图文表达**

学习者借助 AR 技术来识别需要学习的目标物体。然后，通过虚拟教学资源模型和多种信息技术资源做辅助，把增强现实教学资源显示在移动设备的屏幕上，增强对图文的理解，方便学习者在课堂外或场地外开展个性化学习。

**4. 增强空间位置信息**

增强空间位置信息即根据用户在三维空间的运动调整计算机产生的增强信息。以头盔显示器为例，增强现实技术所生成的增强信息与用户实现精确"对准"，用户移动或转动头部时，视野随之变动，AR 系统生成的增强信息也随之变化。这是借助三维环境注册系统实现的，系统实时为计算机提供增强虚拟信息在真实世界中的位置数据，以确保增强虚拟信息能实时显示在显示器的正确位置上。

## （四）关键技术

**1. 跟踪注册技术**

跟踪注册技术是实现三维匹配的基础。首先需检测客体的特征点及轮廓，并将其转化为二维或三维的坐标，最终在正确位置实时显示，完成三维注册、匹配。跟踪注册技术依据跟踪对象可分为两类。对象一为摄像设备，又可进一步分为基于硬件传感器、基于计算机视觉，后者的精确度相对较高。对象二为人，即把用户及用户周边信息作为跟踪对象。而实际上，为保证系统的精确度和更广泛的使用范围，避免外界环境对系统的影响、干扰，一个AR 系统中往往会用到多种跟踪注册技术。

**2. 显示技术**

AR 系统所采用的显示技术，根据成像原理的不同可分为视频式、光学透视式和投影式。视频式的优点为叠加场景的图像质量高，但缺点为复杂的处理过程可导致最终呈现的叠加场景较真实场景延迟。光学透视式使真实和虚拟场景在镜片上进行融合。投影式技术成本较低，但易受环境干扰。

其显示设备与 VR 设备类似，可分成头戴式显示器和投影式显示器。头戴式显示器适宜于单人沉浸式的学习。投影显示器可将虚拟场景投射到大范围环境中，且投射焦点与用户视角无关。

3. 智能交互技术

实现交互需求的硬件设备包括鼠标、手柄等。对应虚拟场景中的某一坐标，真实场景中的硬件操作反映于虚拟场景中该点的行为。

（五）AR 在医学教育中的应用

临床医学是一门实践性极强的学科。学生能力的提升依赖于大量系统化、标准化的训练和实践。但与之相对，传统的训练会增加医源性损伤的发生率。仿真学习借助于多媒体、仿真、传感、人机交互和人工智能等多种技术，允许学生在可控的环境下培养临床思维、训练复杂临床技巧，允许犯错并能避免对真实患者造成损伤。AR 技术能够将影像结果、器官 3D 模型等虚拟场景注册到真实环境中，提供更加可视化、三维、可互动的效果。AR 在医学教育的应用范围广泛，从临床思维训练到实训操作均有涉及。

1. 应用优势

（1）安全性

基于仿真技术的医学教学方式的目标是在避免患者医源性损伤的同时仍达到对医学生的培训要求。AR 技术可以通过虚拟系统，代替直接作用于患者的训练和实践。医学生减少对患者直接实行有创操作，可明显减少患者出现操作并发症，也避免医学生出现职业暴露。AR 技术保证了医学教育中医生和患者的安全性。

（2）可重复性

医学生临床经验的获得要依赖于成百上千次的重复操作，但现实环境中难以保证同一临床场景反复出现。AR 技术通过提取大量临床资料，进行建模、叠加、设计，使得同一场景的医学操作可以反复进行，帮助学生强化操作技能，强化记忆。

（3）趣味性

医学的学习是一场漫长且枯燥的学习。AR 技术能够提供丰富的虚拟图像、模型资源，使医学知识的呈现变得更加真实、形象和有趣。它的应用让学习者的积极性和主动性得以发挥，提高了学习者的参与度。

2. 应用局限

（1）场景相对单一

AR 系统提供的临床场景需要前期人为设计虚拟场景，实现复杂的、多角度的临床场景需要复杂的技术和缜密的设计思路，一般教学训练难以实现，因此，场景较临床现实相对单一、固定。AR 场景训练无法取代真正的临床实践，如何应对不同患者的个体差异及因社会心理问题导致的临床变异还需进行临床学习。

（2）技术缺陷

AR 对于整个教育界来说还是一项新技术。临床教学中对跟踪、注册的精准程度，以及对场景模拟的真实性要求较高，目前我国的 AR 技术尚不能完全达到临床要求。

# 第十章　中医课程数字化教学

（3）成本高昂

AR 系统对硬件要求较高、价格昂贵，因此无法在所有医学教学机构普及。低成本 AR 系统往往存在自身局限性，如显示方式选择投影式以降低成本，但会导致场景叠加位置相对固定及不包含实时反馈及校正系统等。

3. 应用案例

（1）解剖

VR 可以用立体视角展现人体解剖关系，而 AR 技术可以把真人与虚拟显示结合，让真人形体与虚拟脏器在同一界面出现，空间感突出。

（2）手术应用

AR 技术在有创操作的外科手术教学中已有较多应用。由于 AR 的核心技术为虚拟、真实场景的精准叠加，因此在不易移动、变形的器官中操作的应用效果较好。目前 AR 技术的临床及教学应用多集中于神经外科、颌面外科和普外科等。如通过虚拟腹腔镜技术培训医学生进行阑尾切除术，可显著减少医学生不必要的腔内器械操作，提高手术的安全性。

（六）AR 与中医

1. 中医舌诊软件

（1）模型设计

该模型包括基础层、体验层、应用层、归纳层。基础层、归纳层主要指增强技术实现开发程序、传感器编程组件、操作系统和硬件设备。体验层指学习者和智能手机或其他承载终端。应用层指交互式学习应用的模式。

（2）制作过程

①图文信息制作：软件制作前，教师要收集整理大量的舌诊图片，包括不同证型下舌的特殊表现。制作人员依托患者的舌诊实例图片进行图文编排，以不同的形式合理呈现不同的知识要点，通过 AR 技术将患者图片信息作用于某个特定对象进行相应注释，让学生可以凭借注释信息提取图片 3D 图像，更好地掌握学习要领。

②音视频信息制作：针对舌诊诊断信息，将现实临床问诊情况的音视频信息插入教材中，通过特定的信息抓取，将理论与实际相结合，通过增强现实技术打造一个"真实情境"，让学生在模拟的"真实"环境中体验、学习。

③三维模型的创建和优化：软件主要运用 3D Studio Max 软件创建三维模型，能够使叠加对象看起来更加逼真。本软件采用分组建模的方式建立初步模型，将舌诊信息划分为若干个部分，详细编辑每部分细节，使模拟场景更加真实。

④基于通用模型设计舌诊图谱识别软件：根据增强现实教育软件的通用模型，以实物化形式体现各种教学对象的实体影像，将虚拟现实以实物再现的方式与授课内容互动结合。以虚拟现实技术为基础，衍生出在线和离线等不同的学习形式，包括软件内容设计、软件系统模块设计、软件元素设计，并验证其有效性。

2. AR 中医软件

对于大学生，智能移动设备已经成为生活、学习中不可或缺的一部分，众多课下学习的辅助教学类软件也在学生中应用广泛。中医与AR技术结合开发教学软件将是未来AR技术在中医领域应用的重要形式。如一款名为"AR中药材"的APP，其就是利用AR扫描图片功能实现中药材三维高精度呈现的。制作这款软件的开发公司不仅拥有强大的3D模型库，也提供了3D模型的接口，用户可为模型库添加3D模型图或3D动画模型。因此可以设想，人体解剖、中医经络腧穴、中草药都可以使用此技术进行定位开发。一款具有中医药特色的AR助学软件，利用学生对新型教学模式的好奇心，将枯燥的中医药知识与有趣的展现方式相结合，不仅可以缓解学生的学习压力，也寓教于乐，一举两得。AR APP便捷灵活，易于推广，有利于提高在学生中的使用率，有巨大市场和发展潜力。

## 第三节　教学模式的改变

### 一、混合式教学

#### （一）混合式教学的特征

1. 教学方式的混合

混合式教学的最表层含义是网络教学与传统课堂教学的结合，打破线上与线下存在的界限。线上教学与线下教学是两种截然不同的教学形式，线上教学以互联网、新型技术、媒体为传播媒介，线下教学更加侧重于传统的教学方式。二者虽然是不同的教学方式，但是其追求的基本目标是一致的，那就是高效地完成教学活动，促进有效教学的发生。混合式教学以教学平台为起点，教师、家长、学生、教学资源等要素均被联结起来，如果线上学习与线下学习过程处于割裂状态，则混合式教学将会流于形式主义，达不到我们所期许的理想状态，反而会增加教师与学生的负担，背离混合式教学的初衷和愿望。

2. 教学理论的混合

教育行为均是在教育理论的指导下实施的。在教育学界不存在一种万能的、通用的、适用于所有教学模式的教学理论，因此，我们应采取多种教学理论对混合式教学的实践及规律进行指导与探索。现阶段，对混合式教学模式影响较大的理论包括关联主义教学理论、掌握学习理论、行为主义理论、建构主义学习理论等。每种教学理论各有优劣势，如行为主义着重知识的传播与转换，聚焦于"教"，较少关注"学"；而建构主义同时关注"教"与"学"两方面的均衡发力，搭建有利于学习发生的教学环境。教师设定教学目标并采取与该目标相关的教学理论，既有利于教师主导作用的发挥，又有利于发挥学生的认知主体作用。混合式教学在运用教学策略的过程中，需要结合学习者的实际学习情况、教学目标、教学情境等因素，这样才能最大化发挥其作用。

#### （二）混合式教学的理论基础

1. 关联主义

关联主义，又名连通主义，是由乔治·西蒙斯提出的一种适用于数字时代的学习理论。

该理论认为知识存在于节点之上,不同节点之间存在强弱连接,而学习就是将节点相互关联构建内部网络的过程。时刻建立或取消不同节点之间的关联,使其知识体系动态发展起来。由此看出持续学习的能力比当前知识的掌握更重要。关联主义理论对混合式教学模式的指导作用主要表现在以下三个方面。第一,知识是具有关联性的网络整体。线上教学由于学习场所的虚拟性、接触资源的碎片化,易导致学习者所习得的知识处于分散、支离的状态。而在关联主义理论的指导下,教师提供给学习者的知识遵循由浅入深、由易到难的原则,网络教学内容呈现需要遵循一定的知识逻辑结构,使学习者明晰整体的知识脉络。第二,教师面授教学的教学内容应与线上组织的教学资源相互关联,线上线下不能相互脱离,二者均有各自的教学呈现方式,但是整体上是互相对应、彼此联系的。第三,教师与学习者时刻保持联系。教师与学习者是教学过程的两大主体,师生之间的互动是教学过程中必不可少的。线上环境使得师生"时空分离",因此教师要利用课程平台、社交平台等软件技术与学生保持沟通,及时掌握学习者的进度,及时解答学习过程中出现的问题。

2. 掌握学习理论

掌握学习理论,又名熟悉学习理论,由美国著名心理学家、教育家布鲁姆提出。该理论认为只要具备所需的各种学习条件,95%以上的学生都可以完全掌握教学过程中要求他们掌握的全部内容。掌握学习理论,调整教学过程中的主要变量为认知准备状态、情感准备状态、教学质量。掌握学习理论对混合式教学模式的指导作用主要表现在以下三个方面。第一,教师应该为学生设定明确的学习目标,如在当次网络学习和课堂学习中学生应该达到什么样的程度、具体应用的学习方式、需要达成的指标等,使学习者有明确的学习方向,同时激发学习动力。第二,混合式教学模式,将部分教学任务转移到课下进行,这意味着有更多自由、充分的时间供学习者自由支配,学习者可以根据自身的实际情况选择合适的学习进度及教学方法自定步调学习,如通过完成教学任务、观看教师录制的视频及资料自主学习,并完成在线测试,判断对于基本知识的掌握情况。第三,在保证教学目标实现的前提下,教师可以为学有余力的学生做材料引申及拓展辅导,真正实现了"因材施教",学生的个体差异性得到尊重。

(三) 中医与混合式教学

1. 中医混合式教学模式设计原则

(1) 融合性原则

实践证明,网络教学的优势在一定程度上可弥补传统教学的不足,却无法完全取而代之。混合式教学不必刻意划分网络教学与传统教学的界限。当中医网络教学与传统面授教学能够浑然一体地融合起来时,就实现了中医混合式教学的最理想状态。网络教学和面授教学具有共同的教学目标,二者互为对方的拓展和补充,二者的实施都不能脱离对方进行。所以,中医课程网络教学部分的教学设计要依照整体课程思路进行,不能脱离该课程思路。

(2) 开放性原则

中医发展的历史中,师带徒教学形式曾经为中医人才的培养做出了巨大的贡献。但是由于其无法实现开放、吸纳的教学原则,产生了理念封闭、人员限制等问题,也就不适合数字化社会的中医教学需求。依据系统论的思想,世界上一切事物都可以看作一个系统,系统由相互影响的若干要素组合而成,如果一个系统要保持长期的稳定就必须保持其开放性。我们可以假设中医混合式教学为一个系统,这个系统具备开放的耗散结构,可以吸纳外界环境中的新信息、新思想、新理念,如虚拟技术可以解决经络抽象不易呈现的问题。因此,开放性原则要求在将中医混合式教学看作一个整体的基础上,由封闭状态走向开放状态。在中医混合式教学中实现开放性原则,要从以下两方面入手:第一,教学方式的开放。具体包括教学硬件设施的开放和教学手段的开放,教学的方式面临多样化的渠道,教师、学生教与学的途径拓宽,促进了学习过程的高效完成。第二,教学内容的开放性。阴阳、五行等理论都来源于封建社会对自然万物的朴素理解。几千年后的今天,世界早已发生巨变,再用陈旧的理念解释新生的现象、事物必然发生偏差。因此中医混合式教学的内容不应局限于固定的书本、图书馆等有限的物理空间内,而是为学生无限延展信息的接收源,把最新的理念和信息与古老的理论对接,促进中医焕发新的生命力。

(3) 交往性原则

人类是群体聚集的社会型生物,交往活动是人的本性,人对于交往有着必要的需求。由于交往活动的不断扩大,活动及学习能力才能不断提升。交往性原则具体表现在教学过程的组织与管理中,是教学活动的主体构成,为师生创设便利、舒适的交往空间是至关重要的。中医混合式教学模式借助网络技术能随时实现教师与学生、人与资源的双向互动,促进教学活动的发生。

(4) 协作性原则

传统中医课堂教师着眼于知识的传播及复制,师生关系具有服从和从属性质。而中医混合式教学模式体现着协作性原则。从学生层面来讲,协作学习是一种有效的学习方式,处于合作状态的学习者思维活跃,在不同观点的碰撞下产生对辨证理念新的认识,对于健康问题能够做更深入的辨证探究,在学习过程中加深对于中医哲学知识的理解。从教师层面来讲,教师不再只是发号施令,而是促进学生的"辨证""论治"结构化学习,提供发现式的学习材料,为学习者的合作提供保障,成为学习者的引领者。

2. 中医混合式教学的模型设计

(1) 准备阶段

准备阶段处于教与学的初始阶段,主要分为教师设计课程、学生预习课程两个部分,均是围绕问题而展开的一系列实践探究活动。具体如下。

第一,教师备课。在准备阶段,教师要形成关于中医课程教学内容、方法、体系的初步认识与理解。教学设计是最关键的一步,精良的教学设计具有合理的结构内容呈现和循序渐进的资源呈现,可通过三个层次的分析实现:其一,教学目标分析。这是教师进行教学设计的出发点与落脚点,只有明确相应的教学目标,才能够把握学习者将要达到的中医知识水平及产生的结果。教师需要把握中医学科特点与学习者认知水平的差异,并基于此编排教学结构,促进知识的迁移与内化。其二,教学内容分析。教学内容分析不只是对内容的筛除和选定,更要考虑网络和课堂内容的分配,不能做成一刀切的形式,而应相互呼应。其三,教学资源配置。丰富的教学资源可以创设高质量的教学情境。教师进行此部分的准备时,要考虑资源的形式和传递路径。其四，学习者分析。教学对象的分析是教师备课中非常重要的环节。学情分析不能以简单特征以偏概全，如对高职学生进行分析时，一味地认为该层次的学生学习能力差、知识储备差是错误的。从学习者所处的大环境来看，需要基于宏观的社会背景与文化背景进行分析。从学习者的自身特点与差异来看，需要把握学习者的认知特点与规律、内在需求、已有的知识水平等情况，这是教学过程中存在的隐形因素，若不关注，都会对教学过程产生极大的影响。

第二，学生预习。学习者依据任务单完成课前自主学习任务，并将问题、学习结果通过课程平台或软件反馈给教师。学生自主预习主要是对内部知识网络体系进行意义建构，随着搜集信息的种类、数量逐渐增多，学习者头脑中的网络体系不断扩增。学生的预习过程能够提升信息组织能力、信息加工能力与交互能力。课前的任务可以围绕课程内容的重点、难点展开。以毫针进针技术的内容为例，稳定持针为课程的难点所在。因此教师要求学生在课前进行针具练习，通过练习发现手指指力不够等问题，引导学生思考增强指力的办法。

（2）课堂阶段

由于课前做了基础知识的准备，并通过一定手段将问题反馈给教师，因此课堂的形式就从急匆匆的知识播散转化为充分的知识内化。教师在课堂上着重解决学习者线下遗留的问题，遵循他们掌握的实际情况，体现了因材施教的教学思想，教学更加具有针对性，转变了传统课堂上教学仅仅凭借教师个人经验授课的局面。再以毫针进针技术为例，学生带着课前的练习问题进入课堂，教师以引导者的角色带领学生讨论解决方案，最终基于持针手法（增强动力）和辅助手法（降低阻力）解决问题。最后学生分别通过工具、真人验证解决方案。

（3）评估阶段

中医混合式教学的评估应根据在线教学的规律与特点进行，同时遵循客观性原则、整体性原则、导向性原则、科学性原则、有效性原则和开放性原则。评价贯穿于学习过程的始终，评价形式、评价内容、评价维度、评价方法要根据具体情况具体设定，不能脱离最初的课程目标。中医课程混合式教学的主要指标有线上学习成绩、线下考试成绩、学习轨迹、项目完成质量、平时课堂活跃度等。评价指标需要具体到学习者的认知、态度与具体行为实践上来，不同指标所占比例也不同，教师应根据实际情况进行设置。

当中医课程进入混合式教学模式后，教师不是唯一的评价给予者。评价的主体涉及学习者、教师、教学资源、技术媒体等要素，这些要素是相互关联、互为一体的。混合式教学模式的评价体系更加倾向于多主体、多评价指标、多评价手段等。对于学习者的评价是整个评价体系的核心，其他要素的评价都是以促进学习者更好地学习、体验为主旨的。对教师的评价指标主要是教学组织过程、课堂驾驭能力、信息资源整合能力及学生的测试成绩。

## 二、"翻转课堂"

### （一）核心概念界定

对于翻转课堂概念的界定，学术界还未形成一个统一的规定。较为公认的是钟晓流等提出的："翻转课堂就是在信息化环境中，课程教师提供以教学视频为主要形式的学习资源，学生在课前预先通过对教学视频等学习资源的自主观看和学习，然后，师生再在课堂上一起完成作业答疑、协作探究和互动交流等活动的一种新型的教学模式。"

（二）"翻转课堂"的理论基础

1. 元认知

"元"的释义是本我的、原始的、最初的。"元认知"主要是指对个体的认知活动中知识、体验及行为进行调节和监控的过程，是人类对认知的自我认知，这一概念由美国心理学家弗拉维尔提出。对于学习者，元认知是帮助学习者自我调节各自学习、养成自学习惯的理论，能够培养学习者的创新思维和自主学习能力，促进学习者自主学习效果的优化和完善。在翻转课堂中，学习者在课前自定步调、自定学习时间和学习地点来完成知识的学习，自主学习时如何有计划地完成自主学习、如何利用各种有利因素促进高效学习的发生、如何对自己的学习过程进行监控、如何对自己的学习过程及学习结果进行评价等都属于学生元认知的范畴，并且翻转课堂中的知识内化部分也离不开学生元认知内驱力的推动和促进。可见，在翻转课堂中，元认知是学生自我监控并巩固知识构建的过程，是对所掌握的内容进行评价并促使学习者能够在新的环境下运用新知识的过程。

2. 支架理论

支架属于建筑行业的专有名词，是为建材提供暂时性支撑的柱子，俗称"脚手架"。支架是指为学习者的学习需要提供恰当的学习帮助，当学习者的能力增长到能独自解决问题时再撤去帮助。而支架式教学策略则是为学习者的知识意义建构提供所需的概念框架。支架式教学策略在教学过程中分为教学支架和学习支架两种，前者是指有利于教师在教学时顺利实施教学过程的支架，后者是指学习者在进行学习的过程中有助于自我知识意义建构的支架。支架是静态的，但支架的使用是动态的，要解决一个问题，可能需要多个不同形式的、难易程度不同的帮助支架，并且要做到支架使用频率由多到少，最后消失，达到学习者能够独立学习的目的。在翻转课堂教学过程中，学习者进行自主学习时所采用的学习支架概念不仅来自教师，还来自有能力的同伴，同时还得益于教学团队精心设计的学习材料，如微课视频、动画素材、典型案例、关键性问题、课堂游戏等，使得学习者在学习过程中能及时得到学习帮助，进而解决学习难题，促进了学生学习能力、自主学习效率的提高及独立分析问题、独立解决问题习惯的养成。

3. 协作学习理论

翻转课堂的课堂学习需要学生积极参与组内和组间的交流活动，所以翻转课堂的学习要充分发挥协作学习的优势。北京师范大学黄荣怀教授把协作学习定义为学生以小组形式参与教学活动，在一定的激励机制下最大化个人和他人习得成果以达到学习目标，其间合作互助的一切相关行为。协作学习是多个学习者对同一问题进行观察、比较、分析、综合等的一种交互活动。这种交互活动可以深化对问题的理解和获得高级认知能力，是培养交流与协作能力的很好的学习方式。在协作学习环境中，师生处于平等的地位。协作学习能够丰富教学内容，扩大认知空间。协作小组是协作学习模式的基本活动单元，一般协作小组的人数不能太多，通常以3~4人比较合适。教师从知识的灌输者变为协作学习的组织者、学习的帮助者，变学生的被动接受为主动求知，给学习者更大的自主空间。

（三）"翻转课堂"的特征

1. 教师角色的转变

翻转课堂实现了教师的角色由知识讲授者、操作示范者向学习的协作者和促进者的转变，这意味着教师退出了课堂的"中心"。当学生在学习中遇到困难时，教师便会及时向他们提供必要的学习支持。教师通过对学生课前视频学习与练习情况的了解，能设计出更有针对性的教学活动来促进学生的成长与发展。教师不只是学生的知识传授者，还能在学生需要指导的时候，向学生提供必要的帮助。学生变成了学习的"中心"，是学习的主体。学生按照教师的教学进度安排，按自己的节奏和实际接受能力学习，在课堂上是学习活动的积极参与者。

2. 学生角色的转变

数字时代逐步缔建了充满个性化的网络学习环境，学习者能够根据自己的学习需要在网络环境中选择学习的内容、时间和地点，然后再按照自己的节奏进行个性化学习。虽然翻转课堂教学获得了学生的高度参与，并且赋予了学生很强的学习灵活性，但学生并非完全独立地进行学习。在网络化协作性学习环境中，学生需要根据各自的具体学情不断与同学、教师进行讨论交互，以便能够扩展和深化自己对知识的认识。

3. 课堂流程的重新分配

"课上讲授+课下作业"是传统教学的标准化流程，翻转课堂彻底颠覆了这个实施思路。翻转课堂中，教师以任务单的形式把视频等教学资源呈现给学生，学生在课前完成自主学习。教学内容在课外传递给学生后，教师在课堂内的主要任务是组织高质量的学习活动，让学生在具体的环境中完成知识内化及迁移。教学流程的改变也使得课堂时间得以重新分配，原先在课堂上讲授的内容提前到了课前进行，使得学生的学习时间比以前有所增加，这样在课堂学习时减少了教师的讲授时间，留给了学生更多的学习活动时间。这些活动能够让学生在更多的交互中完成学习，提高了课堂上的学习效率。

（四）翻转课堂的优势

1. 学习进度可自由调配

学生根据自己的具体情况进行学习，不受空间及时间的约束。

2. 增强了师生以及生生互动的频率

学生课前进行自主学习，腾出课堂时间可以进行问题交流等，强化巩固了知识。

3. 提升学生多种能力

翻转课堂能提高学生自主学习能力，激发学生学习动力、学习积极性和创新性，学生在自学过程中根据自身情况寻找适合自己的学习方式，有效地激发了学生的动力和创新能力。

（五）翻转课堂与中医

1. 翻转课堂可以介入的中医教学问题

通过对理论及部分已实践案例的分析，翻转课堂可以解决中医教学中的一些问题。可以解决的问题包括：一是中医学虽然内容丰富，但开设学时相对过少，学生动手机会相对少，在学科教育中尤为突出；二是教师教学多采用"讲授—示教—练习"的传统教学模式，形式单调，学生感觉乏味；三是学生学习主动性不强，接收能力不强，中医操作机械，对所学缺乏推理和反思，教学效果不理想；四是中医理论内容抽象、难理解，如果只通过传统教学模式，学生在短时间内很难将哲学理论与养治实践融会贯通。

2. 中医翻转课堂的实施过程

中医翻转课堂教学过程主要包括课前、课中、课后3个环节，分别对应知识传递、知识内化和知识补漏拓展。

（1）课前：发现问题

实施过程：教师提前一周把本课程的相关案例和学习资料发布到网络平台，让学生提前做好理论知识梳理和案例分析。发布后学生获取学习资料包，自行学习上传的教学视频和操作视频，通过微信等网络平台与同学进行交流讨论病例，教师在各环节进行引导。

教师行为：第一步，产生符合翻转课堂实施要求的教学设计。第二步，教师录制好微课教学视频，视频选题来自"碎片化"处理的课程内容。教师把课程的重难点巧妙地融入课程视频中。第三步，教师布置课前学习任务，将学习任务单、视频和案例分析传到网络平台，供学生下载学习。

学生行为：学生按照任务单的指引开展自主学习。学生通过观看微课视频发现问题，再通过任务单中的资源对问题进行初步的思考，同时把问题和初步解决方案上传至课程平台。

（2）课中：分析问题，解决问题

实施过程：以实践课程为例，教师根据教学内容进行教学引导，小组现场分析课前案例和知识汇报，教师给予点评。教师示范操作，小组根据岗位需求进行角色扮演和实训操作，组员互相纠错。教师认真巡视后及时纠正学生的错误操作，学生不断加强练习，熟悉操作。结束课程前15分钟教师随机抽取小组一位成员进行随堂考试，考试后让学生自评和互评，进行课堂总结。

教师行为：进入课程前，教师需批阅学生课前学习结果，根据结果及时调整课堂教学策略。进入课堂后，教师按程序组织学生汇报，结合操作要点对汇报结果给予点评，再进行操作示范。在学生操作过程中，教师及时纠正学生的错误。最后教师进行课堂总结，对操作认真、操作技能强的小组和个人进行表扬，激发学生学习的积极性。

学生行为：学生带着课前学习的问题进入课堂，通过小组讨论、组间汇报逐步分析问题并形成解决方案。学生最后通过操作实践验证问题解决方案。

（3）问题补漏、发散

实施过程：课后教师将课堂过程中观察到的问题进行整理并上传，学生继续学习和提升。同时，教师给学生布置拓展任务，任务内容与下一次课程相关联。

教师行为：教师整理课堂问题，制作拓展任务学习单并上传至课程平台。

学生行为：通过拓展部分验证学习成果，并利用拓展资源进行课程问题的发散。

# 第十一章 互联网+中医

## 第一节 基本概念

### 一、"互联网+"行动计划

#### (一)"互联网+"概念的提出

"互联网+"代表一种新的经济形态,即充分发挥互联网在生产要素配置中的优化和集成作用,将互联网的创新成果深度融合于经济社会各领域之中,推动技术进步、效率提升和组织变革,提升实体经济的创新力和生产力,形成更广泛的以互联网为基础设施、创新要素和实现工具的经济发展业态。"互联网+"实际上是创新2.0下互联网发展的新形态、新业态,是知识社会创新2.0推动下的互联网形态演进。伴随知识社会的来临,驱动当今社会变革的不仅是无所不在的网络,还有无所不在的计算、无所不在的数据、无所不在的知识。"互联网+"不仅是互联网技术在传统行业的广泛应用,更加入了无所不在的计算、数据、知识,造就了无所不在的创新,推动了知识社会以用户创新、开放创新、大众创新、协同创新为特点的创新2.0,它将改变我们的生产、工作、生活方式,也将引领创新驱动发展的"新常态"。

"互联网+"具有六大特征:①跨界融合。跨界就是变革,就是开放,就是重塑融合。实现了跨界,创新的基础就更坚实;实现了融合协同,群体智能才会实现,从研发到产业化的路径才会更垂直。②创新驱动。中国粗放的资源驱动型增长方式是难以为继的,必须转变到创新驱动发展这条正确的道路上来。这正是互联网的特质,用互联网思维来自我革命,发挥创新的力量。③重塑结构。信息革命、全球化、互联网业已打破了原有的社会结构、经济结构、地缘结构、文化结构,权力、议事规则、话语权不断发生变化。④尊重人性。人性的光辉是推动科技进步、经济增长、社会进步、文化繁荣最根本的力量,互联网的力量之强大最根本来源于对人性的最大限度的尊重、对用户体验的敬畏、对人创造性发挥的重视。⑤开放生态。推进"互联网+",其中一个重要的方向就是要把过去制约创新的环节化解掉,把孤岛式创新连接起来,让创业者有更多的机会实现自身的价值。⑥连接一切。连接是有层次的,可连接性是有差异的,不同领域的连接价值相差很大,而将所有领域相连就是"互联网+"的目标。

顺应世界"互联网+"发展趋势,充分发挥我国互联网的规模优势和应用优势,推动互联网由消费领域向生产领域拓展,加速提升产业发展水平,增强各行业创新能力,构筑经济社会发展新优势和新动能。坚持改革创新和市场需求导向，突出企业的主体作用，大力拓展互联网与经济社会各领域融合的广度和深度。着力深化体制机制改革，释放发展潜力和活力；着力做优存量，推动经济提质增效和转型升级；着力做大增量，培育新兴业态，打造新的增长点；着力创新政府服务模式，夯实网络发展基础，营造安全网络环境，提升公共服务水平。要坚持开发共享、融合创新、变革转型、引领跨越、安全有序的原则发展我国"互联网+"。要实施信息网络、新能源、新材料、生物医药等重大项目，把一批新兴产业培育成主导产业。这为传统医疗卫生服务模式的创新和发展指明了方向，也为"互联网+"医疗健康提供了广阔的发展空间。

（二）医疗为什么要"互联网+"

互联网精神的核心是"资源优化、提升效率"。中国的医疗体系问题很多，可优化、应提升的空间很大，对传统医疗行业本身来说，"互联网+"之路已然是大势所趋。建立医疗信息共享平台，不仅能提高医疗效率，也能促进科研发展，是优化提升的重要方式之一，并且势在必行，是大势所趋。

1. 传统医疗弊端日益凸显

随着经济的发展，人们的生活水平得到了逐步提高，对医疗资源的需求日益增强，卫生服务需求与医疗卫生资源的矛盾日益凸显。卫生部门公布的数据显示，我国八成的医疗资源集中在大城市，而其中三成的医疗资源又分布在大医院，可以看出卫生医疗资源在地区之间的分配严重不均，同一地区不同等级医院的医疗卫生资源分配差异也很大。另外，农村和城市社区缺乏合格的卫生人才和全科医师，城市的一些中小型医院也缺乏高水平的医师，这促使老百姓形成了无论大病小病都要涌向大城市、去大医院就医的观念。大医院本应是在收治危重患者方面体现优势，但现实却是收治了大量常见病、多发病患者，挤占了本就有限的医疗资源，不仅造成看病难、看病贵，还浪费了宝贵的医疗资源。"互联网+"行动计划给传统医疗带来了改变的希望。将线下就医转战网络，构建分级诊疗，逐步增加城市公立医院通过基层医疗卫生机构和全科医生预约挂号和转诊服务号源，上级医院对经基层和全科医生预约或转诊的患者提供优先接诊、优先检查、优先住院等服务，以此来缓解资源缺乏的状况。

医疗改革导致传统医疗体系带给我们的问题越发突出，目前来看，传统医疗的出路在于积极地借助互联网，乘着"互联网+"医疗的东风，撼动坚固的传统医疗体制。一是国家层面做好顶层设计；二是医院本身做好改革准备；三是市场层面做好对接；四是产业链环节上的人员改变观念，迎接变革；五是既得利益者的转变；六是借助互联网、大数据、人工智能、云平台、可穿戴医疗等新科技时代的产物，重新建立医疗生态链，真正实现以患者为中心。如果国家层面做了"互联网+"医疗改革的顶层设计，而产业链环节中的相关方没有顺势变革，抓住机遇，那么其结果必然是被颠覆。传统医疗从当前来看还是承担着整个医疗的主体工作，如何借助"互联网+"医疗放大自身已有的价值，同时改善当前的短板，将是传统医疗亟需思考的问题。

2. 中国社会人口老龄化加剧

如今，老年人的健康问题逐渐增加，主要表现在人口慢性病的患病率提高上。尤其是

60岁以上的老年人中，慢性病的总患病率和死亡率上升得非常明显，大约80%的老龄人口都至少患有1种慢性病。老龄人口庞大，增长速度快，毋庸置疑，将对我国医疗水平提出更高的要求。但是，中国社会"未富先老"的状况却让这一问题成为一个重大的矛盾。从国际上发达国家的经济发展和人口结构变化来看，大部分国家都是在物质财富积累达到一定程度后，才开始进入老龄化阶段的，相应的，国家就会有足够的财力来解决老年人的养老问题。而21世纪初，我国进入人口老龄化社会时，物质财富积累则相对不足，这也导致我国在人口老龄化的状况下，没有足够的经济能力支撑老年人的医疗保障服务。基于此种现状，我国的传统医疗更应该加快"互联网+"的步伐，由此来更好地调配社会资源，最大限度地降低成本和减少浪费，解决老龄化状况下的中国医疗难题。

3. 医疗服务模式的转变

首先，随着各类新技术的发展及推动，国际上关于医疗服务模式发展的趋势逐渐从"以疾病为中心"向"以人为中心"的模式转变。其中，传统的以"疾病"为中心的医疗服务模式往往体现为：患者被动地接受医疗，在急性期发病时接受诊治，医疗服务体系碎片化，医患间信任度低，患者较少参与到自我健康管理中。然而，以云计算、大数据、物联网、移动互联网等为主流的新兴技术的快速发展，正潜移默化地推动医疗健康服务模式朝着具有价值取向的、促进医患互动的、患者激活的、全程（长期）健康管理的、临床决策支持的、患者授权等特点的以"人"为中心的"医疗健康服务模式"改变。其中，具有代表性的包括美国"以患者为中心的医疗之家"（patient centered medical home，PCMH）项目、澳大利亚的Flinders项目等，以及美国近年来推动的个性化医学（personalized medicine）、精准医疗（precision medicine）等理念。

其次，在医疗服务模式转变需求的驱动下，"智慧医疗"技术也呈现从"健康1.0"进阶为"健康2.0"，并朝着"健康3.0"发展的趋势；从由用户生成内容、促进医患互动，进阶发展至与医改政策紧密相关的，以及更高级的以数据驱动决策的阶段。其中，"健康2.0"概念是基于Web2.0技术提出的，至今已有10余年。早期的"健康2.0"被定义为使用信息技术促进健康保健协作，即"使用社交软件、可穿戴工具等促进患者、医务人员、健康保健人员及其他医疗相关人员间的协作"。"健康2.0"的内涵得到重新定义，即在健康产业引入云技术、SaaS等新兴技术。具体特点包括：通过使用访问接口，促进其他工具及应用等与其相连接、整合的适应技术；以用户为中心、重视用户体验；以数据为驱动，由用户自己产生数据，并为用户提供数据以协助其制定决策。此外，一些专业人士将"健康2.0"的概念泛化，即为患者与医务人员间的参与过程，通过将健康数据及信息、患者经历等使用信息通信技术进行整合，促使患者能更积极主动地为自我健康负责。在"健康2.0"技术支持背景下，患者可以通过个人电子病历或健康档案实现对个人健康危险因素、疾病症状、基因检查数据、生化指标检验检查数据、健康行为实施数据及疾病流行及环境危险因素等的查阅。因此，"健康2.0"时代更强调将各类新技术作为工具引入健康产业，通过数据"采集（包括来自用户自己产生的数据）""共享""应用"，优化健康服务模式，促进医患互动及患者的自我健康管理。与"健康2.0"相比，"健康3.0"是基于"Web3.0"衍生而来的，更强调"个性化"的健康信息及医疗服务体验。基于互联共享的EHR、社交网络资源信息等,"健康3.0"强调加强可及性数据的利用,使得患者参与产生及获得更具个性化、感受更好的健康相关信息。其中,通过语义组织 EHR 等构成开放式的健康信息架构是"健康3.0"的构想之一,并通过使用社交媒体及虚拟工具等加强医务人员及患者间的互动。因此,"个性化"的信息决策是"健康3.0"时代的特征之一。

最后,在具体的实践层面,即通过各种新兴技术的驱动来促进"互联网+"与医疗健康领域服务的深度融合。在疾病管理领域,无论单体医院还是医院联合体,利用信息技术,可实现未来医院业务流的虚拟化、数字化和无边界化;利用"互联网+",在医院信息交互平台和远程医疗技术的支持下实现预防、治疗、康复资源网络化整合;居民可借助移动设备开展预约挂号,实时查询检查结果,通过第三方金融支付平台网上支付各类诊疗费用,医师开具的药品可由特许的第三方物流机构配送上门等;每个人都会在刚出生时就建立起健康档案,记录一生的健康信息;健康档案可通过物联网技术和共享平台实时监测更新,并针对具体情况做网络干预。例如,以最短距离、最低成本找到能有效治病的医疗机构等。

在健康管理领域,通过"智慧医疗"可实现"智慧"的健康管理。居民可通过智能手机、平板电脑、智能腕带等移动设备,开展健康自我管理(主要为运动、饮食、睡眠等行为生活方式记录、查看个人健康档案,查看健康常识与健康指导等)、健康自主监测(包括对血压、血糖、血氧、心电图等健康指标的监测,健康预警等)、远程健康协助(包括对膳食、运动及其他健康技术进行指导等)。数据上传至云计算中心,家庭医生或健康管理师可动态评价健康状况,发现潜在风险。疾病预防控制机构和科研机构可通过大数据分析,对传染病流行或突发公共卫生事件的发生进行预警,也可对健康人群和亚健康人群进行危险因素干预,延缓慢性病的发生,逐步降低慢性病的患病率。不同功能的健康服务机构将通过"云计算"技术实现居民健康信息的共享,改变传统的健康服务模式,打破时间和空间的限制,实现人的全生命周期的健康管理。该模式还可以让健康保险机构参与,它们可以把一部分理赔额度拿出来做健康干预,使社会各方共同形成一个完整的生态系统。

因此,基于"互联网+"的医疗健康服务模式是未来医疗健康服务实践的方向,也是中医继往开来的必经之路,它体现了人类健康需求,符合医院发展趋势,给未来的医院建设提供了新认识和新思路。

**二、互联网在中医药全产业中的作用**

(一) 重构全产业链发展新模式

随着供给侧结构性改革的推进及互联网思维的引入,"互联网+智慧医疗"等概念让中医药产业发生了深刻变化,越来越多的传统中医药企业和医疗机构也抓住机遇,与互联网企业、资本机构不断融合,共同推进供给侧结构性改革。某药业在北京启动的"互联网+中药药事服务标准化"建设项目,利用自身中医药全产业链资源优势,推广智慧药房,投建医养结合站,开发智慧医药 APP,推出"中国健康云",开创智慧养老、健康旅游、医养结合等多样化的医药健康发展模式。目前,智慧药房已经进驻超过百家医疗机构,累计处理药方近150万张,服务患者数百万人次。

现代中医药全产业链逐渐呈现出如下新特征：产业链纵向深化、横向扩展，中医药电商平台让产业更加扁平化，冗余环节被压缩，高附加值环节被保留；中药材价格指数大数据分析实现了中药材价格的市场行情监测、整体走势和未来预测、决策支持；健康医疗大数据助力分析消费行为挖掘、监测区域病情等；道地药材可追溯平台确保道地药材种植规模化、标准化和规范化等。

在供给侧结构性改革大背景下，从中药材种植、流通、加工到养生、治未病、治已病和康复等中医药全产业链各环节，已逐渐融入互联网技术，积极探索充分发挥中医药特色和优势的发展新模式。

（二）吸引资本，引发商业模式的创新

目前，互联网思维、互联网技术与各行业相结合，成为中国经济结构转型的重要推手。打造线上与线下融会贯通的中医药服务平台，不仅用科技与网络补足了交易沟通的短板，同时共享了"互联网+"时代广阔的平台，让中医药行业在保持原有底蕴和能力的基础上体现出了势不可挡的创新力和活力，这扇打开的发展大门将给中医药行业带来更远大的发展契机。近几年，移动医疗行业风起云涌，各类移动医疗 APP 产品相继出现，高潮时市场上同类产品超 2000 种，其中以西医为主的 APP 占据了大部分市场，而传统中医市场鲜有人重视。

尽管如此，在养生意识不断抬头的情况下，仍有人坚定地认为"互联网+"中医的浪潮迟早会汹涌而来。"看中医"创始人罗峰认为，中医自古就是坐堂、上门的模式，接入互联网让中医更具效率。在"金华佗"创始人戴韵峰看来，相比于西医，中医有三大优势：一是相比西医需要各种医疗器械参与诊断，中医的基本诊疗方式"望、闻、问、切"更容易通过互联网实现，因此中医相比西医更加"移得动"；二是中医比西医更接近全科医师，西医通常只能覆盖某一个细分领域；三是西医强调"治疗"，这是一种场景触发式的需求，而中医强调"预防"和"调养"，是一个连续调养的过程，需求更为高频。

（三）带来中医传承方式的改变

随着"互联网+"时代的到来，互联网和大数据技术为中医的传承带来了很好的发展机遇，借助这些技术能更好地推动中医人才的培养。有研究提出"互联网+"时代的中医现代传承模式：以互联网、信息技术、大数据处理技术为支持，构建"读经典做临床"的中医现代传承服务平台，建立中医经典临证知识库、名老中医临证经验知识库、中医临证医案知识库，辅助中医师在临床实践中学习和应用中医经典知识、老中医临证经验，让中医师在做中学，并且在临证中不断丰富中医临证医案知识库，利用疗效反馈机制，不断提升传承服务平台的辅助诊疗水平和中医师自身中医临床辨证水平。

"读经典做临床"是传统的中医人才培养模式。中医现代传承模式是借助互联网、大数据技术，给"读经典做临床"赋予新的内涵，让一个人读经典到多个人共同分享经典，让一个人做临床到多个人分享临床，即从"读经典"到中医经典知识管理，从"做临床"到中医医案知识管理。基于中医经典知识库和名老中医医案知识库的中医临床诊疗决策支持系统，让中医师站在前人的肩膀上进行临床诊疗，促进中医师的成长与成才。云平台和移动互联技术促进中医知识和临床证据的积累，能够不断提升中医诊疗水平。中医电子病历管理系统与中医健康管理平台结合，有利于医师了解整个中医诊疗过程及后续疗效反馈，依据疗效反馈，可不断提升中医诊疗的精准性。成都中医药大学数字医药研究所所长温川飙率领团队开发了一款"中医云健康"平台，通过链接医师、药师、患者，对中医诊疗的全过程进行数字化记录，从而形成"病症－治疗方案－治疗效果"的完整数据库，为年轻医师提供有数据支撑的咨询，"以前培养一个经验丰富的中医需要二十年，未来可缩短为五年。"

（四）推动中医文化的国际传播

中华民族的中医药文化博大精深，源远流长，凝聚着中华民族世代传承的哲学智慧和养生理念，是中国古代科学的瑰宝、中华文化的精粹，亦是国家软实力的重要组成部分。随着互联网的日渐普及，一个以现代化信息技术为核心媒介的全新时代已然到来，互联网等现代信息化技术及传播手段为中医药文化的国际传播提供了一个方便快捷且覆盖面极广的传播途径，是面向国际传播中医药文化的极佳宣传推广平台。利用这一平台，从政府、企业到社会组织和个人，社会各界都在"互联网＋中医文化国际传播"中贡献了力量。

"中国中医"推送的信息包括中医药相关国家政策新闻内容、社情民意、中医药相关就医信息及中医药科普知识等，可谓是国家中医药管理局顺应信息化时代的发展，推行中医文化科普及国际传播的一大举措。此举措起到了巨大的指导带头作用，大大激发了从国家政府职能部门到民间组织等在互联网上进行中医文化宣传与互动的积极性。

企业在广告公关等方面的努力也推动了中医文化的国际传播。例如，互联网上关于各中医药企业建设或发展甚至是产品推销的各类新闻及广告，从一个侧面说就是中医药国际传播的一种形式及途径；而互联网中随处可见的由各种企业组织的如"国际养生保健文化产业交易博览会""中医药文化展""向世界高清晰地传播中医文化大型拍摄活动""文化养生国际度假旅游""中医药保健养生国际旅游"等，以及各种中医药宣传的网站，如"中医园""中医药商务""寻医问药"等，虽以盈利与企业宣传为目的，亦是各种不同角度及形式的中医文化国际传播。再如，北京同仁堂为了扩大其在海外的市场，有针对性地推出了一系列与中医养生知识及中医药发展历程相关的中医文化节目，在电视、互联网等媒体中进行国际传播，这一举动也为中医文化国际传播贡献了一份力量。

中医药院校、各中医院、新闻媒体、国内外相关组织等也是互联网时代中医文化国际传播的主要力量。如《中国日报》（网络版）、"中国新闻网"等具有较大公信力的互联网新闻媒体推送的与中医药相关的新闻报道等；各国际性组织开展的各种中医主题的国际性会议的互联网宣传与报道，如国际中医药与亚健康国际学术会议、国际中医药学术交流大会、世界中医药大会等；还有其他非盈利的社会组织在网上开设的如"中医养生大讲堂""中医药文化宣传教育基地"等中医文化宣传教育栏目。普通民众则可通过各种更容易被大众接受及认可的互联网传播平台进行中医文化的国际传播，如QQ、论坛、微博、微信等。

## 第二节 "互联网+中医"健康管理

### 一、"互联网+中医健康管理"的基本步骤

"互联网+中医健康管理"就是利用"互联网+"技术,以现代健康概念(生理、心理和社会适应能力)和新的医学模式(生理-心理-社会)及中医治未病为指导,通过采用现代医学和现代管理学的理论、技术、方法和手段,对个体或群体整体健康状况及其影响健康的危险因素进行全面检测、评估、有效干预与连续跟踪服务的医学行为及过程。其目的是以最小的投入获取最大的健康效益。

健康管理的基本服务可以分为信息采集、健康及疾病风险性评估和健康干预三个基本步骤。

#### (一)信息采集

健康管理的第一步就是个人信息采集,进行何种程度的信息采集要视个人情况而定,一般采集的内容包括个人基本情况(性别、年龄、职业等)、疾病既往史和家族史、生活方式(饮食、劳动、锻炼、吸烟、饮酒等)、体格检查(身高、体重、血压等)和血、尿实验室检查(血脂、血糖等);进一步的采集包括专科医师的全面体检、就诊的病例报告、各种检查报告等。

#### (二)健康及疾病风险性评估

根据所收集的个人健康信息,第一步是由健康管理师或健康管理软件进行初步评估,给出基础评估报告,其主要目的是帮助个体综合认识健康风险,鼓励和帮助人们纠正不健康的行为和习惯,制定个性化的健康干预措施并对其效果进行评估。进一步的风险评估是在确认疾病风险后,由健康管理师联系专科医师进行疾病排查,明确高危状态甚至确诊疾病以便进行下一步的干预。

#### (三)健康干预

在前两部分的基础上,以多种形式来帮助个人采取行动、纠正不良的生活方式和习惯,控制健康危险因素,实现个人健康管理计划的目标。与一般健康教育和健康促进不同的是,健康管理过程中的健康干预是个性化和系统化的,即根据个体的健康危险因素和保护因素,由执业医师制订健康管理计划,在健康管理师的帮助下进行个体指导,设定个体目标,并动态追踪效果。健康干预的模式可以是各种形式的,可以是以医护人员为核心的,以医院为基础的健康干预;也可以是以普通人群为核心的,以社区为基础的自我干预,二者的共性在于都是在完善的个人信息收集和疾病风险评估的基础上进行的干预。

### 二、体病相关与"互联网+中医健康管理"

体病相关研究从各个角度证明了中医体质与糖尿病、高血压、高脂血症、骨关节病、皮

肤病、肿瘤等慢性病的相关性，为下一步大数据研究打下了基础。研究体质类型的目的在于研究体质与疾病的关系，体质状态反映正气强弱，决定发病与否。由于受多种因素的影响，个体体质的差异性与疾病的易感性有所不同。在体质病相关研究这一领域的研究重点是体质与疾病的相关性研究、体质与疾病危险因素的相关性研究两个方面，这两个方面的研究都是希望通过探讨体质类型与疾病的关系，全面认识疾病、整体把握疾病，从而认识疾病的个体差异，实现个体化诊疗。

因此，体质与疾病的相关性是进行中医健康管理的基础，只有对疾患者群进行了恰当的体质辨识，同时明确了体质与疾病的相关性，才能恰如其分地对防病治病提出合适的指导性措施，才能利用移动互联技术实现"互联网＋中医健康管理"。在体质相关研究的基础上，提出能临床应用的"互联网＋中医健康管理"方案或是体质干预方案并加以实施，构建对疾病的预防、治疗、康复有所助益的模式才能最终实现最小投入最大收益的目的。

**三、可穿设备在健康管理中的应用**

（一）概述

1. 可穿戴技术

可穿戴技术是近年来出现的一种新兴技术，在医学领域可以广泛应用于临床监护、家庭保健、睡眠分析、应急救护、特殊人群监护、心理评估、体育训练等方面。顾名思义，所谓可穿戴技术在医学领域的应用是把人体生命体征健康信号检测系统"穿"在或"戴"在身上，即将生理信息检测技术和人们日常穿戴的衣物或饰品相融合，使穿着者或佩戴者在方便与舒适的情境下监测到他们的血压、血氧、心电活动、体温、呼吸、体动等生理信息。

可穿戴监护仪器一般具有使用简便、穿戴舒适、智能诊断、长时间连续工作、异常报警、无线传输和远程定位等特点。它所涉及的主要研究方向包括：传感器设计、电子织物研究、生物适应性研究、多传感器数据融合、躯域传感网络开发、电池寿命延长、系统优化、实时无线传输及系统安全与可靠性提高等。根据实现形式的不同，可穿戴监护仪器可以被分类为佩戴式（智能戒指、手套、徽章、臂章和腕带等）和穿着式（胸带、智能服等）两种形式。该种仪器的优势在于体积小、易于携带和检测方便。

2. 可穿戴技术在健康管理中的意义

随着当今通讯技术、微电子技术、生物材料技术等的迅速发展，互联网、移动通讯、嵌入式计算和器件的成功应用，出现了适合于医疗保健领域的可穿戴式传感器和相关医学仪器系统，并且受到了国际医学工程界的高度重视。可穿戴技术在健康管理中具有如下的重要意义。

（1）疾病早发现、早诊断和早治疗

可穿戴技术与远程医疗相结合，使用者就可以不受时间和地点的限制，而且在不妨碍日常工作和生活的情况下随时随地监测生理状况，从而实现疾病的早发现、早诊断和早治疗。可穿戴远程医疗能够促进疾病的早期诊断和疗效评价。很多疾病的早期诊断和疗效评价都需要对患者的基本生理参数进行连续动态的监测，如心血管疾病，连续动态监测的意义远大于常规的门诊看病模式。随着研究的深入，人们发现生理参数的周期性变化如小时血压变化模式、小时心率变异性模式蕴涵着丰富的疾病发生、发展的状态信息，可穿戴技术能够实现低生理、心理负荷状态下的长时间、连续动态生理信息获取，从而利于疾病的早期诊断。可穿戴远程医疗能够提供实时反馈进行干预治疗，提供量化手段进行疗效评价，在疾病的治疗过程中，经验性的干预治疗和疗效评价将被客观的量化指标和手段所取代，而且更有意义的是可穿戴技术能够将这些干预治疗和疗效评价扩展到患者的日常生活中去。

（2）加深对人体状态的辨识，促进实现个体化医疗

可穿戴技术获得的长时间、连续性生理参数数据对于研究生理系统变化规律、健康与疾病的关系、人体状态提供了丰富的信息。生理参数的周期性变化规律如小时心率变异性模式、小时血压变化模式、呼吸波及其变异性、体温及其变异性等蕴含着丰富的人体状态信息。心动周期及其变异性可以挖掘出心血管疾病的发生发展信息、睡眠状态信息及自主神经功能状态、身心应激能力等。通过这些生理数据既可以研究某一类疾病的发生发展规律、某个生理系统表征参数的变化规律，也可以将多个生理数据融合分析，通过利用各种信号处理技术，挖掘出各种与身体健康状态相关的信息，然后通过包括人工智能在内的多种信息融合技术，达到对人体状态的辨识。系统功能状态的分析、辨识重在个体化的纵向比较、分析，因而会突出个体化医疗。人体系统功能状态的变异，是指个体化的人体系统功能状态的时序变化。开展个体化医疗以可穿戴技术为手段，在人体状态辨识的基础上，对人体行为进行干预调节，实现个体化调治。

随着"亚健康"观点的提出，医学的首要目标就会从"治病"调整到"治未病"上来，转向以"预防疾病和损伤，促进和维持健康"上来。"治未病"离不开对人体功能状态的观测、辨识和分析。它不同于现代医学的指标检测之处在于它并不追求指标的特异性，而重在功能状态要素、表征（参量）、观测方法（量化）和动态特性的研究和系统综合分析（状态辨识）。可穿戴远程医疗可以进行实时动态监测，从而有可能获得系统状态变量，达到系统辨识的目的。可穿戴远程医疗能够提供一个有效的闭环控制系统，对人们的日常行为进行反馈调控，从而达到控制疾病、促进健康的目的。

（二）可穿戴医疗技术的特点

1. 可穿戴医疗技术特点

可穿戴远程医疗系统具有生理信号检测、生理信号分析处理和数据传输等功能。其关键技术涉及多个学科的交叉：生物传感器、微弱生理信号检测与处理、生物系统建模与控制、生物微电子机械系统、网络和通信技术等。可穿戴远程医疗技术最终的应用目标是融入家庭和社会，在不打破人们平静的日常生活的前提下为人们提供无微不至的医学关怀。考虑到可穿戴远程医疗的技术组成和应用目的，其应具备以下技术特点。

①安全性。安全性是医学电子仪器有别于其他类型仪器的重要特点。可穿戴医学仪器本身与人体密切接触，因此必须保证患者不受到任何伤害。

②便携性与舒适性。可穿戴医学仪器要长期附着在用户身上，且不影响用户的日常生活，就要求仪器坚固耐久、小巧紧凑、能量消耗低，在长期穿戴中能保持舒适稳定。

③易用性。考虑到可穿戴远程监护仪器的使用和佩戴往往不在医师的指导下进行，而仪器的用户大多是非专业技术性的患者，所以仪器必须容易使用，有即插即用的特点，操作不能过于繁琐和复杂。

④互通性。既然可穿戴仪器要融入人们的日常生活，那就要求仪器能够与日常电子设备融在一起，以提高仪器的互通性，也可由此降低仪器成本。

2. 可穿戴设备的关键技术

（1）芯片技术

芯片是现代计算机的心脏，也是可穿戴设备的核心，可穿戴芯片包含中央处理器（central processing unit，CPU）、数字信号处理器（digital signal processor，DSP）等类别。CPU指相对通用的业务处理芯片；DSP是以数字信号来处理大量信息的器件，如加速度传感器、陀螺仪、肌电感测、红外线眼球追踪和红外线影像感测、骨传导等传感器芯片均属DSP范畴。

（2）智能操作系统

可穿戴设备应用功能取决于设备能力和操作系统功能，从最早的单片机操作系统到目前的智能操作系统。iOS、Android等在移动互联网领域占据领先地位的智能操作系统也有向可穿戴领域延展的趋势。我们也相信未来将有更多为可穿戴设备量身打造的智能系统，可穿戴设备的应用体验也将更为友好。

（三）可穿戴设备分类

1. 按照物理形态

按照设备物理形态可分为眼镜、手表、手环、手套、挂件等类型。

眼镜。以谷歌眼镜为代表的可穿戴计算是可穿戴概念的最早践行者，镜片集成显示屏幕实现内容的展示功能，镜框内置的芯片、智能操作系统等实现应用的运行、数据存储、网络交互、自然语言的交互等功能。通过开放软件开发工具包，开发者可开发个性化的应用并运行在眼镜上。

手表。手表是传统穿戴式设备，在手表内集成计算芯片和智能操作系统，并通过手表显示屏实现内容的呈现和交互，实现程序的运算是可穿戴设备对手表的定义。

手环。在手环上集成传感器感知功能芯片，通过内置小型显示器实现数据的呈现功能。手环的应用主要集中在健康领域，如通过人体感知实现睡眠管理等。目前中医手环的研发也初有成效，但并未进入大规模商业推广阶段。

手套。手套是不太成功的穿戴设备，市场上可见的手套类型设备包含两类：一是手套上集成传感器实现动作信息的感应功能，以实现精细化的控制操作。二是通过近距离的通信功能和手机绑定，实现耳机功能。

挂件。通过挂件内集成的传感芯片、计算芯片和显示屏幕，实现交互功能。一般用于健康领域，如通过内置陀螺仪、定位芯片、加速度传感器等对运动轨迹、步伐的统计，计算出运动的能量消耗，给出健康提醒反馈。

2. 按照应用类型

按照设备应用类型可分为健康类应用、游戏类应用、安全类应用等。健康类设备主要指应用形态以满足人们健康需求为主,包含医疗相关设备和健身运动类相关设备。医疗可穿戴设备如测心率的腕表等,健身运动类设备如计步器等。

安全类。安全类应用主要是基于位置地点或范围识别的安全类应用设备,如通过蓝牙近距离通信技术实现钱包防窃、小物件识别等设备;基于手环或项链识别佩戴者当前所处的地理位置的设备。

游戏类。游戏类应用设备包含微软 Kinect 体感设备等,主要满足娱乐需求。

3. 按照通信方式

设备按照与网络的结合方式包含几类:直接和互联网结合、通过中转介质和互联网结合、和智能设备结合。

直接通信。通过内置的移动通信芯片,如 GPRS、CDMA、Wi-Fi 等实现和网络的通信功能。

间接通信。间接通信借助智能终端的通信能力,设备以蓝牙、红外、ZigBee 等短程通信协议和智能设备结合,智能终端作为数据节点进行通信。智能终端内置 APP 或基于网络的程序借助云平台侧数据和处理逻辑实现应用的呈现。

端到端连接。设备以蓝牙、红外、ZigBee 等短程通信协议和智能设备结合,智能终端内置 APP 实现业务的呈现。

(四) 中医可穿戴设备

1. 中医脉诊仪

目前已开发的脉象仪产品多样,如采用应变式刚性圆触头悬臂梁的脉象仪具有四笔式热笔记录仪,能够监测寸、关、尺三部脉象及脉象斜率,同时还可以检测心电活动。采用"带副梁的悬臂式"结构的新型智能脉象仪能够将脉搏信息以图形的形式显示出来,并给出临床检测结果。采用能够检测脉管粗细的传感器,加上浮沉自动加压电路和描记自动控制电路的新型脉图仪,能够绘出脉象的浮沉趋势图。通过借助心电图机描记脉图波形的新型脉象仪,采用单探头的梯形刚性触头悬臂梁传感器,能够检测脉象、速率、时差三种指标。除了单探头脉象仪能反映的参数,还有建立了脉宽系数、脉管轴向张力系数、桡动脉径向搏动力、脉管系统硬度中参数的九路脉象检测及计算机处理系统与类似的传感器,同时具有波形放大倍率调整,取脉压力通过电流表显示的新型脉象仪;同样借助心电图机进行描记,由液态传感器、低通滤波器及转换电路组成的新型脉象仪;用应变电阻作为传感器,经电路放大后通过仪器实时显示脉图的新型同步脉象仪;通过光电转换的原理,以中医气血理论为理论依据的光电血管容积脉图仪,基于可调压力的单探头传感器,具备对脉图及其微分图进行自动测量和手动测量的智能脉象仪,实时环形脉象自动分析系统。

2. 穿戴式头穴治疗仪

穿戴式头穴治疗仪是一种新型康复治疗设备,其融合了头穴和低频调制中频电刺激,充分发挥了两种技术的优点。该设备通过融合多媒体、无线通信、微传感器等技术,并结合大数据平台、移动互联网等,实现了对人体有关信息的搜集、处理、共享和反馈,提高了穿戴式头穴治疗仪辅助诊断及治疗的效果。从而为一部分对头针治疗不耐受,或出现晕针,或因头针治疗产生疼痛而抵抗治疗的患者提供了更好的诊疗方式。同时该设备不仅对脑卒中有治疗作用，而且在高血压、偏头痛、失眠以及轻度抑郁、植物人、吸毒成瘾者等临床常见脑源性疾病也有一定的治疗效果。

穿戴式头穴治疗仪融合了中医康复与现代康复的理论与技术，是一款具有中国特色的康复设备，既能够发挥中医康复治疗优势，又符合现代康复的治疗要求，是康复治疗领域的重要突破。

3. 穴位诊断治疗仪

穴位诊断治疗仪是一种新型的用于诊断和电疗的穴位诊断治疗仪，是由探测电极、人体信息诊断系统、数据记忆系统、治疗脉冲发生器，治疗电极和电源等构成，是以经络学说和现代医学理论为基础设计的。能以耳郭穴位检测得到的人体信息、经数字、声、光显示诊断数据，便于医师观察分析，适用于内科、外科、妇科、儿科、肿瘤科等各科疾病的诊断。并配有多种治疗电极，适宜身体各部位及各种病症治疗使用。对近视、鼻炎、高血压、三叉神经痛、坐骨神经痛、结石、偏瘫等多种常见病疗效显著。

**四、互联网技术与慢性病康管的融合**

（一）慢性病健康管理概要

慢性病即慢性非传染性疾病，是对一类起病隐匿、病程长且迁延不愈、缺乏确切的传染性生物病因证据且有些尚未完全被确认的疾病的总称，主要代表为心脑血管疾病（高血压、冠心病、脑卒中等）、糖尿病、恶性肿瘤、慢性阻塞性肺疾病（慢性气管炎、肺气肿等）、精神异常和精神病等。

（二）慢性病健康管理的必要性

健康管理是指一种对个人或人群的健康危险因素进行检测、分析、评估和干预的全面管理过程，运用信息和医疗技术、在健康保健、医疗的科学基础上建立的一套完善、周密和个性化的服务程序，其目的在于通过维护健康、促进健康等方式帮助健康人群及亚健康人群建立有序、健康的生活方式，调动个人及集体的积极性，降低风险状态，远离疾病，一旦出现临床症状则通过就医服务的安排尽快地恢复健康，有效地利用有限的资源来达到最大的健康效果。

1. 慢性病健康管理可提高居民的健康意识和生活质量

目前，慢性病已位居我国疾病谱和死亡谱的首位，高血压、糖尿病、血脂异常等慢性病均有年轻化趋势，而其主要诱因就是不科学的生活方式。随着社会、经济的高速发展，人们生活方式的转变和人口老龄化的影响，我国居民的慢性病患病率还在不断提高，并呈现出高患病率、低治愈率的态势，严重影响了我国居民的生活质量。而且，人们的饮食结构、工作、睡眠、运动、文化娱乐、社会交往等生活方式的诸多方面都发生了巨大变化，过重的压力可造成精神紧张，加之过多的应酬、吸烟、过量饮酒、缺乏运动、过度劳累等不良生活习惯都是危害人体健康的不良因素。例如，对于从事办公室工作的人群，久坐、运动不足、长期使用计算机等可导致颈腰肌劳损、颈椎病、腰椎间盘突出、便秘、痔疮、皮肤损害等，而饮用过量咖啡、浓茶、酒、吸烟、工作紧张、压力大、睡眠不足、睡眠质量差等也会不同程度导致健康受损，长此以往就会出现各种各样的病症。然而，我国大多数民众健康意识淡薄，认识不到健康投资的重要性，因此必须倡导"健康管理"，帮助人们改变不良生活习惯、树立科学的生活方式，从而自觉化解健康危险因素的侵袭，为健康投资。

2. 慢性病健康管理可减少疾病的发生，降低医疗费用

我国人群中最不健康的1%和患慢性病的19%的人群占用了70%的医疗卫生费用。

如果忽视各种健康危险因素对其他80%人群的损害，对疾病的发病不能进行有效预防和控制的话，现有的医疗系统必将不堪重负。而通过"健康管理"，由"病后治疗"向"病前预防"转变，可有效减少疾病的发生，大大减少医疗费用支出，降低老龄化社会和医疗费用过快增长带来的风险。

疾病特别是慢性疾病的发生、发展过程及其危险因素具有可干预性。每个人都会经历从健康到疾病的过程。一般来说，是从健康到低危险状态，再到高危险状态，然后发生早期病变，出现临床症状，最后形成疾病，这个过程可以很长，往往需要几年到十几年，甚至几十年的时间；而且和人们的遗传因素、社会和自然环境因素、医疗条件及个人的生活方式等因素都有高度的相关性。其间变化的过程也多不易察觉，但健康管理通过系统检测和评估可能发生疾病的危险因素，帮助人们在疾病形成之前进行有针对性的预防性干预，可以成功地阻断、延缓，甚至逆转疾病的发生和发展进程，实现维护健康的目的。在西方，健康管理计划已经成为健康医疗体系中非常重要的一部分，并已证明能有效地降低个人的患病风险，同时降低医疗开支。

（三）中医对慢性病的健康管理模式

慢性病控制的关键在于防危险因素、防发病、防严重疾病事件、防疾病事件严重后果、防疾病事件后复发，因此早诊早治至关重要。中医学对慢性病防治有着系统的理论知识，积累了丰富的经验，其完善的理、法、方、药体系，形成了防治慢性病的优势。

中医学的整体观念、整体调节理念，"治未病"的中医理念、中医在疾病早期诊断上的优势、"简便验廉"的特色医疗技术、中医特有的养生保健文化等，在我国的慢性病防治中发挥了积极作用，可帮助重大慢性病防治实现突破。不仅如此，在以社区为基础的慢性病管理中，中医药可找到着力点，中草药治疗便于推广、针灸和推拿价廉效优等，都使得中医药适合在社区中进行推广。开展中医特色健康管理，将中医药优势与健康管理相结合，以慢性病管理为重点，以"治未病"理念为核心，探索融健康文化、健康管理、健康保险为一体的中医健康保障模式。目前中医在慢性病健康管理中主要有如下几种模式。

1. 慢性病辨证论治的个体化诊疗模式

中医学根据人体的健康状况和生命信息把握疾病动态变化，运用望、闻、问、切四种诊法，收集人体外在信息，通过综合、分析、判断人体的整体状态（证候），确定相应的治疗原则和方法。这种诊疗模式，一方面真正实现了个体化诊疗；另一方面可以早期干预，防止疾病演变，从而达到阴阳平衡、脏腑协调的以人为本的医疗保健目标。

2. 整体观念与整体调节的防治模式

中医的整体观念有三方面含义：一是人体内部是一个有机的整体。中医认为人体以五脏为中心，通过经络沟通、气血灌注，将六腑、官窍、四肢百骸、筋、脉、肉、皮毛、骨连接成一个有机的整体。二是人与自然界是一个有机整体。自然界的变化（如季节气候、昼夜晨昏、地区方域等）可以直接或间接地影响人体，人体则相应地适应自然界的变化而发生变化。三是人与社会环境的统一。社会环境主要包括社会政治、经济、文化行为，群体精神状态和生活方式等方面。人是社会的组成部分，社会环境因素的变动，特别是社会的安定与动乱、进步与落后，个人在社会中的地位及变化，富贵与贫困，都直接或间接地影响着人体的健康状况甚至导致疾病发生。

中医对人体的认识，是在整体观念指导下，全面动态地把握人体的生理病理信息，注重人体阴阳平衡，脏腑协调，形神统一，天人相应，注重人体内部整体恒动及与自然、社会和环境的和谐生存状态，形成整体调节的治疗理论与实践。这种整体调节的治疗方式，如扶正祛邪、标本兼治、益气活血、滋补肝肾等，对治疗病因复杂、多脏腑罹患的慢性病，特别是在现代医学缺乏有效诊治模式的慢性病危险状态的治疗中具有明显优势。

3. "治未病"理念指导下的早期干预模式

中医治未病理念包括"未病先防""既病防变""瘥后防复"三方面，强调重视保养身体、顾护正气、提高机体的抗病能力，以达到未生病前预防疾病的发生、患病后防止病情的进一步发展、疾病痊愈后防止复发的目的。治未病倡导早期干预，截断病势，在养生、保健、治疗与康复等方面采用早期干预的理念与方法，可以有效地实现维护健康、防病治病的目的。

4. 中医疗法综合干预模式

针对慢性病病程长、多脏器损害的特点，中医药具有简、便、验、廉、安的特点，能够更好地发挥整体调节、综合干预的优势，更适合脏腑功能减退、代谢功能较差、罹患慢性病的广大的中老年人群。中医治疗慢性病是在整体观念和辨证论治理论指导下，系统地认识人体，针对不同机体疾病状态，建立个体化的诊疗方案，使机体逐步恢复阴阳平衡的健康状态；在治未病理论指导下，针对机体危险状态"未病先防"，减少慢性病发病率；完善慢性病防治早期干预措施，提高慢性病患者生存质量，从而减少慢性病死亡率。

中医治疗慢性病不仅疗效可靠，毒副作用小，费用相对低，还特别注重人体功能的整体调节，激发人体的抗病能力和康复能力，有利于对病因复杂的慢性病进行综合治疗与康复。因此要充分利用中医药养生思想和理念，大力推广应用中医防治慢性病的诸多行之有效的方药、方法和特色技术，专门针对慢性病患者宣传正确的健康理念，推广有效的慢性病解决方案；建立慢性病防控服务平台，提供中国特色的慢性病健康管理服务；帮助慢性病患者建立治疗标准，选择治疗方向，监测治疗流程，优化治疗方案，为中医药预防保健体系增加实质性服务内容，弥补现有医院体系在医疗模式、技术手段和人力资源等方面存在的不足，促进慢性病健康管理实现突破，这对控制慢性病具有重要意义。

## 第十一章　互联网＋中医

（四）互联网技术在慢性病健康管理中的应用

1. 移动 APP 在慢性病管理中的运用

慢性病的复杂性、长久性、多因性和反复性要求患者及其家属积极参与，需要多专科医务人员的有效会诊、协调和医患沟通。移动互联网技术的广泛应用，实时同步或非同步的多媒体通信为慢性病管理提供了良好的平台。移动医疗在慢性病管理中的应用体现在症状评估、持续记录、远程会诊和健康促进等方面，这些都通过电子病历这一平台得以实现。

慢性病患者由于疾病本身或治疗原因常有一些不适症状，对于慢性病患者，有效地管理症状在改善其生活质量方面尤为重要。在移动医疗 APP 的帮助下，医护人员可对患者症状进行监测的同时给予及时的指导，使患者的生活质量得到改善。

安装于患者手机上的健康管理 APP 可以实现慢性病知识、心理疏导建议的推送、实时健康提醒，并通过社交平台进行交流。例如，将拟定好的健康管理方案按程序推送到目标人群手机上，指导其健康饮食，合理运动，实时给予健康提醒。通过健康管理 APP，研究对象可以将其每日运动量、饮食情况等反馈到系统后台，接受后台健康管理咨询师的指导。也可将每日运动、饮食情况发布到社交平台，通过与亲友的互动和鼓励增加其坚持良好生活习惯的依从性。移动医疗可有效地用于慢性病的症状收集和评估，及时发现急性发作征兆，调整治疗方案，避免病情恶化而需要急诊和住院治疗。通过远程终端设备或手机软件，患者和家属可以积极参与症状认识和收集，有效地与医务人员沟通，共同管理慢性疾病。

与此同时，移动医疗也改变了传统的面对面看病模式。对于慢性病患者，移动医疗 APP 可以为其定制更好的相关疾病指导，从而提高患者的依从性、自我管理能力和生活质量，这既是健康保健事业的一大进步，也是慢性病健康管理的未来发展趋势。然而，由于我国的移动医疗起步较晚且尚处于初步发展阶段，对慢性病患者应用移动医疗管理还存在许多问题和不足，如仅局限于特定专科对单一病种进行零碎化管理，且其管理内容和方式方法均有待考究，故建议在利用移动医疗 APP 管理慢性病患者时先规范 APP 的指导内容，并争取多科参与管理。因此，还需要国家相关部门、移动医疗 APP 设计团队、医护人员及患者一同努力并不断完善，共同为慢性病患者的有效管理添砖加瓦。

2. 远程医疗在慢性病管理中的运用

通过远程监控，护士可以定期通过网上电子病历进行观察、分析和判断病情，及时电话咨询，建议调整药品或告知患者应到急诊室或医院进行诊治。此外，电话干预系统可以使患者或家属随时电话联系，护士听取患者主诉或家属报告时，也可以打开患者的电子病历，全面了解其病史，根据患者的病情决定是否去急诊或等待门诊，或根据既定的医疗方案帮助患者调整用药和饮食等。

慢性病患者常常需要定期专科会诊来统筹治疗。例如，心力衰竭需要心脏专科会诊，糖尿病需要内分泌专科会诊，帕金森病需要神经科会诊等。而许多地区缺乏专科医师，或患者出门就医存在困难。例如，敬老院的老人常反复住院，造成各种并发症并增加医疗开支。敬老院缺乏非正常工作日时段的医师门诊，仅靠值班电话咨询，是敬老院患者急诊室使用率和重复住院率过高的主要原因。若能进行远程会诊则可以较好地解决这一问题，因为远程专科会诊可帮助患者在家里或在当地诊所得到实时或非实时远程专科会诊。

糖尿病患者每年必须进行眼底检查。基层诊所护士使用专用照相机直接通过瞳孔拍摄眼底照片，并上传到患者的电子病历中。远程医疗中心的眼科医师根据电子病历中的眼底图像进行会诊，并把报告写进电子病历，基层诊所医务人员如糖尿病专科护士就可以在电子病历中看到眼科检查报告。在皮肤科和放射学远程会诊中使用同样的方法，确保了所有患者都可以接受高质量的专科医疗护理。各医疗中心的实时远程诊室可为无法到医疗中心就诊的患者提供脊髓损伤、风湿病、伤口护理等专科会诊。

慢性病的预防与有效控制重在生活行为的改变，行为改变的关键是人的健康素养提高，只有提高了对慢性病危害的认识，才能有改善健康行动的动力。基于数据共享平台的慢性病管理系统，可通过搭建各种数据共享平台、组建专业医疗团队，利用互联网技术、移动终端技术，实现对慢性病患者的管理。互联网技术和其他生物工程研究将为疾病的诊断、防治提供可能，并将对人类健康产生革命性和创新性的深刻促进作用。移动健康互联网为护士提供了各种新的工作机会，同时也带来了挑战。虽然移动互联网在健康方面的应用似乎有无限的潜力，但在临床实施中仍有许多障碍，如不同系统之间存在数据连接和共享的障碍问题，缺乏既精通医护又掌握信息技术的专业人才来设计使用软件，以及存在与远程医疗相关的医疗纠纷、病历安全、隐私问题和经济补偿等问题。因此，护理研究人员和工作人员应与其他专业人员一起努力，以促进移动互联网技术在人类健康领域的应用和发展。

（五）慢性病管理的商业模式创新

慢性病管理系统的构成，主要包括慢性病管理服务要素，包括药品、医疗器械、医师服务、智能硬件等；慢性病管理的服务平台，包括线上平台，如医药电商平台、移动端平台、O2O平台等；线下平台，如社区医院、药房、体检中心等；慢性病管理的患者客户及慢性病管理系统支撑体系，包括医疗保险、信息系统和行业监管等。相比于医疗产业的其他商业模式，慢性病管理的商业模式特别强调服务的闭环，这与慢性病管理的特点密不可分。慢性病管理的一个特点即是服务的持续时间较长，这就决定了服务平台的服务质量至关重要，决定了客户黏性。其次，即是慢性病管理的服务系统性，商业模式虽然可以找到慢性病管理的切入点，但基于市场切入点构建整体慢性病服务体系仍旧是商业模式成功的重点。最后，如何提高慢性病患者的依从度，激励其进行慢性病自我管理，也是慢性病商业模式有效性的重要方面。近年来，慢性病管理中的商业模式不断创新，主要有以下几种创新模式。

1. 慢性病药物创新：构建慢性病药物的生态圈

随着医药产业的发展成熟，制药公司也关注到了庞大的慢性病管理市场。制药企业进入慢性病管理市场，从药品端切入是其先天优势。所以一种商业模式是通过完善药品销售的终端客户使用体验，对患者进行疾病教育和使用引导，进而提高患者的药物依从性，增加制药企业在慢性病患者中的品牌影响力；另外一种模式则是弱化制药企业的单一品牌药品，通过与上下游周边医疗服务机构合作，构建以制药公司为核心的慢性病管理生态圈，提高制药企业在慢性病管理领域整体的带动力和影响力。

## 2. 慢性病线上平台：打造慢性病管理的信息化平台

随着医疗信息技术和互联网技术的普及推广，慢性病管理信息化趋势愈来愈明显，也是目前我国慢性病管理领域十分活跃的细分市场。从目前慢性病管理医疗信息系统的商业模式看，分为2B业务和2C业务：2B业务，即通过互联网平台或云平台，对接医疗机构和患者，实现远程医疗的部分功能，同时通过获取的患者慢性病数据，开展疾病管理工作，是医疗机构促进慢性病管理可及性的一个信息化手段。如专注糖尿病管理的"控糖卫士"，即针对糖尿病患者与专家医师沟通的痛点，通过云技术搭建的慢性病管理信息平台。"控糖卫士"的医师端主要对接糖尿病科室，并采取B+B2C的商业模式，开展对患者的日常糖尿病管理和远程会诊，同时也开发移动端，实现糖尿病管理的移动化。

而慢性病信息系统的2C业务相对而言更加复杂。它既需要与医疗机构建立长期可持续的信息化平台，又需要以各类智能硬件、移动端平台和其他信息化平台方式，多样化的建立与慢性病患者之间的联系，并通过提供C端多种层次的产品，从C端获得服务收益。所以从某种程度上看，这一商业模式使慢性病管理信息化公司起到了类似医疗健康管理公司的作用。通过与各类医疗机构合作的完善，可以为慢性病患者提供包括体检、诊断、电子病历、专家咨询、药物配送等全流程的慢性病管理服务。

## 3. 慢性病线下平台：基于药房网络的慢性病管理创新

从目前慢性病管理的实践来看，线下慢性病管理平台仍旧发挥着不可替代的作用。健康监控数据的取得、患者的就诊习惯，以及服务和药品的可及性等因素，都是线下平台开展慢性病管理的优势所在。慢性病管理的线下平台主要是指社区医院和药房，其中社会药房是市场化、网络化较为充分的领域，零售药房密度较高，东部地区平均药店密度可达3000人/店。这就为基于药房网络的慢性病管理模式带来了商业契机。药房的慢性病管理与医院提供的慢性病管理在角色定位、服务内容和服务方向上都有不同。在角色定位上，虽然药房配有专业药师，但与医疗机构在角色上承担不同的职能。药房药师主要的职责是进行慢性病风险的管理，如健康监测、生活健康程度评估、风险筛查、对患者依从度的管理，并给出合适的就诊建议；而医疗机构的医师职责主要是诊断、治疗，并给出处方，二者是一种相互补充的关系。

这就导致基于药房网络的慢性病管理更加强调对慢性病的"管理"功能，提供日常疾病跟踪、药物跟踪和健康护理服务。实际上在很多欧美国家，药店药师的角色基本就是这样。经过对比，有药店持续干预指导的患者和没有药店干预指导的患者一年后的状况，前者疗效稳定性有明显提高，而且并发症发生率降低了很多，医疗费用的支出也有所下降。从未来发展趋势看，药店甚至会设立慢性病专区，慢性病专员或开设"店中店"。

## 4. 慢性病的自我管理：基于移动端的慢性病自我管理平台

慢性病管理的效果与患者的依从度关系十分密切，所以从慢性病管理的自我管理角度切入，构建商业模式，也是目前相关药品销售公司和慢性病信息化公司通常考虑的服务患者的模式。如果从单纯的督促患者开展日常自我健康管理来看，数量庞大的可穿戴设备也是慢性病自我管理的重要切入点。如某互联网公司专业从事心血管和糖尿病可穿戴医疗设备的研发、销售和服务，其产品包括移动心电图监护仪、便携式手机血糖仪及血糖试纸、移动心脏标志物检测平台及其相应配套试纸,以及建立在此基础上的心血管和糖尿病健康管理服务和增值服务。它就是通过手机 APP 端和智能设备端,建立一个慢性病患者自我管理的信息平台。

5. 慢性病管理结合医疗保险:商业医疗保险的创新模式

以医疗保险的形式介入慢性病管理,是一个较为自然的商业选择。商业保险具备对医疗费用开支约束的属性,会确保对参保人健康管理和慢性病管理的重视和投入。这一点可以从美国大量的健康维护组织中发现。随着信息技术的发展和商业保险比重的提高,慢性病市场受到医疗保险机构的日益重视。商业保险与慢性病管理的结合主要有两种模式:一是药品销售与商业医疗保险的结合,介入慢性病管理领域;二是医疗信息化公司与商业保险机构结合,提高商业保险对参保人健康管理的水平。

由我国慢性病管理商业模式可以总结出,目前进行慢性病管理商业模式创新需要做到以下几点。

第一,慢性病管理的商业模式应与政府管理模式相结合,政府对于公共慢性病管理的管理方式,对于商业模式的建设具备底层性和基础性的重要影响,不同慢性病管理运作方式衍生出不同的商业模式。如在慢性病管理体系相对完善和成熟的地区,社区医疗机构是开展慢性病管理的核心部门,商业机构在构建商业模式时即可从社区医疗机构着手,起到事半功倍的效果。有的地区慢性病管理则主要由区域内公立医院承担,如何基于公立医院的慢性病管理体系构建商业模式,则成为主要考虑的方向。

第二,慢性病管理的商业模式应与慢性病病种相结合,不同的慢性病形成原因及应对措施各异,因此在实际慢性病预防和治疗中,依据不同的慢性病种类应当结合实际情况设计商业模式。如糖尿病的治疗,就需要随时能够进行血糖监测和及时的药物干预,从血糖检测角度构建慢性病管理商业模式,即是比较可行的选择,这也是国内外大量的血糖检测仪公司切入慢性病管理市场的一个重要立足点;又如呼吸系统疾病,病情长期不愈,而且反复发作,仅依靠在院期间的治疗和护理无法有效地控制和稳定病情,因此回访和延续护理的方式是针对慢性疾病患者重要的治疗手段,通过手机 APP 建立疾病回访信息系统是针对这一类慢性病管理的一个可行的商业模式。

第三,设计慢性病管理的支付模式,慢性病管理的核心是对疾病和患者的慢性病进行评估、跟踪、干预和提供有针对性的解决方案,本质上是提供完整的服务并以服务收费,实现盈利。但实际情况来看,单纯依靠向 C 端患者的服务收费较为困难,所以如何构建合理的慢性病管理支付模式就成为商业模式成败的关键。一类方式是转向 B 端收费,即向医疗机构收费;一类方式是做医药电商,通过销售药品或器械实现盈利。这两种模式都有一些弊端。从国内外慢性病管理的发展趋势来看,商业保险与慢性病管理的深度结合应该是未来慢性病管理的最好模式之一。一方面保险公司先天就有约束医疗费用支出的动力,对参保人慢性病管理的需求较为切实和迫切;另一方面通过经济补偿的方法来刺激参保人提高医嘱依从度,较为容易实现对慢性病患者的干预和管理。

## 第三节 "互联网+中医"技术应用

### 一、虚拟现实技术在中医领域的应用

虚拟现实（virtual reality，VR）技术产生于20世纪60年代，VR一词创始于20世纪80年代，该技术涉及计算机图形学、传感器技术、动力学、光学、人工智能及社会心理学等研究领域，是多媒体和三维技术发展的更高境界。虚拟现实技术是一种基于可计算信息的沉浸式交互环境，是一种新的人机交互接口。具体来说，就是用户借助必要的设备以自然的方式与虚拟环境中的对象进行交互作用、相互影响，采用以计算机技术为核心的现代高科技生成逼真的视、听、触觉一体化的特定范围的虚拟环境（Virtual Environment，VE），给用户造成亲临其境的感觉。

医学教育不仅要传授医学知识、医学动态，使学生掌握现代医学的发展趋势，更要注重实践动手能力的培养。虚拟现实技术以其独有的多感知性、存在感、交互性、自主性等特征，逐渐应用于医学领域，如外科虚拟手术仿真训练、虚拟内科诊断、中医推拿按摩、运动理疗与恢复、数字医院医学仿真与教学等方面。随着国家政策对中医学的重视，虚拟现实技术在中医临床和教育方面也都逐渐有所应用，特别是在中医学教育方面能够发挥虚拟现实技术的优势，弥补传统教育方式的不足。在虚拟学习环境中完成知识构建，只要学习者相互交流、合作，就可以获得真正的认知体验。因此，如何将虚拟现实技术引入中医学教学和临床领域已成为中医药教育和临床技术领域的共同关注点。虚拟现实技术在医学中的应用具有重要的现实意义。学生在虚拟环境中，可以建立虚拟的人体模型，借助跟踪球、HMD、感觉手套，更容易了解人体内部各器官结构。

目前虚拟现实技术在中医学领域应用的方面主要包括远程脉诊、虚拟实验室、数字化虚拟人体等。

#### （一）远程脉诊

中医作为世界医学的瑰宝，在诊断方面具有自身特点，诊断只需要望、闻、问、切。切脉是中医最重要的定性依据，但由于"脉理精微，其体难辨"，难免"在心易了，指下难明"，长期以来影响着脉学教学和发展。目前，从脉象信号的检测和定量识别到对脉象信号的复原进行了广泛的研究，并在国内外中医脉诊的客观化方面取得了很大的进展。目前通用多媒体视频交互系统作为一个远程中医脉诊系统，尚不能实现远程脉诊的客观化，从而制约着中医远程脉诊的推广和发展。

基于虚拟现实技术的仿真技术为解决上述问题提供了一种有效的途径。虚拟现实是一种基于沉浸式交互环境计算结构的计算机技术。其仿真技术能对客观系统的本质属性进行抽象和重演，借助必要的设备就可以使医师和患者在中医远程脉诊时如同身临其境，从而可极大推动中医远程医疗、虚拟社区医院等服务的实现；若结合数据挖掘技术进一步生成脉诊专家数据库系统，则会更有效地促进中医脉诊的科学化和客观化。

1. 中医远程脉诊系统的功能设定

目前,中医远程脉诊系统主要由场景生成子系统、声音生成子系统、脉象检测子系统、实时控制子系统、脉象处理子系统、信号传输子系统和专家决策子系统七个基本功能子系统组成,构成了一个基于虚拟现实技术的可调闭环远程脉诊系统。

场景生成子系统可在虚拟脉诊场景环境中使医患有效互动,感知对方的面容和脉象。声音生成子系统为医师和患者提供病情询问功能,医师可以询问患者的病情和病史,并通过患者的声音了解患者的身体状况。脉象检测子系统由脉诊仿真器和脉诊探测器两部分组成,脉诊仿真器可以感应医师切脉时的位置和力量,故医师可通过在脉诊仿真器上切脉感知患者脉搏的脉动压力;患者则可通过脉诊探测器探测自己的脉搏压力和切指位置,探测器的实时伺服系统就可以同步医师的切脉过程。实时控制子系统实现了医师和患者的实时交互触诊过程,可产生控制脉诊探测器的伺服力和脉诊仿真器的脉搏力,使医师在远程切脉时可以如实感知切脉的指位和脉力。脉象处理子系统可通过对脉象信号在时域、频域和尺度域的综合和局部处理,得到脉象的时频统计特征,进一步应用模糊识别和神经网络技术实现对脉象信号的分类。信号传输子系统可通过宽带网络,实现视频数据、音频数据、控制数据、脉象数据、诊断数据等信号在较小的网络延迟下进行传输。专家决策子系统可在对脉象进行分类的基础上,结合患者的病情和其他身体测量数据,辅助医师对患者进行病情决策和评估,还可对医师记录的大量病历数据进行数据挖掘,使医师不断进行自我学习和完善。

2. 中医远程脉诊系统的使用方式及原理

基于这些系统功能的基本设计,在实际使用过程中,远程脉诊系统主要由医师端和患者端两部分组成。医师端和患者端的硬件设备包括相同的标准多媒体计算机配置,其中视频设备包括视频卡、显示器和摄像头,音频设备包括音频卡、麦克风和音箱,传输设备包括宽带高速网卡。脉象设备不同是医师端和患者端硬件设备的最大区别,脉诊仿真器是医师端的脉象设备,可增强医师远程切脉的真实感;脉诊探测器是患者端的脉象设备,可实时同步医师的切脉动作,如医师在旁一样。

(1) 脉诊仿真器

由脉象仿真器、切脉感应器和 AD/DA 卡组成的医师端可通过模拟患者脉象让医师获得真实的指感特征。脉象仿真器主要采用人造材料或相近材料模拟桡骨、动脉血管和皮肤,通过小型电动马达驱动以液压或气压方式模拟脉象压力。但因为每个人的生理特征都不一样,所以脉象仿真器也只是模拟出相似的脉象,并不能完全反映真实脉象。

医师在脉诊仿真器上切脉时的指位和脉力是由切脉感应器感应的。脉象传感器目前有机械式、压电式、光电容积式等多种,其中以压电式比较成熟和实用,其以固体、气体、液压传导等为传导方式,并采用了液态可变电阻、半导体应变片、压电晶体、高分子压电薄膜等压电材料。在脉象仿真器中,多个小型压电传感器排列放置,当医师切脉时,压电传感器可以感应到医师切脉的指位和脉力,然后将脉象压力转换成相应的电信号,并输入到放大转发通道,经信号放大、滤波、A/D 转换后,与指位编码信号一起通过 RS232 接口输入计算机后传送到患者端。同时,患者端反馈回来的脉象压力则通过 RS232 接口传送到 D/A 转换卡,经进一步变换后传送到脉象仿真器以模拟患者的脉象压力。在简单的情况下,脉诊仿真器或许不能实现脉力的仿真功能,这样医师虽然不能获得患者脉象的指感特征,但可以通过仿真器中的切脉感应器完成切脉的指位变换和施力过程。

(2) 脉诊探测器

患者端的脉诊探测器由脉象探测器、切脉伺服器和 AD/DA 卡三部分组成。脉象探测器用来检测患者的脉力和指位,由两部分组成:多点脉象传感器、鼠标滚轮装置。既可以同时检测寸、关、尺三个部位的脉象波形,又可以在脉象探测器移动时测量患者的切脉指位。

切脉伺服器可根据医师切脉的指位和施力,通过小型电动马达驱动脉象探测器在 X、Y、Z 三个方向上运动,从而使患者端实时同步医师端的切脉过程,让患者获得医师就在身旁的感觉。

脉象探测器将脉象压力和位置信息转换为相应的电信号,并将其输入到前向放大通道,通过信号放大、滤波、A/D 转换,通过 RS232 接口输入计算机反馈给医师端。同时,医师切脉指位和施力信号通过 RS232 接口发送给 D/A 转换卡,然后经进一步变换后传送到切脉伺服器以模拟医师切脉过程。

在简单的情况下,脉诊探测器或许不能实现医师切脉伺服功能,这样患者端的切脉过程虽不能自动完成,但患者可以通过观察切脉交互场景的指示起到类似切脉伺服器的作用,手工调节脉象探测器探测压力和位置,完成切脉的指位变换和施力过程。

(3) 脉诊设备标定

由于不同患者寸、关、尺脉位置的差异性和脉象传感器的零点漂移,使用脉诊设备前需要对其进行标定。脉诊设备的标定在医师切脉前的寻脉过程中完成,脉象控制系统通过医师端的切脉感应器和患者端的脉象探测器反馈的脉象压力信号和切脉指位信号,完成医师端切脉感应器和患者端脉象探测器的寸、关、尺脉位和脉力一致性标定和映射。

(二) 虚拟实验室

投资昂贵的实验对象和设施器材是医学科研机构巨大的负担,而虚拟现实技术的应用不仅能使医学科研机构的经济负担大幅减少,而且能有效缩短科研人员的训练学习时间,提高效率,减少浪费。虚拟实验室正是利用虚拟现实技术、计算机多媒体技术、数据库技术、网络技术等创造的与传统实验室功能相似的可视化三维实验环境,可仿真实现各种实际的甚至不可视、不可摸、危险性高的实验及想象的实验场景,学生可以放心地做各种危险的或危害人体的实验,使学生的自主性得到了充分发挥,拓宽了教学实验的时间与空间,降低了实验教学对客观物质条件的依赖。脉诊作为中医学最有特色的诊病方法之一,长期以来在临床上积累了丰富的经验和知识,具有很深的科学内涵和久经考验的客观效果。采用基于虚拟实验室的仪器技术开发中医三指脉象仪,可以充分利用现有的计算机软件和硬件资源,提升该仪器的功能和性价比,还可以为学生提供更加高效和优质的实验环境。

(三) 数字化虚拟人体

数字化虚拟人体就是将人体结构数字化,通过计算机技术和图像处理技术在电脑屏幕上呈现一个看似真实的模拟人体,再进一步将人体功能性的研究成果经数字化后通过信息技术转换为电脑的语言符号，附加到这个人体形态框架上。经过虚拟现实技术的交叉融合，这个"虚拟人"能在操作者的调控下模仿真人做出各种各样的反应。在虚拟尸体解剖室中，学生可以在"尸体"身上进行解剖，取下"脏器"体验病理检验工作；通过虚拟现实技术，以往只能依靠教师口头向学生传授的抽象知识，如药物的分子结构与病理反应等，学生如今可以进入物体内部进行动态观察，使学生可以获得第一手概念和知识，从而大大提高学生理解力和掌握能力。

（四）虚拟现实眼镜

此外，在医学图像学方面，用于医学的虚拟现实软件可以将磁共振成像生成的二维图像与体视图像进行组合，透过虚拟现实眼镜观看可大大提高诊断的直观性和准确性。这种技术可以建立与手术台一致的可视环境，用于术前规划和学生实习，从而更利于学生的理解和掌握。

**二、3D 打印技术在中医领域的应用**

3D 打印技术，又称为"添加制造"技术（也称为"增材制造"或"增量制造"）。3D 打印是指一种基于三维数字模型的，运用粉末状金属或塑料等可粘合材料通过逐层打印的方式构造物体的技术，其内容涵盖了产品生命周期前端的"快速原型"和全生产周期的"快速制造"。目前，使用较多的 3D 打印技术包括光固化三维打印、熔体沉积制造、选择性激光烧结/熔化和三维打印。

3D 打印技术在工业制造中首先使用，随着技术的不断进步和医疗对其的需求不断扩大，3D 打印技术在医疗领域已逐渐得到应用。2012 年底的《福布斯》杂志指出，3D 打印技术在医疗领域的应用研究，已涵盖了纳米医学、制药甚至器官打印。设想得更远一些，未来或许可以依靠 3D 打印技术实现个性化医疗，减少甚至消除器官捐赠的短缺问题。

目前，3D 打印技术在医学领域的主要应用有：体外医学模型打印制作、定制化医疗器械/组织工程、打印人工器官和组织等。

3D 打印技术在中医领域的应用起步较晚，目前来看，3D 打印技术在骨伤科的临床、教学、科研工作中应用广泛，主要是利用 CT 或 MRI 获取的原始数据建立三维数字模型，再通过计算机辅助制造软件进行设计和修改，最终将数据输入到 3D 打印机完成建模。使用 3D 打印的体外模型，可以逼真地显示器官或组织内部结构的细节，使得医学知识更加直观。随着数字化骨伤科学的发展和 3D 打印技术的成熟完善，3D 打印及相关技术已广泛应用于复杂骨折、骨肿瘤、骨科畸形和损伤、畸形矫正、术前模拟和假体制作等方面。

（一）人体骨骼 3D 模型

扎实的解剖知识基础和对人体健康或疾病状态下结构的清楚认识往往是临床、科研工作的有效保证，而人体标本来源的减少增加了相关学习和研究的困难，体外人体骨骼等模型恰能提供有效的帮助。近年来，3D 打印人体骨骼模型开始应用于中医骨伤科学等学科，与传统铸造方法制作的模型比较，3D 打印模型可以复制患者的整体骨骼状况。通过在不同治疗

# 第十一章 互联网+中医

阶段的多次建模,可以动态观察骨骼生长康复的变化。传统的铸造方法只能复制当前模板的静态情况,不能实现复杂粉碎性骨折的整体化复制。与真实骨标本相比,3D打印模型容易获得,数字化处理后可实现对病例的大量储存。此外,目前医学院校学生在解剖课程中接触到的多是正常人体的骨骼模型,较少接触到病变骨骼模型,通过三维打印模型,可帮助学生加深对骨科疾病的认识。

1. 推进手法治疗的可视化和规范化

手法治疗是中医骨伤科的特色,以无创的方式在体外施加特殊的作用力可以达到复位、松解粘连等效果。不过临床治疗效果多依赖于医师的经验,而作为初学者的医学生对于手法作用过程中体内的结构改变并没有直观准确的认识,盲目进行手法操作可能达不到预期的效果,甚至造成不必要的意外事故。以往的教学往往只能以解剖图片或视频的方式展现,而手法操作过程中解剖结构的动态变化则很难展现出来,这一点也在一定程度上制约了手法的规范化和推广。随着3D打印技术的成熟,学生可以通过3D建模软件建立的空间虚拟模型数字化再现患者的骨折或畸形,模拟手法干预下骨骼组织的力学变化,并可根据力学模拟情况进一步调整手法复位方式和操作要领,有利于对初学者的手法操作情况进行反馈,促进其手法的进步与成熟,如腰椎后关节紊乱症等手法复位具有优势的病例的治疗。

2. 重现复杂骨折损伤及术前全面评估

对于手法复位和简单外固定后需要手术治疗的复杂骨折,传统影像学技术如X线、CT、MRI并不能全面反映骨折部位损伤的情况。3D打印技术则可以很好地解决这一问题,基于影像学资料重建复杂骨折的损伤模型,有利于医师讨论手术方案、模拟手术过程、学习手术操作,能有效避免手术过程中的意外和不必要的失误,提高手术成功率,也有助于初学者缩短手术学习周期。临床病例可长期大量保存、反复利用,有效地减少了手术室现场教学的病例少、人员限制等缺陷。例如,胸腰椎的压缩性骨折往往是单侧压缩性的楔形骨折,通过影像学诊断有很大局限性,而通过3D模型可以直观显示骨折处椎体楔形变的一侧,对于经皮椎体成形术入路的选择及实际操作有指导意义。此外,骨盆部周围解剖复杂、出血量大,若出现复杂骨盆骨折,手术操作难度较大,而3D打印技术可以在术前重建骨盆模型,清楚显示骨盆具体的损伤情况,医师可以在术前的体外模型上模拟手术过程中的复位、固定等操作,对手术的成功有很大的帮助。

3. 发展中医骨伤数字化教学

作为一种有效的中医骨伤临床教学方法,特别是在中医正骨手法的教学方面,3D打印技术具有的力学模拟和虚拟模型构造两大优势,可对中医骨伤手法治疗中的力度调整、施治方式进行指导,具有良好的临床教学推广和应用前景。3D打印技术的应用将为中医骨伤临床教学的发展提供新的动力,必将成为中医骨伤数字化教学研究的新方向。

(二)人体经络穴位3D模型

针灸推拿治疗具有简、廉、便、验的特点,在缓解疼痛、治疗周围性面瘫、保健等方面应用越来越多,受到全世界的推崇。而针灸推拿治疗都与人体经络穴位密不可分,不过经络穴位的本质和结构基础仍不清楚,这也在一定程度上制约了针灸推拿的进一步推广,所以越来越多的人通过现代的研究方法探索经络穴位的基础。

然而目前中医经络知识教学仍停留在 2D 图片或实体模型上，这给教学者和学习者造成了诸多不便，更多的研究者希望能够通过可视化技术解决这一问题。医学可视化，是指运用计算机图形学技术和图像处理技术，将通过科学计算获得的或数据采集获得的数据如医学数据转换为图形图像的过程。医学可视化技术的目的在于能用图形图像这样直观的方式观察和认识客观事物，用图形图像来表示数据，将人们比较难理解的抽象数据转换为形象直观的图像信息，并结合人机交互技术来进行分析。随着电子技术、计算机技术及相关学科的发展，可视化技术不仅包括了科学计算数据的可视化，还包括工程计算数据、测量数据等的可视化，还有用于医疗领域数据的可视化。

中医经络是中国古代人们通过肉眼观察所总结出来的对人体解剖、生理、病理规律的认识，具有一定抽象性，且经络循行路线及其所反映的规律也是一种立体性很强的知识。传统的文字信息只能提供一种表层的概念印象，不足以形象地描述中医经络知识的精髓。因此，无论是现在还是未来，中医可视化都是中医发展的必经之路。中医经络可视化展示系统将传统中医经络知识与现代计算机图形学知识相结合，用 3D 可视化展示教学模式替代传统的中医经络教学模式。

1. 人体经络可视化 3D 模型

基于 3D 人体模型的中医经络可视化系统包含了主要的人体经络系统展示功能：模型显示、经络显示、变换控制、穴位查询、穴位信息显示、帮助等。不仅可以显示人体模型、经络模型，查看、控制穴位信息和经络信息，还可以编辑穴位或经络信息。后续还会把模型显示、经络显示、变换控制、穴位信息显示等功能移植到移动设备上，更加便于使用和推广。中医经络可视化系统将分为两大类：专家用户和学生用户。该系统由三个模块组成：数据采集模块、数据加载模块和可视化展示模块。数据加载模块将 3DMAX 建立的人体模型数据读取到中医经络可视化展示系统中。数据采集模块采用专家用户的专业知识完善中医经络数据库信息。可视化展示模块实现了人体模型显示、经络操作显示及穴位查询等系统主要功能，并将部分主要功能移植到 Android 系统的移动端，满足了移动用户随时随地的使用需求，对中医普适计算进行了初步探索。

2. 特定穴位的 3D 模型

现在临床上，很多学艺不精的医务工作者往往由于取穴不准致临床疗效差，甚至由于对解剖结构认识不足，在针灸治疗操作过程中，控制不好针刺的深度、角度而伤及神经血管等重要结构，出现不必要的意外事故。准确取穴与临床疗效有直接关系，但传统的腧穴教学时，腧穴犹如黑盒子，其穴下结构无法逐层透视，这只会增加大学生快速掌握局部穴位解剖结构的困难，对腧穴临床操作的安全性也难以充分认识。

在针灸教学过程中，如何让学生对腧穴结构层次有直观认识一直是一个问题，解剖标本的减少也制约了教学的发展。而虚拟现实技术的出现，恰恰解决了这一问题：通过数字化虚拟人体重建，不仅可以让学生准确认识腧穴下的解剖层次，而且通过虚拟三维动画还可以展现针刺入腧穴的全过程，给学生以更直观的学习感受。如刘延祥等通过虚拟现实技术，完成了内关穴局部解剖结构的三维可视化，实现了内关穴在数字化虚拟人体中的定位与表达。不过,尽管基于虚拟现实技术的人体三维可视化技术平台可以再现腧穴虚拟进针的三维可视化,可动态模拟针刺过程;但经络穴位的本质能否通过现代新的设备或科技手段检测出来,或是否存在新的可能的组织,也很值得探讨。

(三) 中医药类3D教学软件

通过虚拟现实技术将对象环物虚拟现实技术与中药饮片相结合,以《中药学》教材中涉及的常用300余味中药饮片为基准,通过选材、摄像、加工处理、后期合成等步骤开发出了3D全景动画资源库。该全景动画作品不仅与原中药饮片实物完全一致,而且在软件、网页、PowerPoint上可以用鼠标拖动观察对象进行360°转动,展示饮片的全貌;还可以放大数倍,观察饮片的各个部位细节;并可通过"交互热点"链接文字、声音、网址等,给使用者带来身临其境的感觉。

该系统对象全景现实显示具有良好的真实性和互动性,为各行各业提供了一种新的表现形式。中药饮片3D动画标本资源库极大地增强了真实感和交互性,克服以往教学中的不足,突破了教学难点与重点,培养了学生的中医思维能力;适应了现代教学的发展,延伸了中药教学的时间与空间,有助于学生养成自主学习、终身学习的良好习惯。该系统创新性、实用性强,有以下特点。

1. 直观性教学,化抽象为具体

直观性教学是学生产生形象思维的源泉,是一种科学和十分有效的教学方法。中药饮片3D全景动画标本以多媒体为载体,是饮片实物的提升与生动再现,学生不仅可以多角度地观察中药饮片,更可以自行放大数倍观察中药饮片的各个细节,仔细体会中药的不同颜色、采摘时节、入药部位、质地轻重、形态特点、药物结构等,避免望文生义;获取的详细第一手材料,不仅能激发学生的学习兴趣,化被动为主动,更能培养学生敏锐的观察能力,提高学生发现问题、分析问题、解决问题的能力,有利于学生思维能力的提升,最大程度地丰富学生的感性认识,加快理性认识的飞跃,从而提高教学效果。

2. 互动性强,启发中医思维能力

中药饮片3D动画标本除了能多角度观看,还能自由操作,创造了一种发现问题的良好氛围。在启发、引导学生发现问题、分析问题、解决问题的过程中,培养了学生的中医思维能力。在教学过程中,师生间良好的互动,能调动学生的思维积极性,激发学生的潜能,提高学生解决问题的能力。中药饮片3D动画标本比中药饮片实物更加具体,通过媒体的载入,不仅能让学生观看,更能在课堂各个节点插入,让师生形成良好的互动,使学生成为知识的发现者,而不是消极的接受者。

由于每个中药饮片3D全景动画标本文件大小只有10~20 M,既方便在网上挂接,又能通过手机下载,人机互动界面友好。当中药饮片3D动画标本资源库的建成上网以后,便能成为学生学习的良好平台,既可以全方位观看3D动画标本,细心揣摩;也可与网络上的新鲜药材图片对比学习,加深印象;这样,不但扩充了学生的知识范围,使学习效率得以提高,还培养了其独立分析问题、解决问题的能力,将呆板的知识灵活地吸收,培养了学生自主性学习与探究性学习的良好习惯。

### 3. 多维测评，提高综合素质

**课堂随堂考核**：由于中药饮片3D全景动画标本展示时，只有点击底部工具条中的"信息"按钮时才会出现具体药名，因此可以运用此全景标本资源库随时进行课堂随堂考核；在教学过程中按照教学目标对学生进行全面测评，可以有效地监控教学过程，体现了高素质技能型人才的培养目标。

**期末实训考核**：由于中药饮片3D全景动画标本资源库具有良好的真实性与互动性，在期末时基本可替代原先饮片实物的实训考核，这样既不受时间与空间的限制，又可以节省许多人力与物力，还能全面检验学生对中药的掌握情况。

### （四）基于光度立体法的中医舌体三维表面重建

舌诊是中医学的重要内容之一，在中医理论体系和临床实践中占有重要的地位。传统的中医舌诊主要是医师通过肉眼观察对患者的舌形、舌态、舌色及苔色、苔质进行分析判断，这种判断往往依赖于医师的个人经验，缺乏客观的数据评判，制约了舌诊的继承和发展。近几十年来，舌诊的客观化研究受到了普遍重视，目前这些研究都集中在以二维舌图像为基础进行分析，所获得的舌体形态和细节特征信息有限，不能表达观察真实舌体时所感知的三维信息。舌体的三维信息不仅可以形象地表达舌体的形态轮廓，也可以再现舌体表面齿痕、裂纹等细节特征。相对于二维舌图像，三维舌图像一方面可以为医师提供更加丰富全面的信息；另一方面也为医师诊断提供客观量化的依据。因此，获取舌体的三维信息并重建出具有真实感的舌体表面对推动舌诊的客观化发展具有重要意义。

针对真实舌体的特点，首先在将光度立体法用于静态舌模型表面三维重建的可行性研究基础之上，为了对真实舌体表面进行三维重建，设计了一种舌体三维动态信息采集系统用于舌象采集；然后采用光度立体法依次求出舌体表面的法向量、纹理反射率和深度信息，并基于Direct X进行三维显示；最后针对舌体表面高光区域对重建结果的影响，采用高光剔除算法剔除高光。

经高光剔除后的重建结果和原来相比，在重建精度和鲁棒性等方面都有更好的表现。经实验证实，该重建方法的平均相对误差约为7.24%，重建结果可形象地表达舌体的表面形态和齿痕等细节信息，可辅助中医进行诊断和中医舌诊的教学实践，但在边界区域的重建上存在较大的误差。因此，如何减少边界的误差，实现更精确的表面重建是未来研究的重点。

### （五）虚拟针灸取穴实训系统

针灸取穴作为针灸推拿专业的一项基础训练，具有定位难、识记难、练习难等特点。在医学院校实训资源有限的情况下，学生往往只能在自己身上练习或相互练习，存在一定的风险隐患和练习限制。虚拟针灸取穴实训系统较之传统实训实验室，具有建设投资少、维护成本低、安全可靠、使用便捷等优点。张砚等开发了一种虚拟针灸取穴实训系统，使用3D Studio Max软件对人体、经络、穴位等进行建模，导出为Vrml编辑软件Vrml Pad可执行的".wrl"文件，在Vrml Pad中进行编程，添加穴位显示、声音提示、文字说明等交互功能，最终发布为可在 IE 浏览器使用的可执行文件。该系统可供学习针灸专业课程的学生认穴、取穴练习使用，为针灸实训打好基础。该系统的设计原理如下。

人体建模虚拟针灸取穴实训系统以成年男性虚拟图像为人体模型，在 3D Studio Max 软件中进行头部和身体的三维建模。本系统中采用轮廓线制作五官的外框；采用 Plane 面片制作人体的鼻子；利用 Sphere 球体创建人物的眼球，通过对细分节点的多次调整使之与眼睑部位吻合。在绘制出的头部轮廓中将建好的眼睛、鼻子等五官模型导入，进一步整体调节头部的节点位置并使之成型。使用基本几何体 Box 制作人体的身体、手部及脚部的模型。创建几何体后，进入其点、边等物体层级，将圆柱体基本调整成人体的身体结构；使身体平滑显示后，再次进入到点物体层级，进一步调整身体结构；最后身体整合时，将各部分焊接成型，制作好的三维人体模型可以通过 3D Studio Max 软件中的渲染功能查看整体效果。

经络建模按照中医人体经络循行图，在建立好的三维人体建模中用线绘制出经络线，进入点物体层级，仔细调节经络线的各个节点，使其进一步精确，调整好后采用放样方式创建人体经络。穴位建模在人体经络建模的基础上，利用球体创建人体穴位。创建过程中要与人体模型及经络模型位置相吻合，并按照中医经络穴位位置进行调整，最终完成人体经络穴位的建模工程。

将建立好的三维人体经络穴位模型导出为 VRML 编辑软件 Vrml Pad 可执行的 ".wrl" 文件，并在 Vrml Pad 中进行编程。人体经络系统复杂交互控制的实现，不仅使用了 VRML 提供的感应器，还使用了 Java 及 JavaScript。系统通过程序逻辑来控制事件的产生，使动态行为具有了更大空间，也使控制方式更加便捷。此外，本系统还实现穴位语音和文字交互的功能，提升用户体验感，辅助针灸取穴的临床教学和操作。

虚拟针灸取穴实训系统比二维展示更为直观形象，且学生能根据具体使用需要，简单地利用鼠标任意调控人体模型，方便从任意角度观察操作，能更真切地反复进行针灸取穴训练。相信随着系统不断地优化完善，将有效地提高针灸取穴专项实训的教学效果，为中医教育教学提供可靠的技术支持。

（六）中医足底反射区三维模型

足底反射区疗法是通过对足部相对应的反射区进行手法刺激调节机体内部功能的疗法，是一种非常好的查病、治病、无药保健的方法。通常人们看到的是书面的二维图像，没有立体感，不能直观地了解足部穴位结构；通过三维仿真技术显示立体足底和人体模型，人们可以更直观地观察和了解足底穴位与人体器官的联系、对应的病证及治疗方法，更全面地揭示了中医的治疗原理。制作一款关于中医足底反射区与脏腑内在关联的三维模型系统，可以帮助人们更好地学习和认识中医足底按摩的原理与功效，成为行业技能学习的辅助工具和普通人自我保健的指导工具。

中医足底反射区与脏腑内在关联的三维模型系统的建立主要经过以下几个阶段：首先，对整个系统进行详细的设计，了解中医足底穴位的知识和基本的分布特点，收集并整理足底穴位相关信息，说明介绍资料及相关区域与人体脏腑之间的关系，进行分类后录入数据库。

其次，运用 3D Studio Max 软件建立人体足底的三维模型、人体三维模型及脏腑器官模型，利用 Photoshop 等图形图片处理软件对人体的足部进行纹理皮肤等绘制、渲染。再次，运用 Flash 3D 技术进行相关三维技术的引擎开发，并利用引擎和标准人体模型在 Adobe Flash CS4 开发环境中进行处理接口和交互操作的程序编写；最后，利用 Flex 完成系统的前台界面，连接数据库和 Flash 3D 模块。整个系统最终实现足底的三维表现，通过点击足底不同的反射区显示相关文字说明，并通过人体经络反馈到相应的人体脏腑组织，生动、直观地揭示了人体足底与脏腑之间的关联。

中医足底反射区与脏腑内在关联的三维模型的建立将更全面地揭示中医足疗的治疗原理，打破人们对于中医的神秘感，让人们了解中医药科学的内涵，特别是在证明和阐释中国传统医学的学术思想上将产生巨大的推动作用，也有助于中医文化的广泛传播。

### 三、机器人在中医领域的应用

#### （一）医学机器人在中医学中的应用概况

机器人技术早已应用于中国传统医学中，特别是针灸，如古代医师为了在针灸治疗疾病过程中遵循人体正确的位穴规范，制作了一个标示着穴位的针灸铜人。铜人的表面铸有经络走向及穴位位置，并在穴位处钻有表示针刺深浅尺度的孔。在进行针灸医学考试时，先向铜人体内灌满水，再在铜人表面涂上一层黄蜡，这样铜人外表的经脉穴位就被封得严严实实，学医者无法辨认穴位，只能凭着经验下针。如果扎对穴位，水就会由孔流出，否则无水流出。因此，这种对针刺能做出反应的模型也可以称为早期的中医针灸仿真机器人。

目前，中医诊疗设备在临床应用中主要集中在物理治疗及保健、康复等治疗设备，中医诊断仪器则少之又少。采用机器人技术则可推动传统医疗仪器向自动化、智能化、标准化方向发展，可按照指令要求准确地进行各种自动控制，完成精确、复杂的动作，实现中医诊断仪器的规范化和客观化，使许多传统医疗仪器或工作都可以向机器人方向发展，开发出更多功能强大、方便、安全、高智能的中医诊疗仪器和医学机器人。

#### （二）医学机器人在中医学中应用实例

随着机器人技术的发展和人们对中医诊疗仪器的需求，机器人也开始在中医领域得到研究和应用，通过联合从事中医诊疗设备研究开发的科研院所、企业进行多学科的合作，结合中医理论和现代技术来开发具有创新性的中医诊疗设备，推动中医诊疗技术的发展。

1. 中医诊断机器人

类脑人工智能技术正在迅速扩展到互联网、金融投资、医疗诊断、汽车驾驶、公共安全等领域，预计将引发新一轮工业革命。目前，深度学习机器在现代化医学中也大有用武之地，可以代医师完成部分工作，提高医疗效率。

复旦大学研究服务机器人已有 10 年的历史，目前复旦大学团队正与上海中医药大学合作开发中医人工智能机器人"中医一号"，不仅将原本依赖于医师主观判断的中医把脉诊断技术精准化，还利用其深度学习能力分析名中医积累的经验信息，使中医宝库在高科技时代得到更好的传承。

从外形上讲,"中医一号"可以做成有手有脚的样子,真正和人类相似;根据计划,"中医一号"面世时,中医的望、闻、问、切将更加精准,医师根据望、闻、问、切的结果开处方时,对治疗疾病的针对性更强。与西医相比,中医一度被认为是定性不定量、多凭医师经验诊断开药,而机器人是需要高度定量的。因此,中医机器人实质上是进行"智能医学诊断"。机器人在诊断特定患者时,将依据很多中医在诊断同类病症时的经验,结合"望、闻、问、切"采集到的表型数据和CT、B超等其他数据,以大数据的模式通过智慧诊断软件对患者进行综合分析。"中医一号"有望在有条件的医院进行临床试用,但中医诊断机器人不会完全取代中医医师。

2. 中医治疗机器人

机器人在中医治疗方面目前已有研究和应用,如推拿按摩机器人,其在混合型五自由度并联机器人机构的基础上,机器人的手采用陶瓷、硅和木材等原料,加上传感器控制即可保证手臂用力恰到好处,不损伤接触部位,实现中医推拿中滚法、按揉法及单指按揉法的推拿手法。依据中医正骨理论,结合计算机图像系统和传统技术等现代高科技手段研发而成的用于骨折治疗的"正骨机器人",在对骨折患者进行治疗时,具有骨折整复过程安全、对位准确快捷、无须开刀、不影响新骨生成条件的优点,较传统手术治疗有利康复、缩短疗程。

3. 中医药服务机器人的开发

中医药服务机器主要针对目前的中药配方和汤剂的煎制。随着中药事业的发展、人们生活节奏的加快,出现了许多新的情况,如中药的煎制有了煎药机,因此中药饮片厂开始承担为一些大医院的患者煎药的任务。但中药煎制工序复杂,大量工作需要人工完成,而采用人工作业加上环境杂乱很容易出错,卫生条件差也不便于对煎药的质量检查与管理,更不适应大批量的规模加工。因此可以开发煎药流水线,由抓药机器人完成处方的配药,由流水线上的机器人完成每帖药的煎制任务,包括浸泡、装入煎药机、先下、后下、头煎、二煎、灌装等,这种生产方式更符合中药生产的质量管理规范要求。

4. 中医教学仿真机器人

中医临床实习教学是学生见习的一个重要阶段,而中医教学仿真机器人可解决中医诊断治疗过程中的一些实际环境与操作问题,弥补仅通过课堂教学的不足。如学生可以在中医正骨仿真机器人身上实施各种正骨手法,通过机器人身上的多种传感器,可以显示操作和用力是否正确、用力的大小等,从而为学生解决训练操作的临床实践困难问题。仿真机器人的制作技术和成本都很高,但可避免在患者身上操作带来的危险和痛苦,为学生带来更多的学习和实践机会。

(三) 中医医用机器人的未来

总的来说,我国的医用机器人还在实验室理论探索的时期,很多关键技术问题尚未解决,但在解决问题过程中也会带动许多相关学科的发展,特别是近年来微型机械电子等技术的快速发展及其在医疗机器人系统中的深入应用,如纳米医用机器人,这种极其微小的机器人能在血管中游走。这些技术同样将促进中医理论和中医诊疗技术的发展，改变和提高传统中医的诊疗方法和诊疗技术，获得准确快捷的诊疗效果。相信通过广大科技工作者和中医师的共同努力，将继续创造新的成就，开发出更多更新的中医诊疗机器人，促进中医药事业的发展，为提高广大人民的生活质量和健康发挥重要的作用。

# 参考文献

[1] 崔文成,刘清贞,张若维.中医儿科薪火传承辑要[M].济南:山东科学技术出版社,2019.

[2] 李应.国粹中医之海外传承[M].贵阳:贵州科技出版社,2019.

[3] 王嘉伟,徐卫民.甬城名医录:中医卷传承与发展[M].宁波:宁波出版社,2019.

[4] 彭子益.彭子益评注四圣心源[M].北京:中国医药科技出版社,2019.

[5] 林波.中医现代解析[M].北京:中国中医药出版社,2019.

[6] 朱邦贤,夏翔,吕明方.中国中医独特疗法大全[M].上海:上海科学技术出版社,2019.

[7] 李照国.中医翻译研究教程[M].上海:上海三联书店,2019.

[8] 关雪峰.论中医"四明"文化观[M].沈阳:辽宁人民出版社,2019.

[9] 管遵惠,管傲然,管薇薇.管氏针灸金匮[M].北京:中医古籍出版社,2019.

[10] 李敬华,于琦.智慧中医传承技术与应用[M].北京:科学技术文献出版社,2020.

[11] 刘世峰.传承中医[M].北京:学苑出版社,2022.

[12] 张立剑,杨金生.中医针灸[M].北京:中国中医药出版社,2020.

[13] 张敬文,刘凯军.中医基础理论学习指要第二版[M].北京:中国中医药出版社,2020.

[14] 王丹,郭强.老年中医护理[M].武汉:华中科技大学出版社,2020.

[15] 李具双.中医训诂学[M].北京:中国中医药出版社,2020.

[16] 陆丹.大学创新创业教育与应用型人才培养:三亚学院创新创业教育教学实践[M].上海:上海交通大学出版社,2019.

[17] 孙京喜,刘汝安,韩明.中医疾病综合诊疗常规[M].北京:中国纺织出版社,2020.

[18] 宫千程.健康中国背景下中医养生专门人才培养现状的调查研究[D].济南:山东中医药大学,2020.

[19] 闫恪玉.中医脓毒搬家疗法临床医学(修订版)[M].北京:中国中医药出版社,2020.

[20] 穆欣,张春宇.中医护理适宜技术[M].北京:中国中医药出版社,2021.

[21] 商庆新.中医传承与个性化培养[M].济南:山东科学技术出版社,2021.

[22] 唐玲,沈潜,陈宏.中医护理技术全解[M].北京:中国医药科技出版社,2021.

[23] 金远林.中医传承与创新:金远林从医四十年临证心得[M].北京:中国科学技术出版社,2021.

[24] 徐书.徐书伤寒启新录[M].北京:中国中医药出版社,2021.

[25] 李灿东.中医状态学[M].2版.北京:中国中医药出版社,2021.

[26] 曾培杰.中医民间传统治病妙招[M].沈阳:辽宁科学技术出版社,2021.

[27] 陈仁寿,王琦,周德生.湖湘医派[M].长沙:湖南科学技术出版社,2022.

[28] 高圣洁,胡雪琴,陈喜健.正脊心法讲记[M].北京:中国中医药出版社,2022.04.

[29] 黄靖,赵江滨,左乔建.青年中医成长之路[M].北京:中国中医药出版社,2022.

[30] 章文春,邬建卫.中医运动养生学[M].北京:中国中医药出版社,2022.

[31] 史玲,孙钟海,朱伟宁.解氏中医传承录[M].天津:天津科技翻译出版有限公司,2023.

[32] 陈仁寿,王琦,陆翔.新安医派[M].长沙:湖南科学技术出版社,2023.

[33] 陈仁寿，王琦，陆曙，等．龙砂医派［M］．长沙：湖南科学技术出版社，2023．

[34] 周杨晶．名老中医临床经验总结与传承［M］．成都：四川科学技术出版社，2023．

[35] 毛静远．中华中医药学会心血管病分会传承发展之路［M］．北京：中国中医药出版社，2023．

[36] 陈媛媛，李莉，胡玉燕，等．大健康背景下中医药人才培养模式的思考［J］．中医药管理杂志，2023，31（24）：199－201．

[37] 章辉，陈世贤，李娟．探讨智能时代背景下新型中医药人才的培养［J］．新中医，2023，55（24）：230－233．

[38] 姜锦芳，洪亚群．"新医科"背景下中医药人才培养新模式探析［J］．湖北中医杂志，2023，45（12）：54－57．

[39] 吴楚君．中医优秀传统文化融入护理人才培养的价值［J］．中医药管理杂志，2023，31（22）：151－153．

[40] 黄海鹏．高等中医药院校拔尖创新人才培养模式研究［D］．长春：东北师范大学，2023．

[41] 陈惠娟．基于互联网服务的中医人才培养模式探索［J］．中国中医药现代远程教育，2024，22（14）：205－208．

[42] 苏联军，余炼．“交叉学科”背景下中医人才培养模式的探讨［J］．中国继续医学教育，2024，16（11）：144－148．

[43] 魏莊，储著朗，张聪．浅谈中医养生融合创新型人才培养［J］．中国中医药现代远程教育，2024，22（13）：190－193．

[44] 张林落，陈世龙，周静．中医康复技术专业特色人才培养举措的探索与实践［J］．中医教育，2024，43（3）：145－148．

[45] 陈雨彤，蔡涛，丁晓娟．基层中医药服务人才培养导向的教育模式探索研究［J］．成都中医药大学学报（教育科学版），2024，26（1）：1－2，42．

[46] 高阳，刘洋，毛泓珺，等．基于师承教育探析中医人才培养模式［J］．湖南中医杂志，2024，40（3）：108－111．

[47] 周来兴，陈金海，周艺，等．人才培养重在传承：我的传承之路［J］．中国中医药现代远程教育，2024，22（8）：1－4．

[48] 郭宏伟．论中医药人才的中医思维培养［J］．中医教育，2024，43（2）：5－8．

[49] 许仕杰，郭朝，刘媛，等．新时代中医药学科专业人才培养的目标与路径剖析［J］．湖南中医药大学学报，2024，44（1）：153－157．

[50] 李杰辉，陈壮丽．基于应用型人才培养的中医外科学本科教学方法探讨［J］．中国中医药现代远程教育，2024，22（3）：25－28．